传丹道医家之秘方

解生灵病痛于倒悬

「丹道医家张觉人先生医著」

红蓼山馆医集

张觉人　著
张居能　整理

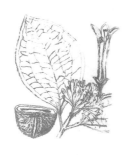

学苑出版社

图书在版编目（CIP）数据

红蓼山馆医集／张觉人著；张居能整理. —北京：学苑出版社，2009.5（2022.8 重印）

ISBN 978-7-5077-3351-8

Ⅰ. 红… Ⅱ.①张…②张… Ⅲ. 中医学临床-经验-中国-现代 Ⅳ. R249.7

中国版本图书馆 CIP 数据核字（2009）第 066034 号

责任编辑：付国英

出版发行：学苑出版社

社 址：北京市丰台区南方庄 2 号院 1 号楼

邮政编码：100079

网 址：www. book001. com

电子信箱：xueyuanpress@ 163. com

电 话：010-67603091（总编室）、010-67601101（销售部）

印 刷 厂：廊坊市都印印刷有限公司

开本尺寸：890×1240 1/32

印 张：10.125

字 数：234 千字

版 次：2009 年 9 月第 1 版

印 次：2022 年 8 月第 6 次印刷

定 价：55.00 元

出 版 前 言

《红蓼山馆医集》由张觉人先生撰著，张居能先生整理而成。张觉人（1890～1981），字梦禅，自号觉因老人。少年迭遭不幸，却勤勉好学。自13岁先后师从伯父张义泰、道人倪静庵及廖复阳等学习中医内外诸科及丹道之学。张觉人先生一生光明磊落，道德高尚，以丹医济世，活人无算，治学谨严，矢志国术，潜心著述。

自古丹道医家，师传徒受，各有隐藏，世人甚至历代诸多医家都不能窥其全貌。然先生愿意将平生所学所创无私地贡献出来，曾言"我要像蚕一样，把最后一根丝吐出来献给人民"。

张觉人先生历数十余年，广为拜师学艺，搜求诸方，搜集各种抄本，并将所得应用于自己的临床实践，不断辑有所成。本书所录为先生生前发表在杂志期刊的临床治验及用药心得等，还有未曾发表的多部遗稿。

《红蓼山馆医集》一书内容丰富翔实，对于丹药的炼制、药味组成、丹药配置方法、功用主治、用药禁忌等丹家不传之秘及家藏和所搜求的相关文献资料均一一披露，为丹道医学的一部重要著作，同时也是一部外科丹药制作与应用之专著。

现学苑出版社拟将先生文稿辑录成册以《红蓼山馆医集》命名完整出版。在编辑过程中得到了张居能先生的大力支持，为我们提供了大量原始资料，并为之编辑审定，使该书得以早日付梓。

本书所载内容具有较高的文献价值，而其中丹药方剂对于今天临床仍然具有较高实用价值，本书对于我们学习中医外科及了解丹道医学具有重要意义。

由于我们水平所限，疏漏之处，在所难免，欢迎广大读者批评指正。

学苑出版社医药编辑室
2009 年 3 月

张觉人先生学术思想介绍
（代前言）

先父张觉人（1890.2～1981.11），字梦禅，四川广安县人，4岁发蒙，入私塾5年，9岁时先祖父患肺痨病逝，因家贫而辍学放牧，13岁先祖母去世，遂随伯父张义泰学医，继拜倪静庵先生为师。

倪系当地名医，精研岐黄，以内、外、妇科见长。在倪师教诲下，先父精思穷究，博参医籍，历时数年，医术遂有根底。

我国医家有一流派叫"丹道医家"，又称"丹医"。此类人物多是道家，他们专用丹药治病，不索取报酬，且大多隐姓埋名，浪迹江湖，行踪秘密，故许多中医并不知有此流派。

倪师早年曾向一些丹医求教丹药奥秘，对丹道也颇有研究，临床治病常用丹药收功。先父从师数年中，亲眼看见倪师运用丹药治病之效力，遂酷爱此道，潜心研究。倪师曾对先父言，丹道医家因过于保守，授徒不多，几乎已成绝迹。此道向有南北两派，北派没有接触不甚了解，而知南派中现已仅存贵州廖复阳一人矣。

先父为探求这一济世活人之良术，于1911年只身一人，步行一千余里，到贵州平越福泉山高真观，拜道士廖复阳为师，求学丹道秘方。廖师鉴于先父千里求师之诚心，遂破例收为门徒，悉心传授以丹医秘药"玄门四大丹"，并赠丹医方书《青囊秘录》一册。

辛亥革命后，先父回到四川，投身戎伍，后见杀戮之惨，而谋遁世之心，曾一度削发为僧于峨眉山，后思佛家度人，终属空谈，莫如医药救人为实，乃毅然下山，先后在成都、重庆、上海等地悬壶，以善治肺痨瘰疬、流痰著称，享行"虚劳专家"之名。

1949 年后，先后在成都市卫生局中医科、成都市中医医院工作，1959 年调成都中医学校任教。

先父致力于中医临床教学工作 70 余年，在中医外科方面有较高的造诣，对丹药的研究尤具心得。此外，在药物、方剂、气功、养生等方面亦有较深的研究。

著有《外科十三方考》（1957 年，上海科技出版社出版）、《五禽气功》（1962 年，四川人民出版社出版）、《中国炼丹术与丹药》（1981 年，四川人民出版社出版）。

主编中医学校内部教材《外科学讲义》、《方剂学讲义》、《本草学讲义》，并在上海、江苏、广州、浙江等医刊上发表医学论文 20 余篇。

遗著有《马钱子的临床运用》、《灵药秘方注释》、《临床经验选》等手稿数十万言。

为了更好地学习和继承，现将先父的学术思想总结介绍如下。

一、重视基础理论，讲究读书方法

先父通晓中医经典著作，精研中医外科名篇，主张学习外科必须先学好内科，他说："中医外科与内科同出一理。外症虽有肿痛痒脓，然温清消补之法，与内科无异，断不可厚此薄彼，习外而弃内，只仗刀针膏丹而不遣方药。"他非常重视基础理论的学习，提倡刻苦读书以通达理论。

中医书籍浩如烟海，与医学有关的资料更是难以胜数。

先父认为，读书应讲究方法，他曾教曰：学内科应从伤寒起步，伤寒注家几百种，可先以柯琴的《伤寒来苏集》、陆渊雷氏的《伤寒今释》为蓝本，外科则以明代陈实功《外科正宗》为蓝本，先将这几本书读熟，再博览群书，寻源溯流，上寻《内经灵素》，《难经》《千金》，探究理论之源，下涉历代各家学派，取诸家之长，丰富自己。

先父提倡读书要手读，即抄书，他认为看一遍书不如读一遍书，读一遍书不如抄一遍书，手读能加深记忆。虽家藏众多书籍，但他对书中某些精彩之说或效验之方，皆手抄一遍，另置案头，随时翻阅。晚年虽年岁已高，而读书劲头不减当年，凡医刊、报章，有益则必录。

二、重视实践，勇于探索，
治学谨严，一丝不苟

先父除重视理论学习外，更重视临床实践，他曾说："学医务必做到三多，即多读、多想、多做，其中尤以多做最为重要。古人说的熟读王叔和，不如临证多，讲的就是这个道理。"他反对单纯的为理论而理论，认为只有通过实践才能得到真正的知识，不经过实践的理论是经不起敲打的，而只从书本得到的知识不经过实践的验证，也不一定是可靠的。因此，他读书虽多，从不迷信书本，对书中介绍的各种治疗经验和方药，大多亲手制作，并在临床实践中运用，观察疗效，加以检验，凡有疑问之处，则亲身尝试，辨别真伪。

例如，本草书籍上载有"十八反"之说，但历代方书中又有甘草与昆布、海藻同用，乌附与半夏、瓜蒌配伍的记载。为考查"十八反"之真伪，先父将药物按十八反的原则配伍，分别煎汤，并一一亲口尝服（服用后，他认为十八反之说不甚确实）。

1960年，中医学校、中医医院、第一工人医院、市工人疗养院联合开展对祖国医学的汽浴疗法的研究，委托先父整理学术报告，为要掌握第一手资料，他不顾自己70岁高龄，亲身参加试验，体会汽浴的作用。

又如，在研究中药麻醉剂的作用时，为了解曼陀罗花的作用，他不顾危险，将曼陀罗花全草一株煎服以体验药效。类似事例非常多。

先父在对待学术问题上，一丝不苟，极为严谨，每个问题都要反复研究，字字推敲，一事一论，都要亲自精细考查，证之以理。

他在撰写《中国炼丹术与丹药》一书时，曾向北京、重庆、武汉及成都中医学院等地的同道好友求教，查证资料，征询意见。历时十余年，数易其稿。1981年该书出版，他审阅之后，感删裁不当，谬误较多，又不顾自己年迈体弱，亲自整理修订，直至病逝前夕，尚伏案编著修订本。先父这种锲而不舍、一丝不苟的求实精神，深受中医同道的赞叹。

三、临证用药别开生面，胆识过人

先父临证最善于运用丹药，尤其对炉火制炼丹药更是得心应手，精思妙悟，积累了丰富的经验。他说："中医的丹药多用水银、朱砂、白矾、硝石等矿物药材，经炉火制炼，使其发生化学变化而制成，它类似现代的化学药品，作用广泛，力量强大，治病范围广，远非一般草木之品所能比拟，运用得当，确有枪响鸟落之效。"丹药的使用历来是外用者多，内服者少，先父不仅用丹药外治，更多的是以丹药内服，治疗奇疴顽症。如家母早年因妊娠而呕吐，水米不进，中西药物皆不能止，先父用水银、硫黄制成"丹砂"，以米汤送服，一剂即止。其止呕之效验如神，而又不伤胎孕。又如，先父遗稿《临床经验选》中记有这样一病案：一18岁少年面部生疗，瘙痒，抓破后半日许，头面肿大如瓜，神志昏迷，乃以馒头包裹陈年白降丹（即放置10年以上的白降丹）3粒服之，仅2小时即神志清爽。虽然此案叙说简略，但可见先父用药之别致。

先父除善用丹药外，又喜用毒药治病。他曾说："药以毒治病，大毒治大病，小毒治小病，无毒不治病。"他临证喜用马钱子、蜈蚣、砒石、雄黄等毒品。对这些毒药的炮制和服用量，他均曾亲身操作，亲口尝试过，故能在临证时胸有定见，运用自如。

先父临证用药喜用大剂量，他曾说："痈疽之症，皆属有毒，非量大力专而不能除。"他曾治愈一患肾囊风的病人，患者阴囊皮肤增厚，瘙痒不止。以麻黄附子细辛汤3剂收效，药味虽简单，但用量却大得惊人：麻黄四两，细辛一两，附片半斤。他曾教曰："此证因寒湿困扰阴器而成，麻黄、细辛能宣通脉络，疏达关节，行孔窍而直达肌肤，用细辛直入少阴，以麻黄开鬼门，逐寒湿，病在阴位，非重用阳药不可，故再以附子助阳。麻黄用量虽大，然无桂枝配合，断无汗出亡阳之理。"他认为治外症若轻描淡写，则无济于事，只要辨证精当，用药准确，量大而力专，收效则甚速。

四、博采众长，无门户之见

先父善从前辈医家的经验中，吸取精华，融冶自己的学识。他认为，中医学浩博如烟海，中医界内学派众多，内容广泛，然各有特点，对各家学说，务必综合归纳，分析对比，取各家之长，丰富自己的技艺。只有摒却门户之见方能窥中医学之全貌。他对前贤的经验及方药，凡属临床有效者，皆取而用之，并能集各家之长为己见。例如治破伤风症的玉真散，它来源于宋朝许叔微的《本事方》，许方由南星、防风二味组成。明代陈实功在许方的基础上增加白芷、天麻、羌活、白附子4药以加强熄风止痉的作用，后世医籍如《医家金鉴》、《外科大成》等也多采用陈氏之方。先父早年治破伤风也常用陈氏方，后见明·龚信《古今医鉴》中有治破伤风症的脱凡散，只用蝉衣一味。又见余无言《金匮要略新义》中也有用蝉衣治破伤风之说，遂查阅方书，知蝉衣有止痉作用，乃将两方合用，即在陈氏玉真散方中，每料加入蝉衣三两，内服外敷，获效非浅。又如贵州廖复阳老师传授的丹道秘药——青龙丸，由马钱子、穿山甲、僵蚕3味药组成，用治瘰疬、流痰。《外科全生集》载有治手足不仁，风寒湿痹的祛风逐湿散，系由马钱子、穿山甲和附片组成。先父思忖，瘰疬、流痰皆属外科之阴证，附子能逐寒湿而回阳，行十二经走而不守。两方差别仅僵蚕、附片的不同，遂将两方合用，在青龙丸中加入附子一味，用治瘰疬流痰，功效甚宏。先父除好读书求教古人外，也向同道朋友学习。他经常和朋友在一起研究问题，切磋技艺，若因工作关系，各在一方者，也常鸿雁往来，交流学习心得。他对别人一方一药的经验均不放过，即使是简单的民间验方，也从不轻视。重庆陈源生老师系先父好友，来蓉讲述使用葎草的经验，先父闻听后即用于临床，果然获效，甚是欣慰，特著《葎草谈》一文以记之。

先父在中西医问题上，一向主张汇通中西，他认为中西医之间应该互相学习，相互交流，逐渐沟通。他曾说："中医界内不能有门户之争，中西医之间也不应相互抵牾，中西医各有特点，中医应当吸取西医的特长为己所用，使中医学术发扬而光大。"他从不排斥使用西药和现代的诊疗手段，在他的诊所里，就设有无线电诊疗机、日本化学吸入蒸疗器，他使用西药锌氧粉、碘片、硼酸、醋酸，也采用酒精消毒，总之是唯善是从，择效而用。他在临床上还小有一些创见，如治舌体溃疡，中药锡类散、冰硼散等皆为良药，但药末吹在舌上，由于唾液的冲洗，很快就脱落掉，而舌体上又不能敷贴胶布或膏药，先父将酒精与松香配合，使松香溶于酒精之中，用喷枪将溶液喷在舌上，舌面上很快就生出一层薄膜，它能防止唾液冲洗，保护药粉，又无毒性。先父将此药命曰"人造皮肤"，记录在《外科十三方考》中，公之于世。其他如用硝酸制升丹，以升汞做灸药等，事例众多，不胜枚举。

五、矢志中医事业，为之奋斗一生

先父自13岁学医以来，运用中医中药治愈了不少病症，通过实践，他认识到中医中药有着广泛的群众基础，有丰富的理论，有极其可靠的治疗方药。他曾说："中医是中华民族的宝贵财富，我们有责使之发扬光大。"他立志献身中医事业，曾拟"识得真吾成大觉，好凭仁术度瘝人"之句，以表其志。

1949年前，国民党政府一贯歧视中医。1929年，国民党政府通过"废止旧医"的提案，企图消灭中医。全国中医闻此消息，群情震愤。先父和全国中医同道一样，义愤填膺，他团结组织一些有志于中医事业的同道，积极从事救亡活动。同年3月，上海中医界发出召开"全国医药团体代表大会"的号召，先父被推选为四川省代表，赴沪参加大会，并被选为大会督导委员。他一面四处奔走，呼吁请愿，一面创办刊物，宣传中医。他曾和任应秋、文琢之、余律笙、周复生等创办了《医声通讯》、《华西医药杂志》、《医学导报》等刊物，介绍当时中医各家的学术经验，报道各地中医活动消息，对当时的中医事业起到了一定的挽救和促进作用。

1949年后，中医事业得到了空前发展，先父对此大好形势，深感鼓舞，干劲十足，只要一谈起中医前途，总是笑口常开，信心百倍。1959年，他由成都市中医医院调成都中医学校，当时学校尚在初创之中，先父与其他同事一起，积极组织编写教材，拟定教学大纲，又亲自担任中药、方剂、外科、按摩等课程的讲课任务，并抓紧时间，撰写医学著作，为繁荣中医事业，发展中医学术做出了贡献。

兹以拙劣文笔，追怀先父的治学经验，鞭策自己，勤奋刻苦，努力终生。

张居能
2008年

目　　录

i

iv

v

红蓼山馆医集

外科临证用药秘诀

1. 凡治初起疮疡必先观察疮的形状，次察色脉，然后按证施治方始有效。若患者已数更其医或被医误治，必须问其初起何因，所服何药，认清疮的阴阳，诊确脉的虚实，方可下手施治，不可盲目投药使病一误再误。

2. 凡治疮疡必须按经加用引经药物方能如期奏效，例如头脑疮用藁本，上肢用桂枝，胸前用桔梗，腰部用杜仲，下肢用牛膝，耳内用菖蒲，耳后用柴胡、夏枯草，鼻孔用辛夷、桔梗，唇口用山栀子、白果，颈背侧膀胱经用羌活，乳房用蒲公英，通乳窍用漏芦或山甲，眼部用独活等药。

3. 上身之毒宜用当归、川芎，下身之毒则用当归，不用川芎。

4. 上身之毒不宜多用白术，恐其燥肾闭气，排脓作痛，脐以下者则生用。

5. 开口之毒不宜皂刺，恐其翻口。

6. 疮口黑晕而无血色者是用凉药过多之症，宜用熏洗汤加广皮、佛手、细辛、菖蒲、安桂、白芷等熏洗之，洗后再用肉桂末掺太乙膏或集成白玉膏盖之，周围再用回阳散或玉龙膏敷之黑晕自退。诸疮溃后用熏洗可以活血通络。

7. 通络宜用山甲。

8. 清热解毒宜用玄参、赤芍、银花、甘草。

9. 消阳毒坚肿用蒲公英，这是阳明经主药，凡阳明之毒宜重用。

10. 湿热毒不宜用升丹，腹部不宜用降丹恐其伤膜。

11. 足部湿热毒不宜贴膏药，贴则热气闭塞（封闭）必横窜四旁。

12. 耳后不可用药线，因其骨多肉少不易修复（药线是指外科十三方之第五方，是腐蚀药，现已更名为双白散）。

13. 凡疮毒气已尽而久不收口且色紫者多是肌肉寒冷，必须以姜灰、肉桂末掺之方能收口。

14. 疮口久后变黑无脓者是气血大败之候，多不治。

15. 阴毒误事多因妄用降丹点头，因阴毒初起必须温通经络以期内消，日久者则宜补剂托里，使其转阴为阳促成化脓，不宜妄行点降。

16. 服凉药而呃逆者是脾胃已败。

17. 服热药而呃逆者是火毒所攻。

18. 服药中用荆芥必须炒黑成炭，取其和腠里之血。

19. 凡患皮肤疮皆不用银花水洗，洗则变烂。

20. 凡追毒不论阴阳内服药中都宜加入甲珠、皂刺。

21. 葱捣蜜是相反药，头颈不宜乱用，但可用敷他处寒毒，促使化脓。

22. 疮口溃后脓水忽少、疮口如蟹吐沫者是内膜已破，为逆证。

23. 初起疮口黑者，是上坏升丹或遇黄丹都常有此弊。

24. 疮疡分泌桐油水者是气血太虚，宜用参、芪、鹿茸补之。

25. 疮口深而有肿硬出桐油水者，是内部有管，久毒孔细而深；无肿硬而流桐油水者必是瘘。

26. 表皮烂而有桐油水者是湿气。

27. 凡毒生空处者最易生管成瘘。

28. 疮发生痒感者有湿痒、风痒、虚痒的不同，而血行也要作痒，当辨之。

29. 凡排脓必须俟其脓已成熟方可，如开刀过早则泄气

解生灵病痛于倒悬

反痛，俗名开生刀。

30. 凡毒有臭气者须用洗药，阳毒多有臭气，如阴毒有臭气者则必定流血，是气血大败之症，多不可治。

31. 疮口发生紫黑色者多由上坏升丹所致，另换好丹就会自转红活，有因气血大虚而致者则多难治，治之则宜大补，并加温药助之。

32. 凡疮疡用药有初、中、末之分：初宜清热解毒，通经，使之消散。中宜排脓托里，使其促毒成脓。末宜温补，使其易于收功。此是治疡大法，若纯阴之症则始终概宜温补，不宜轻用清凉寒凝之药，并忌外敷寒凉围药以冰凝气血，使毒不能消散。

33. 使用丹须不时更换，不可专持一药一丹长久使用，因久用不换则疮即成惯性（即现代医学说的"耐药性"）使愈合迟缓。

34. 凡制敷围药必须研之极细，愈细愈佳，则敷之自不易脱。临敷之时药须炖温则药力方强，敷药中必须留一孔透气，使毒出有路（这是疮已化脓，须留成疮顶待其穿头，如是尚未化脓疮疡，则可不露疮头促其吸收消散），敷药面上再用棉纸贴之，免致药干崩裂时惹起疼痛，药将干时须再用热水湿之以助药力，若听其干而不理则药力即无从透入肌腠，无形中降低疗效。

35. 痛为外科常见症状，寒热虚实皆可致痛，故止痛之法不止一端。凡热毒痛者以寒凉之药折其势则痛自止，寒邪之痛以温热之剂熨其寒则痛自除。他如因风而痛者除其风，因湿而致痛者导其湿，燥而痛者润之，塞而痛者通之，虚而痛者补之，实而痛者泻之，因脓郁而闭者开之，秽者利之。临机应变痛苦自除，不可任何痛症都死守乳没一法走上绝路。

36. 箍围药的调和物有醋、酒、姜、葱、韭、蒜、菊花叶汁、银花露、鸡子清、蜂蜜、油类等。以醋调取其散瘀解毒，用酒调取其助行药力，以姜、葱、韭、蒜涂汁调取其辛香散邪，以菊花叶汁及银花露调取其清凉解毒，以鸡子清、蜂蜜调取其缓和刺激，以油类调取其润泽肌肤。明了这些调和物的性质后，就可以随其需要而灵活取用。

37. 疮久臭烂，值天气炎热或患者不爱清洁都易生蛆，可用皂矾末掺之，外以膏盖，过夜腐即尽去，虚弱者可用人参末掺之即结痂收口，此法至善。凡生肌药物先用人参汤浸过晒干，次用人乳浸过再晒干用之其功自捷。

38. 凡疮已收口而皮嫩外感风寒者，可用小米饭（糯米饭亦得）趁热包纱布敷于患处蒸之，三五次即自愈。

39. 若疮腐烂臭气难闻者，以蛇床子二两、皮硝一两，煎水洗之臭秽即失。

40. 又一方法是用白矾一钱三分、雄黄一两为末，临时以一两许冲滚水中洗之效力亦同。

41. 凡贴外伤膏药必须先用姜涂搽一遍方才贴膏，如此则膏药借生姜的渗透力量奏效更速。如贴其他未溃疮疡也可采用此法以加速药力。

42. 疮疡发肿有虚、实、寒、热、温、风、痰、气、瘀血的不同，虚肿则散漫，实肿高突，热肿则红坚，寒肿则木暗，温肿则按之如烂棉、破后流黄水，风肿则皮皱红而微热，痰肿则软如棉、硬如馒、不红不热，气肿则按之皮紧肉软、遇喜则软、遇怒则长、不红不热，跌仆瘀血肿则不热不红是皮肉出血暴肿已成，溃则其色必紫。认清各种肿势对症下药自能得心应手，如盲目投药则未见其可。

43. 阳证疮疡多两周成熟，阴证疮疡多3周。未化脓时不软，脓已成熟方软，脓未成时按之即起，脓已成深按之速起者是有黄水之征，如果按之而起缓者是内有污脓之征，按之实痛者是血，按之实而不痛者是气，轻按之即疼者是脓已成，重按疼者是脓深，胖人之脓宜多，瘦人之脓宜少。脓成后则忌用寒凉药，属火者脓去后宜平性药，如近筋处（即血管）疡初起发痒者宜用灸。

44. 凡诸种疮疡及跌打损伤一经房事即立时作痛，妇人刀伤遇经来时亦必作痛，可用四物柴胡汤。跌打损伤如皮不破者内中必有瘀血，宜攻之通之，则痛自止。

45. 毒气攻心在护心散来不及时，可急饮白糖90～120克亦可取得缓解效力。

46. 肿痛初起口渴便秘者是阳证，宜寒凉药；如焮肿作痛、寒热作痛者是在表，宜发散；如焮肿作痛甚者是邪在经络，宜和解；如漫肿痛而不溃者是血气虚衰，宜托补；如色暗而不溃或溃后不敛者是阳气衰，宜温补；如大便结者是邪在内，宜疏利。

47. 疮疡溃后二便仍闭者是毒未解，宜解热消毒汤以清余毒；如热已退而渴不解者是津液不足，宜八珍汤加麦冬；如热不止而肿痛反甚者是热内作，宜保元汤清心降血之品；如热退而肌肉不生者宜十全大补汤；如疮痛而下陷者是寒气烈，宜五味异功散；如手足并冷者宜六君子汤加姜桂以回阳。

48. 外科门中有八种险症和四大绝症俱为难治之症。八种险症者为头项百会痛、当胸心漏、背中对心发、两腰肾枢发、腹中痛、尾闾额口、谷道悬痛、腿上伏兔疽八种。四大绝症者为板疬、失荣、乳癌、肾漏四种。八种险症如能注意补养气血或可转危为安，四大绝症虽有良医良药亦止苟迟岁月而已。医者遇此症候时必须向病家说明，免致不救时招来毁誉。

49. 外证宜辨气血盛衰，气色壮者其色红润，若其形高肿，脓水稠黏，神清气爽，治法以行气调血为主；气血亏者其色淡白，其形平塌，脓水清稀，神色萎惫，治法以补气暖血为主。

50. 手足十二经各有气血多少的不同：手少阳三焦、足少阴肾、足太阴脾多气少血，手厥阴心包络、手太阳小肠、足太阳膀胱多血少气，手阳明大肠、足阳明胃则多气多血。多血少气者易愈，多气少血者难治，气多之经可行气，血多之经可破其血。总的说来气血盛者毒虽严重犹可望其回生，气血衰者毒即微小亦当防其转变。十二经的气血多少有一短诗最便记忆：即"多气多血为阳明，少气太阳同厥阴，二少太阴常少血，调经察血要分明。"

解生灵病痛于倒悬

疑难病症外治经验

一、瘰疬

（一）病因

瘰疬，现代医学称为淋巴结核，关于它的发病机制，中医早有认识。《内经·灵枢》寒热篇中说："瘰疬在于颈腋者……皆鼠瘘寒热之毒气也……鼠瘘之本，皆在于脏。"张仲景在《金匮要略》中说："马刀侠瘿，皆虚劳得之。"清代陈士铎在《石室秘录》中指出："此症多起于痰，痰块之生，多起于郁，未有不郁而生痰，无痰而生瘰疬者也。"其他如王肯堂、薛己、王洪绪等前贤医家，对瘰疬的病因都曾作了详尽的论述。

在诸家之说中，张老师尤推崇明代陈实功之说。陈氏在《外科正宗》中曾指出：瘰疬的病因是外受风寒，搏于经络；天时亢热，暑中三阳；触冒四时杀历之气。内则因忧愁思虑，暴怒伤肝；饮食不调，痰结内生，久则虚羸，劳怒则甚；亦有因误食不洁之物而发者。张老师认为，陈氏这种认识，比较全面，他既重视了内在脏腑的变化，又重视了外来邪气的存在。张老师在继承、综合前辈学术经验的基础上，结合自己临床实践的体会，认为瘰疬的病因有内外两个方面。他说："此病是因在外感受瘰疬毒气（特别强调是瘰疬毒气），在内则因肝脾失调，同时又与虚劳、痰湿有关，常兼忧思郁怒而发。"

（二）辨证和治疗

瘰疬初起时颈部有豆粒大的结块，一至数枚不等，初起毫无痛苦，多于偶然发现而就医。治疗此症，张老以结块已溃与未溃两个阶段为纲，以脏腑气血盛衰为目，审形辨证，选方用药。

凡瘰疬初起，结块推之移动者为邪毒无根，气血未亏，易于消散；若结块推之不移者为有根，为营卫已伤，调理得当仍可以消散。

凡溃后脓稠，肉色红活，饮食知味，核肿渐消者为顺；若脓水清稀，疮色灰白，自汗盗汗，男子骨蒸，女子经闭者属逆，治疗就较棘手。

治疗方法，可分内治和外治，两种方法又常相互配合使用。兹分述如下：

1. 内治法

初起治疗，总以争取消散为主，常以自拟"散结消瘰汤"为主，化裁运用。此方系《医学心悟》消瘰丸加味而成，张老认为，此方虽平淡无奇，临证只要化裁得当，效果颇佳。

结块已溃者，则注重滋补强壮，托毒透脓，常以益气养荣汤、香贝养荣汤化裁。

内治法上，张老的经验是：除针对患者的虚劳、气郁、痰湿而选方用药外，无论在溃与未溃阶段，都要坚持使用解瘰疬毒的药物。若患者内证不突出，还可单用此类药收功。这是张老治瘰疬的一大特点。

通过几十年临床的筛选，张老认为《外科全生集》的小金丹、犀黄丸，民间验方中九丸、金蚣丸等均有解疬毒的作用。临床上，张老最喜用的是中九丸和青龙丸。

2. 外治法

张老常强调说："瘰疬是慢性顽固疾病，非内外同治不易见其功。尤其在溃后，外治法更是非常重要。"因此，他很重视对外用药物的研究。通过师门传授，同道交流和临床实践，他总结了不少有效的方药和治法，现叙录如下：

初起未溃之时，宜宣通气血，消肿软坚，蠲化痰核。常以消核散、紫霞膏敷贴，已溃之后，用三打灵药呼脓去腐。

如在溃疡期内耽延日久，形成绵管者，又用白降丹、大乘丹、金龟下海丹等化腐丹药，作捻条纳入管内化管。

将愈之时，常用天然散、白玉丹盖贴或十全生肌散敷贴。

外治法上张老的经验是：除用药物敷贴外，常加烟熏、洗涤的办法，促进局部气血舒畅，使初起者易于消散，溃破者脓腐易净，早日愈合。他常引《外科证治全书》之语说："痈疽溃后，皆脓水腥臭不堪，不洗涤之，必毒蚀肤，气血不能融舒，安望新生肌肉。"他还说，"洗疮之法，西医极端重视，惟目的多在清洁杀菌，而中医的洗涤，不仅有此作用，且能舒畅营卫、调和气血，两者不可一概而论。"

在治疗上，除以药物内服、外用之外，张老特别强调要改良患者之生活环境，顺其性情，彼所不欲者因而去之，彼所欲者因而遂之，使其终朝愉快，则收功自易。

（三）常用方药

1. 散结消瘰汤（自拟方）

玄参，牡蛎，浙贝，夏枯草，香附，白芥子，全蝎，昆布，海藻。

化裁法：①热重者，加连翘，大力子，重用夏枯草（至少用一两）。

②畏寒者，加肉桂，炮姜，鹿角霜。

③坚硬或子母相连者，去玄参加穿山甲，地龙，郁金等。

④气血虚者，重用生黄芪，当归，制首乌。张老认为，气血不足者，疬块不易消掉，若要发挥软坚药的功效，应适当佐以益气血之药。对形质较坏者，又需先以十全、八珍之类补剂，调补之后，再行消散。

⑤阴虚者，加服六味地黄丸。

⑥兼有梅毒者，加用土茯苓，银花。土茯苓是治梅毒的专药，用量须在一两以上，效力才好。

2. **金蚣丸**（见多发性疬疮案后附方）

3. **中九丸**（详见《外科十三方考》）

4. **青龙丸**

马钱子五两，以淘米水浸3日刮去皮毛，切片晒干，入麻油炸透（以中心呈深黄色为度）研细末。穿山甲一两二钱，炒黄，僵蚕一两二钱，制附片一两。上药共研细末，黄米饭为丸，如梧桐子大。每服三钱，临卧时以夏枯草汤送服（治瘰疬）。

中九丸是古秘方，是一种含汞的化学药品，有解毒、散结的作用。青龙丸原系丹道秘方，有散结、破瘀、止痛的作用，张老增加附片一味，使其效力更加显著。

这两种药张老常串用，即早服中九丸，晚服青龙丸，或服1周中九丸，服1周青龙丸。这样疗效可以提高。

5. **消核散**

五倍子一两，生半夏一两，蜈蚣五条，麝香一钱，选用五倍子与麦麸拌炒，然后与余药共研细末，以浓醋调如糊状敷贴。

6. **紫霞膏**（详见《外科十三方考》学苑出版社 2009.3）

7. **天然散**（同上）

8. **三打灵药**（见《中国炼丹术与丹药》学苑出版社 2009.3）

9. **大乘丹**（同上）

10. 金龟下海丹（同上）

11. 十全生肌散（见背瘰案后附方）

12. 白玉丹（《幼幼集成》）

新出窑石灰一块，研末，以生桐油调稀糊状敷贴。

（四）验案

1. 瘰疬

（1）林某，中年男性，左颈部患瘰疬 3 枚，一大两小，大者如鸡卵，小者像龙眼核，历时 2 年余，曾经治疗，效果不显。身体消瘦，神态消沉。来诊时见结核早已穿溃，流稀薄脓水，腥臭，疮呈空壳状，疮口有白色腐肉少许，精神疲乏，饮食不佳，盗汗，脉细弱。患者有梅毒史。因其体质太坏，故让其先服益气养荣汤，每日 1 剂，连用半月。继用散结消瘰汤化裁：玄参三钱，牡蛎八钱，浙贝一两，夏枯草五钱，香附三钱，昆布、海藻各五钱，白芥子三钱，全蝎三钱，黄芪一两，当归五钱，土茯苓二两，每日 1 剂，兼早服中九丸，晚服青龙丸。局部先用熏洗汤洗，再用桑烟熏，熏后疮口掺三打灵药，以紫霞膏盖贴，2 日一换。用药 1 周后，臭秽稀脓略为转稠，但患者食欲不振，消化不良，遂进参苓白术散，与散结消瘰汤间隔使用，局部仍照前法。2 周后，停用三打灵药，单用紫霞膏敷贴。经过 3 周时间，疮口已平，肉芽亦极红活，患者精神好转，饮食增进，遂停用汤药，只每日服中九丸，补中益气丸各 2 次，局部掺天然散，外盖白玉丹，又 1 周，疮口平复，无硬结瘢痕。总计 50 余天收功。

（2）刘某，男，左右颈均患瘰疬，右边 3 枚，左边 4 枚，大者如胡桃，小者如樱桃，结块坚硬，推之不动，颈项强直，转侧困难。经中西医治疗，既不消散，亦不化脓，结块隐隐酸痛，历时已 2 年之久，饮食睡眠尚可，苔薄腻，脉弦。因未化脓，故力争消散，先以散结消瘰汤送服中九丸，外贴紫霞膏，兼用桑烟烘熏，经治疗40余日，结块缩小十之六七，此后又无甚进展，两个月后改治法为晨服中九丸和夏枯草膏，晚服青龙丸，外用消核散敷贴，又两月余，结块全部消完，遂结束治疗。一年后偶值于途，询之并未复发。

附："白玉丹"治瘰疬

瘰疬就是西医所谓的淋巴腺结核，是劳动人民中最常见的一种慢性顽固病。患此病者往往穷年累月治疗不愈，甚有缠绵终身以至于死者，瘰疬穿溃之后经常排泄清水，有时延窜胸腋，臭秽不堪，痛苦万状。

"白玉丹"是陈飞霞的一个瘰疬验方。方载《幼幼集成》，其他不少方书也多有转载，惜乎用者不多，不大有人注意。此方我已使用30年，据我的临床经验总结，对于久年溃烂的顽固瘰疬，有一定的疗效。在旧社会中，我因为政治觉悟不高，不懂得什么是为人民服务，把此方秘藏起来，作为生财之道。因怕人看出我的处方内容，还在药中加入一些红土，变更它的本来面目，今天回忆起来是十二万分的不应该。现在把它介绍出来，提供大家研究试用。

此方虽然很显明地载在《幼幼集成》和很多方书中，可是很少有人在意，把一个有效良方打入冷宫，成为纸上陈迹。这也可能是因为所用药品太平凡，如陈飞霞所说的"药则至贱"的缘故吧！

"白玉丹"的配制方法很简单，就是用新出窑的石灰一块，洒以少许冷水，使它崩解成粉状，然后用生桐油调匀如稀糊状，即成一种带黄白色有桐油臭味的油膏。用时先以花椒、葱白煎汤作为浴料（为了使用上的便利，我则多用石碳酸或过锰酸钾溶液作洗涤剂）洗净患部，将膏厚涂疮上，盖以纱布棉花，然后再用绷带包扎起来，每日一换。原方并有

13

解生灵病痛于倒悬

这样一个说明：

"老子曰：下士闻道大笑，不笑不足以为道，此则世人闻方大笑，不笑不足以为方；药虽至贱，功则至神，专治瘰疬破烂，连及胸腋，臭秽难闻，三五载或十数载不愈者药到病除，余一道友患瘰疬，烂及胸腋，十数载不愈，一村夫传此方用之立应，后照治人无不愈者，诚仙方也；特为传之。"

按此方不宜多配久置，最好随配随用；因桐油是一种干性油脂，同石灰配合后就会逐渐硬化而不适用。原方说涂药之后立应，当然有些夸大，实际上当视所患程度如何而定。据我的经验：患者体质较好，营养佳良，而患部面积又不太广者，大都在一月上下即告痊愈；设或体质太坏，营养不良，精神抑郁，患部蔓延太广者，则非四五十天不能收功，但也有过少数不甚严重患者不出十日而愈者，不过这种例子不多。一般从开始用药至一周时，即可简化换药手续，改为二三日一换药，不必天天都换，以省去不必要的麻烦。

此方对于已溃瘰疬确有疗效，而对未溃瘰疬则不能尽如人意，有的有效，有的无效。我的治疬方法是：已溃者，用"白玉丹"，未溃者，则内服"中九丸"，外贴"紫霞膏"（二方均见《外科十三方考》）。

"白玉丹"除治疗瘰疬有特效外，尚可用于其他久年不愈的慢性溃烂顽疮，方中桐油带有一种不快气息，病者每每有些讨厌它，且易硬化，是其缺点。为此，我曾经把桐油换成菜油或凡士林，但疗效远不及桐油配成者佳，后来就仍然改用了桐油，并先把石灰粉末贮入瓶中密封待用，用时估量患部面积大小，需要多少随配随用，也很便利。至于石灰和桐油的配合量，原方并无规定，只说调成如稀糊状就行，我的配合量是 3 份桐油中配入 1 份的石灰，是 3：1 即成为恰到好处的糊状膏体，过干则涂布不易平匀，过稀则又容易流走，都不尽善。

"白玉丹"的名称，对它本身来说是欠妥的，因为配成之后明明是一种膏质，哪能称它为丹？不如直截了当称它为"白玉膏"倒还名副其实。但"白玉膏"这一名称在各方书中很多，为了避免雷同冠以"集成"二字，称为"集成白玉膏"，就不会有所混淆了。

石灰到处都有，价值极廉，早在《神农本草经》中就有记载：

"石灰辛温有毒，主治疽疡疥瘙痒，热气恶疮，癞疾、死肌、堕眉，杀虫，去黑痣、息肉。"

甄权《药性本草》说："治疽疥、蚀恶肉、止金疮血甚良。"

陶弘景《名医别录》："疗髓骨疽。"

宋太明《日华诸家本草》谓："生肌长肉，止血白癜，疬疡、瘢疵、痔瘘、赘疣子、妇人粉刺。"

明缪希雍《本草经疏》谓："火气未散，性能灼物，故能治黑子息肉及堕眉也，其主疽疡疥瘙、热气恶疮、癞疾死风髓骨疽者，皆风热毒气侵淫于骨肉皮肤之间，辛温能散风热毒气，且能蚀去恶肉而生新肌，故为诸疮肿毒要药也，辛而燥，故又能杀痔虫。"

清黄宫绣《本草求真》谓："石灰禀壮火之热气，性非温柔，味非甘缓，其治亦属肌肤骨髓疮痈恶毒，时行热气，刀刃金伤，疟腮肿毒等症，其药止属外涂而内不用，则知性气之烈无是过也，故书所言能主疽疡，能治黑子、息肉、堕眉者，以其火气未散，性能灼物故也；书言能主疽疡疥瘙、热气恶疮、癞疾、死肌、附骨疽者，以其风热气侵淫于骨肉皮肤之间，得此辛温以散之也；书言能蚀恶肉而生新肌者，以其燥能化湿，而肉自克生新之意也；书言能治金疮者，以其性能坚物使不腐坏，且血见灰即止之意也……风化自裂者良，矿灰火毒已出，顽疮脓水淋漓敛疮尤妙。"

据上面这些文献看来，石灰一物对于疮疡治疗是有其一定作用的；本经所说的恶疮、甄权经疏所说的息肉，都是指疮中突起的胬肉，死肌就是指疮缘硬化变黑的死肉，疮缘有了这种死肉时任灵丹妙药也无济于事，医家对此最感头疼，癫疾也有这种现象。所说的骨髓疽就是现在的骨结核，明《日华诸家本草》更显明地指出能疗瘰疡。从这些古代文献中可以看出用石灰治瘰疬顽疮，已有很长的历史，缪希雍所说的"蚀恶肉，生新肌"6字，更显明地写出了"白玉丹"的主要功能，此外对远年不愈的臁疮及穿骨流注，我也试用了不少病例，都有一定的成绩。这种兼、便、验的有效良方，值得向大家介绍和推广。

二、顽　癣

癣疮最难治疗，往往经过长年累月都难获得理想疗效，甚至有缠绵终身者。其发病原因多由风邪凝聚皮肤郁而化热，久则耗伤血液，皮肤失却营养而成此症，也有认为是由风、热、湿、虫四者为患而造成。《外科心法》把它分成干、湿、风、牛皮、松皮、刀癣等六种类型，把癣的类型作了概括的归纳，谓干癣瘙痒则起白屑，索然凋枯；湿癣瘙痒则出黏汁，浸淫如虫行；风癣即年久不愈的顽癣；牛皮癣状如牛领之皮，厚而且坚；松皮癣状如苍松之皮，红白斑点相连，时时作痒；刀癣则轮廓全无，纵横不定。实际上癣的类型并不止此，其只是把常见癣疮类型划出了一个大概范畴便于处理，日本某皮肤专家则把癣的种类区别出30余种，西医则肯定其病因为感染真菌。癣初发时皮肤损害部位有聚积倾向的扁平丘疹，皮色正常或浅褐，表面微亮，有阵发性奇痒，入夜更甚，搔之不知痛楚，在情志被动时症状往往加重，有局限和播散两型。局限型好发于颈两侧；播散型好发于头部、四肢、肩腰等处，病程极端缓慢，故往往迁延缠绵甚久，而愈后亦易复发，故有"顽癣"之称。治疗方法不可胜数，而有确效者却不多见，内服有效者尤少，往往仅是暂时消失症状，转瞬之间又见复发。我的治疗方法是：初起者则用消风散重加浮萍；葱豉内服以发汗祛风，局部疗法除"一扫光"外，则常用"愈癣酒"外搽，颇能获得理想疗效，在药物不便或穷乡僻壤时偶尔也采用"羊蹄根散"外搽，但有的有效，有的无效，小小的一个皮肤病竟难倒不少名医。

附：治癣妙方

①消风散

处方：荆芥、防风、当归、生地、苍术、苦乡、蝉蜕、炒大力子、生知母、煅石膏各三钱，木通、甘草各一钱，浮萍一两，豆豉五两，黄芪一两，葱白7茎。

制法：共煎水。

用法：每天早晚各服一次，或于每天临睡时服一次，盖被取汗，但服量以稍多些为佳。

②愈癣酒

处方：官桂、良姜、白芷、北辛各三钱，斑蝥二钱，白砒二钱，白酒600毫升，轻粉一钱。

制法：除白砒外共研成细末投入白酒中浸之，白砒研末后投入白甘油30毫升中，每日数次振荡之，促其加速溶化（因白砒不能全溶于水及酒中，故先以甘油溶解后方混入酒中备用），药须浸10天后方始滤出，在浸泡时每日必须搅动数次。

用法：用时以棉签或新笔蘸药酒搽于患部，但不要涂在健康皮肤上以免受到损害。

适应症：统治各种癣疮，癣愈之后并不变生他症，是我多年的有效验方。

③癣宁

处方：白砒一钱，轻粉二钱，鲜石灰五钱，碱水适量。

制法：将各药研为细末，密贮瓶中。

用法：用时以碱水将药末调如糊状，将之抹于患部（千万不要涂在健康皮肤上）至愈为止。

碱水是民间常用的植物碱，也叫做草碱，有强腐蚀作用，故不可接触健康皮肤。草碱制成时本来是块状物，经久接触空气后遂溶解成为浓厚液体流质，如需减轻腐蚀作用，亦可酌量加入部分清水以稀释之。

此方亦可去疣，用时将疣子表皮用三棱针略为刺破，然后将药点上，几次之后即可将根拔出，类似水晶膏。

④一扫光

这里所说的"一扫光"与有的外科文献中所说的一扫光不同，这种一扫光不仅单独用来治疗皮肤病，而且还可用作脱毛剂，是我从一江湖术士手中学习得来的秘密方剂，又名"光华电力粉"，因为此药加水调和后马上放散出一种有特殊气味的硫化氢气体来，他们就把这种气体称作电气。此方对于一切顽癣、痢瘰等皮肤病确有一定疗效，故把它介绍出来供大家参考。

处方：石黄、新鲜石灰不拘多少。

制法：将二药分别研末，分别贮存，严密塞紧，勿使泄气，石灰以越新鲜者越佳。

功能：解毒，杀菌，止痒。

用法：临时估量患部大小用药，以1成石黄配合3成石灰，用冷水调成稀糊状平均涂敷患部，约一钱币厚，不可包扎，俟敷药部有灼热感觉时即将药拭去（干拭，不可沾水）。如患部发痒者是全部都得到抑制的表现，千万不要搔抓，尽量克服，轻者只消一次即可痊愈，重者最多3次亦可除根，已经累次实践，确有比较好的效果。

这两种药粉必须在使用时才混合到一起，如不见水是没有什么气息的，但一加入水后即可嗅到一股相当浓厚难闻的臭气来。这种臭气的来源是药同水接触后放散出来的硫化氢气体。故调和好了的药必须一次用完，第二次用是没有作用的，故必须当时调和使用，不能久放。

此方后来于无意中在好几种文献中都有了发现，如《串雅编》中的"剃须不用刀"和"绞面不用线"（旧时妇女常用线来绞面代替修面，在修面时必须在被绞的部位抹上一层谷壳灰或香炉灰）就是这一方法。剃须不用刀的处方是石黄一两，石灰一两；绞面不用线的处方是石黄三钱，石灰二钱。《古今秘苑》中也叫做"剃须不用刀"，《鹅幻汇编》中则名"无刀剃头"，处方是石灰、石黄、硫黄各等分。最后，还有一个值得交代的问题就是石黄一物现在许多地方都没有卖，如买不到石黄时也可用雄黄来代替，效果一样，只是力量稍弱一点。因为石黄、雄黄都同是硫化砷，只是分子小有不同。

有一病例，民国廿七年（1938）时重庆川陕渝招待所一女服务员谷安福，患顽癣，背部特多，来我处治疗。检查后是梅毒性癣，每天不停地搔抓，有许多血痂，当即以一扫光药粉治疗，涂药之后嘱其有痛感时即将药拭去。时值盛夏，人很疲倦，涂药之后感到非常舒适，遂伏案睡去，直至涂药处痛可忍时方醒，可是涂药处已发炎红肿起泡，泡破后流出甚多黄水，痛不可忍，损害部分很宽，约占全背1/2，当即用罗筛筛黄柏粉末一厚层，盖上油纸包扎。次日换药时黄柏已结成猪皮样，水汽已干，患部红活无皮，即以赤石脂3成、炒铅粉一成混合，薄薄筛上一层，包扎后嘱其不必揭视。一周后再来观察，揭视患部已全生嫩皮，一切良好，遂停止用药。

三、紫白癜风

紫白癜风因有花斑癣之称故把它归入癣类。

紫白癜风又名花斑癣，或名汗斑，多发生于好出汗的患者，一般青年人比老年人多，男性比女性多，最常见的部位为胸部、背部及颈部，严重者可延展到面部。开始是在皮肤上出现淡黄色斑点，大小不等，多在毛束周围，表面平滑或微带光泽，斑点增大时即融合成大损害，多为圆形或不整形，边界清楚，颜色变化很大，由淡黄色可演变为褐色或蔷薇色、混乱色、白色，在同患者身上可发生不同颜色，用指甲或小刀刮之可见到细微的鳞屑剥落，几乎没有自觉症状，但于出汗时个别人有轻度痒感。有紫白两种，紫因血滞，白因气滞，总由体热风邪、湿气浸入毛孔与气血凝滞毛窍闭塞而成。治疗方法虽多但有确效者少，我对于这一不痛不痒的小小毛病经过无数次的实践，才总结出来一个比较有效方法，特介绍如下：

处方：硫黄八钱，雄黄、全蝎、僵蚕、月石、白附子、密陀僧、枯矾各五钱，麝香一分。

制法：共为细末，愈细愈佳。

用法：用时以生姜自然汁与上好浓醋调和药末搽之，日3次，最多不出3周必愈，初搽药时微有痛感，至斑变成极黑色方停搽药，三五天后黑色褪尽即告痊愈。

附：治验

①病例一：王某某，男，30岁，工人。

主诉：初时胸部有若干散发性白色斑点，无痛痒，起病已3年，后来延展到面部、颈部，经过多次治疗均不见效。

检查：面、胸、颈部均有散发性大小不等的混乱色斑点，知觉存在，边缘清楚，无痒痛。

诊断：紫白癜风。

治疗：用本方摩擦患部，经2周治疗全部消失，半年后走访未见复发。

②病例二：刘某某，男，28岁，服务员。

主诉：从两年前起即在面、颈、胸、臂等处发生许多黄色斑点，无痛痒，在出汗时有轻微痒感。经过中草药治疗无效，仅使斑点颜色稍为变浅。

检查：面、颈、胸、臂等处有许多黄色斑点，面部斑点特大，有的点已融合成片。

诊断：紫癜风。

治疗：用本方治疗，经12天的治疗即全部消失，4个月后走访未见复发。

四、白带

"白带"又称"带下"，是妇女生殖器官排泄出来的一种白色或黄色分泌物，这种分泌物黏于衣被上时常呈黄色。在妇科病领域中"白带"占有相当大的比重，有"十女九带"的谚语。旧社会妇女受到旧礼教的束缚，未病之先既不讲卫生预防，已病之后又碍于封建习俗羞于启齿，讳疾忌医，坐失其治疗机会，听其终年累月缠绵淋漓。

释名："带下"在古代文献中很早就有记载，如《史记·扁鹊传》："扁鹊过邯郸为带下医"，《素问·骨空论》："任脉为病男子内结七疝，女子带下瘕聚"，又曰："思想无穷，所愿不得，意淫于外，入房太甚，发为白淫"。所谓"白淫"就是指的"白带"；"所愿不得"即是龙相之火外越而亢火疏泄太过，意思是说因欲念太过，而为手淫；"入房太甚"说是房事过度，这些因素皆易使阴道分泌物增多而成为"白带"。由此可见，我国远在秦汉时代就有了"白带"疾患，虽然后世有人提出"带下"应该是指广义的妇科病，不应局限于狭义的"白带"一症的说法，但由于习惯已久，积重难返。

带下病有以青、黄、赤、白、黑来形容带症的；有以五脏所伤来分属的，如青色属肝（是肝伤），黄色属脾（是脾伤），赤色属心（是心伤），白色属肺（是肺伤），黑色属肾（是肾伤）；又有以气血来区别带症的，白者属气，赤者属血。

（一）定义

中医文献对于白带一症的定义有以下不同说法，且大都称之为"带下"。

古人束裳以带，带下之疾为妇人隐疾，以其不便告人故讳其名曰"带下"。"扁鹊过邯郸为带下医"，就是把妇人带脉以下的月经病、子宫病等，都统名之曰"带下"病。

带脉环腰状如束带，带失约束则冲任脉即失其固摄作用，故胞中白液绵绵而下，是名"带下"。

带症颇类痢疾，痢出后窍乃是湿热壅于大肠，带出前阴乃是湿热阻于胞中，痢疾古称"滞下"，一则滞而不爽，一则滞而缠绵。

《灵枢经》说："带脉总束诸脉使不妄行，如人束带而前垂故名'带脉'，妇女恶露随带脉而下故曰'带下'。"这是古人认为"带下"是由于带脉不能约束所致。

传丹道医家之秘方

晋王叔和说"带病有三"：一、病者经水初下阴中热或有当风或有扇者；二、病者或有以寒水洗之；三、病者或有见丹下惊怖得病属"带下"。这是指"带下"是由于风寒及精神刺激因素而成。

清傅青主说："带下皆属于湿，谓带者以带脉而名也，带脉者所以约束诸胞之系以致脉中不固，故带弱者胎易坠写。至于气不化经变成带病，则凡脾气之虚、肝气之郁、湿热之侵皆能致之，故有终年累月下流白物如涕如唾，甚则气秽者所谓白带也。"这是指带下的形成是由于湿热而成。

宋严用和说："今日所患者为赤白二带而已，推其所自，劳伤过度，冲任虚损，风冷踞于胞络，此病所由生也。"这是指"带下"是由于过劳和风冷所致。

以上这些说法有的固然正确，有的则欠圆融，这是古人为时代条件所限，用一些理想名词来作为疾病的称谓。以现代医学理论来说，所谓白带，是由女性生殖器官排泄出来的分泌物，这种分泌物有生理性和病理性两个方面。在正常生理状态下，妇女的阴道黏膜要经常分泌出少量黏液来保持阴道的润泽，这与正常人鼻腔分泌鼻涕是同一道理，不是病患。除阴道黏膜分泌出少量黏液外，其他如子宫颈管腺体也同样分泌适量黏液，这类黏液叫做"白带"。这类"白带"，是生理上的分泌物，不带臭味，且大多数呈乳白色或透明。病理上的白带，则是由疾病导致的病理产物，是脓样的液体，且有腥臭的臭味，量也比较多，呈浅黄色，有时还混有少量血液，因此又把这种带有血液的分泌液称为"赤带"或"赤白带"。由此可以体会生理白带与病理白带是截然不同的。

（二）病因

自晋、唐、宋、元以后的各医家，对于白带症的发病因

解生灵病痛于倒悬

素，各持一说，如巢元方、孙思邈、严用和、杨仁斋、娄全善、陈良甫等则主"风冷"；刘河间、张洁古、张戴人、汪石山等则主"湿热"；赵养葵、薛立斋等则主"脾虚气弱"；朱丹溪、李梴等则主"湿痰"；李东垣、武叔聊等则主"虚寒"；张景岳则主"气虚下陷"；方约之、缪仲淳等则谓"木郁地中"，把白带一症分成了"风冷"、"虚寒"、"虚热"、"湿热"、"湿痰"、"气虚下陷"及"木郁地中"等8个病理类型。因此在治疗方面遂创立了"散寒"、"固脱"、"利湿"、"清热"、"补脾"、"疏肝"、"益肾"、"升阳"8个治疗法则，并且还创立了许多不同的坐导方法，以收"防腐"、"消炎"、"杀菌"及"排除分泌"的作用，妇科临床开辟了一条对症用药的光明路。现代医学则把它归纳为"发炎"、"传染毒菌"、"滴虫感染"、"肿瘤"4个类型，对白带症的认识益见具体，故引用之以作白带症的临床借鉴。

1. 发炎：例如阴道炎、急慢性子宫内膜炎、子宫实质炎、子宫颈炎等在炎症分泌物产生时，则从阴道中绵绵不断地流出。这种分泌物，在平时的分泌量并不多，故不足为患，且属一时性，故不必治疗，也就是前面所说的"生理上的白带"。但这种白带如持续发现历久不止时，也可能形成"病理上的白带"，轻者成为慢性单纯性阴道炎（这种白不会影响全身，且局部也没有"疼痛"或"灼热"的感觉）；重者因受外界刺激或传染某种细菌延及子宫黏膜，使之充血发炎，而分泌物突然增多，色质浓厚，间或成脓状物，在这种情况下就必须进行治疗。

2. 传染毒菌：如传染淋菌或梅毒等。淋菌性白带是由于感染淋病双球菌而产生，在旧社会里这种白带非常流行。其传染途径，直接者则由于使用染有淋菌的毛巾、被褥、便盆、马桶等。感染后的症状，每有局部肿痛，其分泌物初为浆液性，渐成脓状，在显微镜下可以检出多个淋球菌。其炎症波及子宫颈时，每致黏膜肿溃，分泌物稠厚；侵入子宫内膜时，分泌物增多，腰腹坠痛；如由输卵管波及腹膜时每致腹部胀痛、嗳气、呕吐、便秘而发生腹膜炎症状；侵及尿道时，则小便频数，灼热淋痛，膀胱重感。如感染梅毒螺旋菌者，则大阴唇及阴门等处即出现症状，初时产生扁平丘疹，10 天左右则渐渐成痂或者溃烂，致有脓状物分泌出来。

3. 滴虫感染：滴虫是属于鞭毛虫类的简单细胞生物，体积微小，只有在显微镜下才能观察到。因为阴道最适合于它的繁殖，不论年老或者年轻妇女的阴道中都可以寄生，成年妇女的发病率更高。根据文献记载，如果母亲有滴虫性阴道炎，则当婴儿通过母亲阴道后，在女婴的阴道中往往也可查出滴虫来，因此有许多女婴或幼女常患有滴虫性阴道炎的疾患。怀孕妇女发病率较高，滴虫不但能寄生在妇女的生殖系统，同时也能寄生在男性的前列腺内，因此在滴虫病的防治上，就又增加了一重困难。事实证明，女子有滴虫性阴道炎时，确可能在男子的尿道分泌物中检查出滴虫来，这充分说明了滴虫能在夫妇之间相互传染。因此在治疗女子滴虫性阴道炎时，男子也必须要同时接受治疗，这样才能达到铲草除根的治疗目的。滴虫性阴道炎的唯一症状是，乳黄色或黄绿色的白带增多，这种乳黄色或黄绿色的分泌物含有大量滴虫，故滴虫性阴道炎相互感染，白带起着媒介作用。滴虫有吞噬精子的力量，当精子与滴虫性阴道炎的白带混合不久后，即可看见精子活动减低，进而被滴虫吞噬，其未吞噬的残余精子则被滴虫排出的酸性物质逐渐溶解，因此可以妨碍到生育而造成不孕症。据笔者临床经验，在将滴虫性阴道炎治愈后，半年中受孕的例子确有不少，这说明了滴虫的存在确可妨碍到人的生育。

4. 肿瘤：如子宫瘤肿、子宫癌等。子宫瘤肿及子宫癌都以出血、带下、疼痛、恶病质等为主征，无其他的特殊症状，故鉴别起来比较困难，唯瘤肿不及癌肿之甚，故带下的恶臭比较少，只有浆液性血状带下。又瘤肿在少女中也有发生，癌肿则在 40 岁以下的妇女为多；癌肿患者的肿疡腐败分解后，常分泌出有特殊恶臭的血性脓汁，即癌腐脓。

除此之外，其他如子宫前垂或后屈过度时，也能影响血液循环而造成慢性子宫炎症。或其人贫血、体质衰弱而有习惯性便秘者，也可能发生本病。

（三）症状

一般局部症状是阴道中流出一种黏液，有的像脓，有的像鼻涕，其量有多有少，其质有稀有稠，外阴部和两股间经常发生湿疹，有的则阴道湿度增高，子宫颈作痛。全身症状则有尿意频数，腰腿脐腹疼痛，或胁肋胀满，心烦不宁，食欲减少，消化不良，四肢无力，倦怠嗜卧，月经不调，受孕障碍，全身衰弱，头晕肢冷，面白或者萎黄等。

（四）诊断

从脉象论一般带下的脉象是：浮则为肠鸣腹满，紧则为腹中痛，数则为阴中痒，弦则为阴掣痛。大概疾、实、大、数者难愈，迟、小、虚、滑者易治，若带下腥臭、脉浮畏寒者，尤难治。若是虚寒带下，则白带似痰如涕，面色苍白，脐腹作痛，喜暖恶寒，脉象沉、迟、细、小无力。若是湿热带下者，则带黄赤色而似浓涕，涩滞难下，面色红赤，喜凉恶热，脉象实、大、洪、数有力。又有怒气伤肝之带下，其胸胁胀满，有时自汗，带似清血而滑利，脉象弦数。还有忧思伤脾之带下，则色黄似脓而有臭味，饮食减少，消化不良，食后呃逆，中气不舒，脉象迟而虚弱无力。湿热甚者，则带下如浓泔汁而臭秽特甚，头晕身重，胸痞心烦，舌苔薄腻，脉沉候则濡，浮候则数。（引《妇科病中医疗法》）

（五）治疗

白带一症在妇科临床上是一种令人头痛的棘手病，既不容易治愈，又易于复发，又不能单靠内服药物来解决问题。历代各医家对带下的治疗方剂多不可数，今不拟介绍。此处就笔者个人使用"煨宫丹"（又名金凤含珠）外治白带的点滴经验向大家作介绍。笔者原配爱人，就是一个顽固性白带的典型患者，自民国元年（1912）结婚后，一直到民国八年（1919），都没有生育过，原因当然是由于白带。历经中西医药治疗均未彻底根除，后来采用坐导疗法"煨宫丹"，竟于两周内全部治愈，且连生子女3人，均极健壮，也未复发。在我的50年临床中用此方治愈的白带不下数百人，尤其是滴虫性白带疗效更达百分之百，故值得公开出来向大家推荐。

方剂组成：蛇床子四两，白矾、母丁香、肉桂、杏仁、吴萸、北辛、砂仁、牡蛎、菟丝子、薏苡仁、川椒各三两，麝香一钱。

配合法则：将各药（麝香后入）共研极细粉末（愈细愈佳），然后以30%的生蜂蜜拌和极匀，做成如龙眼大小的丸子，再用消毒纱布包裹起来，并用双股白棉线扎紧口部，留长约4寸的线头，以便换药时拉出药球之用。扎好之后，随即剪去扎口处的多余纱布，同时除去余纱，以免换药时残留阴道妨碍清洁。

使用方法：临时先用蛇花水（由蛇床子一两、花椒一钱、白矾五钱、杏仁五钱、艾叶五钱，煎水去渣制成），以阴道水节射入阴道中冲洗一过，使其清洁，洗后随即拭干纳入坐药，并须深入到子宫底部，坐药纳入后，绝不妨碍行动和工作，小便时也无须取出，听其停留在阴道中发挥药力，初用时可每天换药1次，3天以后，可两三天换药1次，换药时也须用蛇花水照样冲洗阴道。

附注：（1）在换药拉出旧药球时，药球表面常附有一种形同胶膜的白色物，病轻者这种物质较少，病重者则比较多，同时还有不少的块状物残留在阴道中，所以必须用蛇花水冲洗阴道，把这类污浊物尽量清除。在逐次换药时都可看到这类污浊东西，但是每次都有所减少，直至全无时，白带也就告愈。

（2）在初用药时，白带还会比未用药时多，这是必然现象，且也是好的现象，不必顾虑，到三四天后，这种分泌物就自会天天减少，以后就由少而至于无。一般轻症大都只用三五枚即告痊愈，最重者也不会超出15枚即全部肃清，事实证明绝不夸大。

（3）滴虫性阴道炎及淋菌性白带有时外阴部或大阴唇都会发生刺激，如有这类情况时可多用蛇花水，先熏后洗，作为辅助疗法，即可很快消失。如熏阴挺（即子宫脱出）可加入一味乌梅，或再加一味五倍子，或于浴汤中加入部分浓醋都有很好效果。

（4）此药在使用时，毫无刺激及其他的不良反应，故可打破一切顾虑，放胆使用。

（5）在用药期间严格禁止性交，少吃辛辣刺激性食物，其他一切不忌。

（6）此药除治一般白带以外，其他如月经不调、经行腹痛、月经色淡、子宫寒冷、玉门宽湿、性交寡趣、久不受孕等子宫病也有相当疗效。对滴虫性阴道炎的疗效则为百分之百。据笔者多年来的临床经验观察，几未发现过未痊愈者。

（7）原方中尚有白及一味，感到此物对带症的关系不大，故减去不用，另加入了一味白矾，以提高疗效。

（8）做好的药球必须装入大口玻瓶，严密贮存，免致产生带菌危险。在夏季时最好是随制随用，以免发霉变坏，如已发现生霉则绝不可用。

（9）用蛇花水比较不便时，也可改用1/4000过锰酸钾液为便利，过锰酸钾尚有杀灭滴虫的作用，值得改进。

（六）其他病症病案

1. 多发性疖疮

（1）郭某，男，34岁，3年前，颈后发际下生一米粒大小疖，一周后脓出自愈，约半月后又生一疖，继之越发越多，此愈彼发，缠绵不休。西医诊为多发性毛囊炎，经中西医治疗，效果不甚显著。现颈部有疖2枚，痒痛相兼，此症因湿热阻滞，闭塞毛孔而致。以《外科全生集》清暑汤，兼服金蚣丸治之。药用：银花一两，连翘五钱，花粉三钱，赤芍三钱，泽泻三钱，车前草五钱，六一散五钱，煎汤送服金蚣丸三十丸，每日三次，服药二剂后，两个疖肿即溃。停汤剂，只每日早晚各服金蚣丸一次，又连服3日病愈，嘱继服一周，清解余毒。

（2）王某，男，2岁，头部及颈部生多发性疖肿，8～10个结块高突，呈圆形，根脚坚硬，局部皮肤潮红，大者如梅李，小者像葡萄，溃后出脓，一处未愈，他处又生，缠绵3月余，曾使用抗生素及内服中药治疗无效。经人介绍来我处，遂拟金蚣丸方，嘱其制作为丸，每日服2次，每次10丸。服药3日后，两个较大的疖肿已溃，脓出不多，其余较小的结块均已缩小或消失，继服药3日，病痊愈。为巩固疗效，嘱每日只服药一次，连服一周。今小孩已4岁余，从未再发。

解生灵病痛于倒悬

附：金蚣丸

处方：蜈蚣 15 条，全蝎 20 只，僵蚕 20 条，山甲 20 片，朱砂两钱，明雄黄两钱，制大黄三钱。

制法：将蜈蚣（去头足微炒），全蝎（去头足淘米水洗），僵蚕（炒断丝），山甲（土炒成珠）与余药共研极细末，米糊为丸，如绿豆大。每服 30～50 丸（约五钱），黄酒或白开水送服。

此方以毒性虫类动物药为主，具有祛风、破瘀、消肿、定痛的作用，主治风疹、痰毒、发背、破伤风、疔疮和皮肤顽固瘙痒。

2. 肠痈

（1）刘某，女，46 岁，3 日前腹痛，西医诊查为阑尾炎，劝其手术，患者不愿而来我处求用中药治疗。

查患者右下腹疼痛，拒按，有反跳痛，右腿弯曲，站立则弯腰，脉弦紧，苔黄。此系肠痈，宜清热消炎，通气活血。方用：银花四两，蒲公英二两，连翘二两，鱼腥草一两，生军三钱，丹皮三钱，当归二钱，赤白芍各五钱，广木香一钱，1 剂分 5 次服完，每 3 小时服一次。服药后第 2 日，暴痛减轻，已大便一次，但右腿仍弯曲不能伸，脉弦，已不现紧象。再方：银花二两，连翘一两，蒲公英二两，红藤一两，冬瓜仁一两，生军三钱，丹皮三钱，乳没各三钱，石菖蒲二钱，服药 2 剂，疼痛完全消失，行动自如，精神好转，嘱再服 1 剂，以巩固疗效。

（2）1943 年 5 月，朝天门码头搬运工人刁某，患腹痛，西医诊断为盲肠炎，嘱令赶快就大医院动手术，稍迟有生命危险，患者无此财力，经友人介绍邀我经诊。见患者卧床不起，小腹疼痛甚剧，按之坚硬，身热烫灼手，大便 3 日未解，胸闷不思饮食，舌苔白厚，脉洪滑。此系湿热伏结下焦，气血瘀阻，但脉不现数，脓尚未成，或可消散。以自拟金铃芍草活络效灵丹加味：金铃炭五钱，白芍三钱，甘草三钱，当归五钱，乳没五钱，丹参五钱，蒲公英二两，苡仁一两，冬瓜仁一两，生军三钱，丹皮三钱，服药一剂，腹痛减轻，但身热未退，改生军为五钱加红藤二两，银花二两，服药后，大便已行两次，身热略和仍减生军为三钱，服 3 剂，热退痛止。

觉人按：盐山张锡纯氏著《医学衷中参西录》，内有活络效灵丹，用当归、丹参、乳没各五钱作汤服，主治气血凝滞、一切脏腑积聚、内外疮疡。我在此方中加入白芍、甘草、金铃炭，并以此为主，随症化裁，用治肠痈，又仿古义取名金铃芍草活络效灵丹。

3. 背瘩

何某，男性，1940 年患背瘩。初起时背部肺俞穴处生一如粟小疮，微痒，漫肿不红，色暗滞，不思饮食，烦躁口渴，大便秘结。五六日后，疮之周围发出无数脓头，中间一头特大，又 2 日各个疮头皆已破溃，有黄色黏液堵塞疮口，用手轻轻挤压，则有污浊血水流出，至就诊时已有 20 余日。揭除原有敷药（是一草医敷药），见疮面直径约 4 寸，有无数蜂窝状小孔，满布腐肉，颜色紫黑，污浊，腐肉黏附极牢，虽用镊子拔之亦不脱，臭秽难闻。病者自述背部如重石所压，精神委顿，数日未进饮食，脉细弱无力，审其症纯属阴证，且正气不足，行将内陷，宜扶正托毒，以托里透脓汤化裁，药用如下：

白参二钱（另煎服），生黄芪一两，当归五钱，白术五钱，赤芍三钱，生地五钱，连翘三钱，银花一两，皂角刺二钱，穿山甲二钱煎汤内服。

外治先以桑烟烘熏疮面，然后将太乙膏药肉按疮面大小摊在一张夹层皮纸上，用箩筛筛火龙丹一薄层于膏药面上，点火燃烧，待药融化后贴患处。隔1日换药时，已有腐肉随膏药揭下，内外仍照前法使用，膏药每日一换。如是连续使用5次，患者全身症状大有好转，饮食增加，疮面腐肉全部清除干净，唯仍能看到有如筛状的针头大的细孔，遂改用十全生肌散筛撒一层，以人参养荣汤调补气血，换药3次，细孔全部消失，疮面肌肉红活，续用十全生肌散2次而收功。

附：外治方药

①火龙丹：樟脑二钱，广丹一钱，银朱二钱，朱砂一钱，铅粉一钱，共研极细末备用。

同时先备太乙膏（或其他适合病情的膏药）一张，取火龙丹少许均匀撒布膏药面上，再点火烧药，药即马上燃烧而融化，与膏药药肉融为一家，然后吹熄火焰，稍凉，待温度适宜贴患处。此方能拔毒、消肿、呼脓，可用治对口、发背以及其他肿毒、恶疮，能吸尽疮中脓腐污物。

②十全生肌散：臭牡丹叶晒干，研极细末备用。

用时以之撒布面，凡疮脓水淋漓，久不收口者，皆有显著效果。

4. 下疳

重庆神仙口街一木工，46岁，患下疳。龟头生一溃疡，形如洗锅刷把，中心糜烂，有脓性分泌物，臭秽难闻，周围丛生香竿粗肉芽，长约3分许，用镊子轻轻一刮即全部去掉，掉后根部有少许血液渗出。此系感受湿热秽毒而成，以龙胆泻肝汤加土茯苓四两，萆薢五钱，煎汤服。治疗这类病症，内服方药，固不可少，而局部处理，更为重要。将患处洗净后，先撒海碘仿，再盖石碳酸溶液纱布。岂料第2日换药时揭视，肉芽又照样丛生，只是疮面渗出较前少。如此治疗一周，竟无任何效验。遂遍检方书，静心寻思。中药乌梅，《本经》谓能"蚀恶肉",后世亦有此说,《刘涓子鬼遗方》称它能"食恶肉尽,令善肉复生",不妨用此药一试。取乌梅数十枚,去核,瓦上焙炭存性,研极细末,干撒于疮上,初用之时,病员感局部刺痛,嘱其忍耐一会儿,约一刻钟后疼痛逐渐消失。第2日揭视,见疮面已结成黑痂,已无肉芽丛生。因恐其复生遂不敢拔除黑痂,只于痂上再掺药粉,如此治疗4次,痂块脱落,疮面红活无他,用铅粉、黄柏粉、生甘草粉、蛋黄油调,涂敷疮上,3日后痊愈。

解生灵病痛于倒悬

灸法外治经验谈

一、太乙神灸

（一）概　说

太乙神灸是直接灸法的一种，与阳燧锭、观音针、丹药火等属同一类型，为外治物理疗法之一，是利用药物热力刺激经络，使热力由皮肤而达于肌腠，使药力由经络而达于病所以消除疾病的一种治疗法则。有辅助体温、兴奋神经、镇定疼痛、调整人体神经机能、促进血液循环、改善全身气血阻滞以达到治疗目的等作用，因此这一疗法对于很多疾病都可取得一定疗效，有药料省、用法简、携带便、见效速的几个优点，尤其是对深层痛灶热力大、对皮肤浅表温度反而不大热的特殊优点，故最适合于当前农村医疗的需要。因原书说明欠详，而处方亦嫌过于复杂（因原有两个不同处方），故再重作介绍，并更换处方期于实用。

处方：川乌五分，草乌五分，蜈蚣二条，生南星五分，威灵仙八分，母丁香八分，北细辛五分，白砒五分，雄黄八分，麝香五分。

制法：将各药共研为细末，另称硫黄二两（再稍多一点也可以）入锅融化，随将前药加入和匀，趁热倾于平底大瓷盆内荡平，冷后取起剪为豆大粒块（也可剪些米粒大块，以便临时选用）贮存瓶中，并严密封固勿使泄气。

用法：用白色薄纸一小方，或剪如镍币大圆形，将药块一头微微烘软黏于纸上,然后连纸置放欲灸穴上(灸穴部位先须抹上些许枣泥或凡士林,使纸易于贴牢),用火点燃药块,当即发生猛烈绿色焰火,俟燃至药将尽时即以竹片将火压熄,此时即觉灸处有热力一股直透肌肉深层,感到异常舒适。穴面皮肤微呈轻度淡红,如药块较大些次日灸处即起水泡一枚,可用针挑破涂以黄连素油膏,如患部面积较大者可连排数枚一起燃灸。

适应症:本灸疗法的用途非常广泛,尤以头晕、头痛、肩背胁肋疼痛麻木、风湿性关节炎及神经性疼痛,因伤致痛,肠胃痛,脾脏肿大,瘰病结核、骨关节结核,妇女痛经、子宫脱垂、子宫痉挛等症特别有效。

禁忌:凡颜面部及孕妇、婴儿等均不宜灸,其他发高烧及体质衰弱者亦不相宜。

(二)取穴法

各种不同疾病要在人体各个不同部位施灸,这种施灸部位就叫做"穴位",也叫做"灸点"。各种不同灸点可治疗各种不同疾病,人身穴位原有300余之多,而经常使用者则不到1/3,日本孔穴调查委员会则把它归纳为120个常用孔穴,甚切实用,也可作为我们临床参考。疗效的快慢根据病情的深浅和起病的时间长短而有所不同,所以有些病只消三五次就痊愈,有些病则要施灸数十次才会得到好转,这一点必须要向病家预先说明,在治疗中必须要有信心和耐心才能得到良好效果,如浅尝辄止是不会有理想收获的。

(三)常用穴位

1. 伤风:鼻流清涕、咳嗽痰多,灸上星穴(在两眉之间直上入发际一寸),肺俞穴。

解生灵病痛于倒悬

2. 小儿百日咳：咳嗽连续，呼吸气粗，痰多，日久不愈；灸肺俞穴、丰隆穴。

3. 疟疾：恶寒发热，天天发作，或隔日或隔 2 日发作，或缠绵不愈，面黄肌瘦，食少神倦；灸大椎穴、间使穴、三阴交穴。

4. 疟母：（脾脏肿大，一称痞块）：左边胁下有块，坚硬作痛，面黄，食少，或腹部胀满，缠绵不愈；灸痞根穴及结块上面。

5. 小儿脐风：初生小儿脐部肿胀、面青多啼、撮口抽搐；灸脐孔上下肿处。

6. 霍乱：上吐下泻频作不已，腹痛或不痛，目陷，罗瘟，四肢抽痛，肌肉消脱，自汗欲绝；灸中脘、神阙、关元、三里等穴。

7. 瘰疬：头下结核如珠，或数粒，或成串，或大或小，按之作痛，日久溃烂不能收口；灸核块上、天井穴。

8. 噎膈反胃：咽喉食道部梗塞，饮食不下或食入还出，呕吐不止，胸中苦闷等；灸膈俞、膻中、三里。

9. 伤食：饮食过多胃中不能消化，饱胀疼痛，嗳腐吞酸；灸中脘、三里等穴。

10. 呕吐泄泻：饮食不慎或感染其他病毒，呕吐不止，泄泻无度，腹痛肠鸣；灸中脘、天枢等穴。

11. 肝胃气痛：胃部疼痛胀满牵引两胁，恶心呕吐，时发时愈，缠绵不愈；灸肝俞、胃俞、期门等穴。

12. 九种心痛（包括一切慢性胃病）：或痛或胀，或下垂，呕吐，嗳气，下利，不能饮食，面黄肌瘦，日久不愈；灸脾俞、膈俞、中脘、三里等穴。

13. 痢疾：腹痛下痢，或赤或白，里急后重日数十行，或经年累月缠绵不愈转为慢性下痢者；灸中脊、长强、天枢等穴。

14. 慢性肠痈（慢性盲肠炎）：右少腹角作痛，肠鸣，便秘或下利，忽重忽轻，缠绵难愈者；灸痛处（阿是穴）。

15. 五更泄泻（即肾泻，亦即肠结核）：肠鸣泄泻，多作于天将明时，连连数次，面白肌瘦，或兼咳嗽、潮热、盗汗等症；灸大肠俞、脾俞、关元、三阴交等穴。

16. 肠风下血（肠出血）：大便便血，或多或少，腹中疼痛或不痛，时发时止，面黄肌瘦，远年不愈；灸脾俞、长强、百会等穴。

17. 痔瘘脱肛：肛门有痔，直肠下脱不能上升；灸百会穴。

18. 腹痛：（肠绞痛或肠寄生虫病）：脐孔四周发生疼痛，或胀痛、绞痛、刺痛，大便或秘或下利或下虫；灸天枢、气海、三里等穴。

19. 痃癖癥瘕：胃部、肝部或腹部、妇女子宫部有结块坚硬作痛，灸结块处。

20. 腹胀（腹水肿胀）：腹部膨胀，饮食不进，二便不利，脐突露筋；灸水分、气海、三里等穴。

21. 鼻血：鼻中流血大出不止，或涓滴而出；灸少商穴。

22. 痰饮喘咳（慢性支气管炎）：咳喘痰多，吐痰稀薄，夜晚早晨喘咳更甚，甚则不能平卧，或发或止，多年不愈；灸肺俞、气海、三里等穴。

23. 虚痨咳嗽（肺结核）：咳嗽痰多，胸中隐痛，潮热盗汗，喑哑颧红，肌肉瘦削，精神倦怠；灸身柱、灵台、三里等穴。

24. 哮喘：气喘吁吁，面青鼻煽，抬肩撷肚，不能平卧，喉中水鸡声，时发时止，成宿疾者；灸肺俞、气海、三里等穴。

25. 普通咳嗽（感冒或支气管炎）：咳嗽多痰，或厚或薄，咯痰或畅或不畅，或喉中有痰声，胸部窒闷不舒；灸风门、肺俞等穴。

26. 胸肋痛（胸膜炎或肋膜炎）：两胁间疼痛，或作胀痛，呼吸困难，或兼咳逆；灸期门穴。

27. 心悸怔忡（心脏病）：心跳不宁如受大惊，甚或兼作气喘；灸心俞、关元等穴。

28. 肝阳上亢（高血压）：面赤头旋，耳鸣目眩，四肢麻木或清冷；灸足三里、三阴交穴。

29. 血亏（贫血）：面白肌瘦，头昏少神，五心烦热，健忘心悸；灸心俞、肝俞、三阴交等穴。

30. 阳痿早泄：男性阳痿不能勃起，或交合时早泄，不能生育；灸命门、关元等穴。

31. 遗精：或夜梦性交而遗，或无梦自遗，或阳事一举而遗泄，引起身体衰弱；灸精宫、三阴交等穴。

32. 各种疝气（睾丸炎）：睾丸肿痛，或一侧或两侧，坠胀难忍；灸中极、大敦等穴。

33. 虚脱（脑贫血）：突然晕厥，面白气微，自汗淋漓，二便不禁；灸神阙、百会等穴。

34. 中风（脑出血）：卒然昏倒不省人事，痰鸣气粗；灸关元、三里等穴。

35. 中风口眼㖞斜：语言难出，口角流涎；灸地仓、颊车等穴。

36. 半身不遂：中风后半身不遂致成瘫痪；灸大杼、肾俞等穴，并灸手足各大关节处。

37. 小儿慢惊（结核性脑炎）：神志昏迷，四肢抽动，身热面白，或兼吐泻；灸百会、关元、三里等穴。

38. 鼻塞不闻香臭（嗅神经障碍）：嗅觉失脱或异常，对香臭无感觉；灸迎香、上星等穴。

39. 诸般目疾：如视物不明，瞳孔散大或缩小，或夜盲雀目，或迎风流泪；灸风池、肝俞等穴。

40. 各种头痛：或新起或老病，或刺痛、昏痛等；痛在顶心者灸百会穴；痛在前额者灸上星穴；痛在两侧者灸头继穴；痛在脑后者灸风池穴。

41. 各种风痛（包括一切神经痛）：凡手足疼痛时发时愈，游走无定等照下列取穴医治：

42. 发于手臂者灸曲池穴，发于肩胛臂不能高举者灸肩髃穴，发于手指者灸合谷穴，发于手腕者灸阳溪穴、外关穴，发于腿部者灸环跳穴、风市穴，发于膝部者灸膝眼穴，发于下腿者灸阳陵穴、绝骨穴，发于足跟者灸昆仑穴，发于足趾者灸八风穴，发于胸胁部者灸期门穴，发于背部者灸肺俞穴，发于腰部者灸肾俞穴，发于头部者灸风池穴、大椎穴。

43. 各种关节痛（各种关节炎）：四肢关节或一节或数节或全身关节，或肿痛，或胀痛，或酸痛，或微痛，或剧痛，或麻木，或游走作痛，可在各疼痛的关节局部不拘穴位灸之。

44. 各种外证：各种外科病病症初起发肿炎症不甚剧烈但觉微肿红痛，或只觉麻胀皮肤不红者可在肿处施灸。

45. 月经不调：妇女月经超前落后不能准期，或经期腹痛，或专下血块，或少腹有块不能生育；灸关元、三阴交等穴。

46. 白带：妇女赤白带下绵绵不已，少腹胀痛，腰脊酸疼；灸带脉、中极等穴。

47. 冻疮：不拘患于何处，或红肿，或溃烂，可在肿痛处或近疮口处灸之。

48. 漏肩风（肩凝）：肩臂运动障碍，手不能上举、前举、后转、外展；灸肩髃、肩井等穴。

太乙神灸的取穴和主治疾病说明与《太乙神针》有 19 处相同，唯有部分说明使用起来不尽切合实际，远不及念盈药条的说明为扼要具体，因此大部转引过来作为本灸说明，但仍有不周到处，故临床时仍须参考《太乙神针》。

（四）治验案例

1. 病例一： 月经不调：陈某某，女，36 岁，城市家庭妇女，于某年春天来诊，主诉月经停闭已经半年，面容憔悴、神态抑郁、食欲不振、五心潮烧、心跳、头昏、腰肋酸胀、四肢无力、唇淡、苔白、脉沉涩，诊断为血滞经闭。先灸照海、关元、曲池、三阴交各一壮，嘱 5 天后再来灸治。2 次来诊时手足心热感已全部消失，胃口亦稍有好转，头晕、腰肋酸胀也有减轻，复灸气海、中极、肾俞、血海各一壮。3 次来诊时面色已转红润、神态亦显愉快，饭量增加。4 次来诊时月经已通，开始来经时先排出许多紫黑血块，两天之后即是正色月经，病者精神显呈愉快，饮食睡眠亦趋正常，为求得巩固遂再灸关元、三阴交各一壮，灸治时间前后共计 15日，半年后访问不但月经恢复正常且已有孕矣。

2. 病例二： 肩凝：肩凝症又名漏肩风，是一种症状而不是病名，凡肩臂部运动障碍不能上举、前举、后转、外展的功能不全，一般都称为漏肩风或肩凝症。发病原因甚多，大体说来不外身体过劳、神经衰弱、高血压、肺结核、胁间炎症波及、局部为风寒湿气所侵袭等原因所致，此症的针灸治疗较药物治疗可靠。

陈某某，男，46 岁，农民。主诉，在前一年多时右肩部经常感到酸痛，遇阴雨天或气候将转变时病情即显著加剧，天暖时轻，天冷时重，右臂不能高举，也不能向后转，勉强后转仅能至腰部，诊断为肩凝证。初于肩髃穴一灸，再于肩井、外关穴各一灸。刚灸毕时病者感觉很舒适，试高举右手能高出头部约3寸许（原来只能及头顶部），向后反转也能至左胁处（原来只能至背心处），嘱3天后再来复诊。2次复诊时一切情况均更有进一步的好转，病态消失，遂仍灸肩髃一壮，再灸肘髎、外关各一壮，此后即未再来复诊。在3个月后，彼又介绍一位患同样病的病员来诊，方悉彼经过两次施灸后所患即已全复正常，已参加劳动并未复发。

3. **病例三**：子宫下垂：白某某，女，24岁，农村妇女。因初产时发生子宫脱出疾患，历时已3年，白天脱出，有坠胀感，行动艰难。经中医治疗时愈时发，由于经济条件差未得接续治疗，精神上感到十分痛苦，来诊时愁容满面，面色惨白，时有白带淋漓，并有臭气，食欲不振，经诊断后认为是中气下陷，选百会、三阴交、关元各灸一壮，嘱5天后再来复诊。2次来诊时据之坠胀已经消失，最后两天子宫不复脱出，遂再灸足三里、合谷各一壮，嘱忌烟酒辣椒等刺激物，少走路，多平卧休息。第3次来诊时诉说1周中子宫并无脱出，一切都感到舒适正常，为了巩固疗效再灸百会、气海各一壮，3个月后据伊爱人来说并未复发。在一诊时因白带太多，且有难闻臭气，故曾使用过五倍子、白矾、石榴皮煎汤熏洗局部3次。

二、水灸疗法

水灸法是将药水浸于棉花，贴于应灸穴位加热灸之的一种灸法。此法药味简单，用法方便，最便农村医疗，是我的自创方。

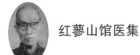

解生灵病痛于倒悬

（一）处方及功效

北辛、肉桂、麻黄、马钱子、川乌、草乌、白芷、木香、苍术、枳壳、小茴、大黄各五钱，千年健六钱，酒精二十两。

凡风湿诸痛、皮肤结核、跌仆损伤，以及寒凝气滞等症皆有相当疗效。

（二）制法及用法

将各药泡于酒精中，约5日泌出清酒，药渣再用开水浸1周时泌出清液与前清酒混合之（如不用水浸只将药物在酒中长久泡之随时取用亦可），再加入冰片三钱，樟脑三钱融化之后即可使用。

临时将药水泡浸于棉花或纱布上贴于应灸穴上，上面覆以玻片（以防药水外散浸湿纸卷妨碍燃烧，一面并避免火伤皮肤），再用中指粗的纸卷点燃放玻片上灸之，使药化汽透入毛窍，再由肌肉透入筋骨。如太热至不可忍受时即将纸卷向上下左右四方移动位置如梅花形（ ）灸之（以中点为主点，以四周为助点），灸至皮肤热，内痛消为止，轻者一壮，重者三壮，最重者中点与助点各三壮。如不用玻片而改用塑料瓶盖亦可，即于盖面贴药水棉花，四周套以皮箍便于手执，使用起来更为方便。

如灸小儿则用药水棉花先在自己手心烧热，然后再移贴小儿身上，如灸至小儿大哭时即向侧处移动以免烫起水泡（火热45℃时即起水泡，55℃时皮肤即坏死，60℃即可坏死深部组织）。

（三）重要穴位

1. 阿是穴（即痛点，又名天应穴）。

2. 同经穴位：即痛处上下的有关同经穴位。

3. 对称穴：即患部的相对处，如左足三里痛再灸右足三里。

4. 背俞：用两手指压背椎两侧有痛点或块、条等，灸散或痛消失即能治愈，如胃痛灸胃俞，胃病即能治愈，其他仿此。

【按】补泻：补：灸之不移，使热气透肌肤、入筋骨，使患部充血，气血循环旺盛为补。

泻：灸一下知痛即移开，使毛窍开，邪气散。

这种灸法无灼肤、刺肤之苦，一切穴位均无禁忌，如会针灸者则利用穴位治疗，即不会针灸者亦能随意按阿是穴治疗，疗效立见。且无其他禁忌，并能测量病之轻重，轻病可立愈，重病即减轻，严重病或效或不效。

（四）验案

1. **病例一**：钟某某，女，22 岁，城市家庭妇女。产后瘫痪已半年久，卧床不起，转侧要人扶持，解便、饮食亦需人帮助，精神非常痛苦，经中医治疗效果不显，后来我处用水灸疗法试治。灸肩井、百会、曲池、足三里、合谷及阿是穴，3 次之后便能勉强起床，后来连续每天一灸，灸至 28 天即告痊愈，在 1 月之后又一度复发，但症状不及原来之甚，又用药水灸 7 日痊愈，此后即未复发。

2. **病例二**：柳某某，女，34 岁，中学教师。因剖腹生子二次后子宫生瘤，大者如鸭蛋，小者如胡桃，约 10 余枚。初由上海日本医院透视照片，治疗无效，后回重庆又经法国仁爱堂医院治疗仍无效。每晚少腹冷甚，不能睡，必须用热水袋温约 2 小时内部有微温时始能合眼，延时已两年有余。来我处就诊时人极瘦弱，食欲不振，因彼住在乡间养病不能每日就诊，乃给予药水，命彼带回乡间自觅家人代灸，每天 1 次，以灸至少腹及腰部内面温暖为止，内服通气散坚丸（党参、桔梗、川芎、秦归、花粉、黄芩、炒枳实、陈皮、法夏、云苓、胆星、川贝、海藻、香附、石菖蒲、甘草各五钱，为末，荷叶煎汤为丸，每服一钱)，如此内服外灸约 3 月时间即告痊愈，经仁爱堂医院检查全部消失，照常工作，后 4 月时走访未见复发，且身体较前更健。

3. **病例三**：吴某某，男，42 岁，小木工人。双目失明约 3 月久，眼球完好，唯全部白翳蒙着致不见天日，经过中医眼科陈金波长时治疗效力不显。来我处诊疗时身体健康正常，食量亦佳，给予药水使其每日自灸太阳、四白、目胞等处、每次均以目内感到温暖为率，灸约 40 天时即脱下蒙皮一层，遂恢复光明。

4. **病例四**：伍某某，女，30 岁，小学教师。左乳部在 1 年前发现硬核 1 枚，因其不痒不痛遂置之未理，在前 3 月时核即扩大如胡桃，且有疼痛，经过中西医治疗不但未得抑制且逐渐加剧，来我处诊疗时硬核竟扩大如鹅卵。经我用药水灸 3 次彼嫌效力过慢，由娘家母亲建议去宽仁医院住院治疗，医院开刀后经常流出黄水，历时 2 月不能敛口，继而出院仍来我处就医。不但黄水不断，而且周围全肿，当以药水灸法全灸肿处，疮口贴以松黄膏（松香一两、广丹一钱、炒铅粉一钱共为细末，用樟脑酒调成厚糊状摊于纱布上贴之），共灸 30 次肿部全消，疮口亦愈，共计治疗 1 月，愈后 3 月走访并未复发，病者表示非常感谢。

5. **病例五**：刘某某，男，38 岁，劳动人民。头两侧淋巴结核肿大，如鸡蛋大者 1 枚，如枣核大者 4 枚，用草药敷后结核愈形硬化，疼痛异常，不能左右转侧，经水灸 20 次后结核全消而愈。又 2 月后左腋窝淋巴结核又发炎肿大，摸之共有大如龙眼者 2 枚，小如黄豆者 3 枚，又用水灸 15 次全消，此后即未见再发。

6. **病例六**：杨某某，男，36 岁。喉痛两月余不能饮食，每日仅用稀糊维持生命，前后经过数位中医治疗效果不显，来我处灸治，灸 2 次后即能勉强食面条，6 次后病势大减，共灸 14 次后痊愈。

7. **病例七**：古某某，男，54 岁，业馆教师。左脚背被蛇咬伤，经 1 日后左腿全部肿大，将波及腹部，来我处诊治。因无现成药品，专配又需相当时间，见其毒势进展甚速，遂拟一面配药，一面先用水灸法试灸。不意灸一次病者感到异常舒适，当天遂连续水灸 3 次，次晨起床时事真出乎意外，肿竟消去十之七八，见有此种收获遂不用其他药物，专用水灸，共 6 次后即告痊愈。后又以此法灸治 2 名蛇咬伤者均收同等样效。

8. **病例八**：刘小狗，男，3 岁。发高烧不退，人事不清，两肺扇动而足现冷，用清热药不应，乃改用水灸灸两涌泉穴，次日又灸一次烧遂退，但未全退，后又加灸脐心与脐周（ ）烧遂全失。有此经验后，后来又用此法灸脐中、足三里、涌泉治疗高烧、肺炎。

9. **病例九**：跌伤肿痛：刘云程，男，35 岁，农民。右臂部因跌伤折为 3 节，经手术整复未全复位，致感三拐形，内痛不能高举，唯时间不长，经我水灸月余痊愈（但三拐形仍旧）。

【按】水灸并非万能，据我长期使用经验得知，凡施灸一二次未见显效者即可改用他法免致延误病机。有时也可与火灸（即太乙灸）交互施灸，水灸各病穴位可参考太乙灸条。

解生灵病痛于倒悬

三、化学灸疗法_{又名无火灸法}

　　化学灸是一种不用明火而用化学药物使其自己发生热能而起治疗作用的灸法。这种灸法因不用明火，颇受病者欢迎。其作用和效果与旧时的太乙神灸同，且临床时也不像太乙神灸般麻烦，故值得向大家推荐。

　　处方：双氯汞（即升汞，$Hgcl_2$）2 克（即 2 公分*），白酒 100 毫升，能加一点麝香更好。

　　制法：将药物融化即成。

　　用法：先将锡箔剪成如拇指大小块，用时以镊子夹起 1 张锡箔蘸湿药水贴于应灸穴位上（一般多用天应穴），何处痛即贴于何处，每次最多只灸两个穴位，不能再多。贴上后约半炷香时药热度即来，药水浓度大者发热时间快些，浓度淡者发热时要慢些。发热的快与慢与锡箔亦有关系，有的锡箔发热迟缓，甚至不发生热力，我所用的锡箔是上海牌香烟的锡箔，这种锡箔用起来很应手，云南春城香烟的锡箔也合用，其他有些香烟内的锡箔甚至不生热力，这与锡箔的金属配合成分大致有关。

　　药液太浓则发热过于强烈，令人难受，此处处方是 2%，最高以 3% 为率，不可太高。病重及感觉迟钝的人发热要慢些。

　　适应症：对一切皮肤病及风湿关节疼痛，尤其是顽癣有很好的效果。但要用高浓度药水，如起了泡疗效更高，不会感染，自己干疤无痕，灸至灼热难耐时即以大指压之热即减退，是为一壮，几壮之后锡箔即粉化成灰，热即消灭，每天

---

　　* 此为旧制重量单位，非长度单位，后用不再说明。

灸1次，以5次为1疗程，病人亦可带回自灸。灸癣的范围只限于病区，免致伤害健康皮肤，灸3至5次即可渐渐痊愈，较顽固者有时要半至1月时间才能痊愈。

如畏痛者亦可采用热纸灸法，但效力要迟缓一些。

此法对香港脚亦有相当疗效，先将锡箔浸药水后夹于趾缝间，使其发热灼烧，二三次即可治愈。

除用阿是穴外亦可按照太乙神灸的方式，采取其他有效穴位。

四、丹药火灸法 治疗腋臭

（一）概述

腋臭俗名狐臭，是一些有特殊体质的人腋下散发出的一种臭气，这种臭气近似狐狸身上的臭气故名狐臭，有的地区也把它叫做猪狗臭。其病源大致可分为2种，一是先天遗传。患者自幼即是油耳（耳垢如凡士林油状）。油耳的人幼年时不臭，必至身体发育成熟到青春期（约16~20岁）后臭气始渐渐发生，壮年时臭气更甚，到衰老之年臭气始逐渐消失。据统计，人类患有先天遗传腋臭症者约占10%（日本中野义雄氏就2194人调查，油耳即占13.9%，而患有腋臭症者全是油耳）。二为后天强臂运动所致之腋臭。这类患者大多为排球爱好者、运动员及常用上臂劳动之人，因其上臂运动量过大，腋窝部之汗腺、皮脂腺特别发达所致。这类病症即是现代医学所称的"多汗症"、"异汗症"。但两类患者中先天遗传性的占绝大多数，后天性的则为数较少。至于后天性产生腋臭的原因比如现代医学的多汗症、异汗症，是腋下汗腺、皮脂腺分泌亢进，汗液与脂肪酸产生化学变化分解形成。但对占

47

绝大多数的先天遗传性油耳与狐臭之发生还没一点阐述。根据笔者的治疗经验，对于先天遗传性腋臭病源有一点小的心得。我国古人有"淅耳朵、狐臭人"的两句谚语，我认为很正确，说明我们的祖先早就认识到先天性腋臭的根源，油耳就是一个标志。在我们治疗的腋臭患者中，发现有油耳的人都有轻重不同程度的腋臭症，并皆有父母有油耳遗传的家族史。如果父母亲皆是油耳，所生子女个个皆是油耳，如父母中只一人是油耳，则所生子女部分是油耳，至于其他遗传的因素及产生腋臭的原因我们现在虽有一些根据和研究，但有些论点尚不够成熟和肯定，还须作进一步的探索总结。

在治疗方面，现在治疗腋臭的方法不少，概括起来有涂药封闲、X光照射、手术切除等，但是要收到根除痊愈的效果都不够令人满意。如涂搽药中的硝酸银腐蚀杀菌，甲醛防腐制菌，黄丹、白矾、铅盐、冰片制剂收敛汗液，闭塞毛孔，虽然能一时止臭但终是短暂时间的症状消失，药效消失臭气又复发生。封闭治疗是用95%的高浓度酒精加普鲁卡因注射腋部，常使患者注射处疼痛数日，并且收效不大。X光照射要数十次，也不够理想。比较可靠一点的是外科手术切除，但因有的患者患处面积宽长，一次手术不可能全部切除。手术时要考虑到如切除面积过大，缝合后手臂的张力会有些问题，愈合后还会影响到手臂上抬的动作，所以有些文献上的记载需要两次或3次始能全部切除。有的患者在手术切除1次或2次后仍有臭气发生，就是没有全部切除干净的关系。

笔者用丹药火灸治疗腋臭收到了较为满意的效果。用灸治疗狐臭在《医宗金鉴》上就有所记载，并有"腋气除根剃腋毛，再将淀粉水调膏，涂搽患处七日后，视有黑孔用艾烧"的一首歌诀。笔者早年时常用隔姜艾灸法以治腋臭，虽然有一些疗效，但因灸后创面灸疮要两个月左右才能痊愈。而且每侧患处要灸2~3次，每次要灸5~7壮，往往使患者不能忍受，后来即没用丹药火灸。丹药火是《锦囊秘授》方，钱塘赵学敏则将其收入到《本草纲目拾遗》的火部，丹药火原名救苦丹，救苦丹方有两个，一为《锦囊秘授》，一为《海上方》。笔者所用是《海上方》方，其成分为硫黄五钱，水飞朱砂一钱半，樟脑一钱半，麝香一钱半，共研细末，入铜器内文火熬烊倾于瓷盘上使成薄片，然后切如米、粞样两种粒块贮存备用。用时将药安置患处，以桑柴火点燃，俟火灭时连灰按在肉上，重者用米粒大，轻者用粞粒大，若患处阔大者可连排数炷一齐灸之，妙在灸时不甚大热，亦不甚疼痛，灸后亦不溃脓（原方主治一切风寒湿气流注作痛，手足痉挛，跌扑痛疸，小儿偏搐，口眼㖞斜，妇人心腹痞块致疼、瘰疬，无分年深月久皆可用之），改用此法后绝大多数都只灸一次即见功效，既减少了施灸时间，也减少了施灸时的痛苦，后来又在施灸时用普鲁卡因作局部麻醉，消除了痛苦，使患者乐于接受。由于以上的不断改进使施灸手术减至一半，施灸后伤口愈合也缩短至20天左右，一般最快十七八天，最长二十三四天即可全部愈合，愈后不再发臭。

（二）施灸过程

患者仰卧，臂伸至头，两侧腋窝先用水洗净剪去腋毛，用淡碘酒消毒，再用75%酒精脱碘（注意：消毒范围要超过施灸区域）。每侧用0.5~1%普鲁卡因20毫升作皮下局部浸润麻醉，施灸区域外围以3层湿纱布保护健康皮肤免被灼伤，将丹药米粒大小块于酒精灯上点燃放置腋毛根部。如尚有未处理完的腋毛遗留则将来仍会复发，放置的丹药必须使其烧尽成灰，所有腋毛处理完毕后即用药棉将灰拭净，外撒地榆、黄连粉或其他治疗烫伤药，盖以纱布数层固定，再以绷带作

解生灵病痛于倒悬

8 字形包扎，施术即告完成。以后每隔 3 天换药检查伤口 1 次，作汤火伤处理。一般施灸后均无发炎现象，也不会有感染，换药六七次即可痊愈，如伤口偶有发炎感染时则需换药八九次始能全部愈合。

（三）施灸后现象及注意事项

1. 丹药火直接灼灸是借药物作用及燃烧火力将腋毛分泌腺及附近皮肤灼伤、破坏，组织坏死脱落后重新生长皮肤组织，属于化脓灸（瘢痕灸）的范畴。灸后皮肤表层呈黑色焦痂，皮下组织因凝固坏死而发白，数天之后焦痂即脱落。但这时伤口尚不能新长皮肤，必待其残留之皮下坏死组织呈化脓样而逐渐脱落干净，新生皮肤长出，伤口即可愈合，愈合后伤口处遗留瘢痕。此种瘢痕与周围皮肤齐平，无高起突出、挛缩现象，丝毫不影响上臂上抬及活动。

2. 施灸前因普鲁卡因局部麻醉作用，在施灸时完全无痛感，但在手术完毕麻醉作用全部消失后，患者即会感到灸处伤口有烧灼痛感（外科切除手术也有这种现象），有的人耐受性强则可忍耐，如耐受性较差的则须给以止痛剂（如索密痛等），约持续二三小时即可缓解，不再有痛感。

3. 在施灸一二次换药时焦痂脱落，呈化脓现象，不必惊恐，属正常现象。因焦痂虽脱落但必待其皮下坏死组织残留呈化脓脱尽，始能新生皮肤，愈合伤口。在三四次换药时如伤口分泌液较多，有时常将纱布、棉垫及衫衣浸湿，这时可两天换药一次，清洗伤口时可用镊子将残留化脓之坏死组织清除。换药五六次时伤口即有新生肉芽，如有肉芽增生突出创面可用消毒剪剪去。

4. 在第三四次换药时，伤口出现焦痂脱落、分泌物多、残留之皮下坏死组织呈化脓现象。如个别患者有感伤口疼痛、红肿发炎、全身不适、不思饮食等现象，注意检查伤口定有发炎感染，可予以内服消炎、制菌、止痛剂（如内服黄连素或磺胺或服中药即可控制）。

5. 灸后禁忌：施灸后在伤口尚未全部愈合前，须避免重体力劳动及上臂过多运动，忌饮酒，忌食发物，如雄鸡、鲤鱼等，禁房事，伤口全部愈合后即全无禁忌。

（四）典型案例

1. **病例一**：李某某，女，小学教师，患油耳腋臭。1949年在重庆仁爱堂医院割治一次，左侧已愈，右侧仍臭，在该院作第二次割除，无效。1950年2月13日来我处治疗，以"丹药火"治疗右侧。

2月15日第一次换药，伤口良好，患者自述治疗当天，术后伤处烧灼疼痛，持续2个小时后即消失，以后一直不痛。

2月18日第二次换药，焦痂脱落，自21日起，伤口边缘略有红肿，分泌增多，无全身不适，以后红肿消退，分泌减少。至2月27日，已长新皮，愈合约1/3，再换药2次，伤口全部愈合。总计换药6次，共19天愈合。

2. **病例二**：张某某，男，42岁，百货店员，自幼油耳，腋下有黄汗、腋臭，1953年5月5日就诊，以"丹药火"灸治两侧。

5月8日换药，伤口良好，自述灸后无痛感，5月11日焦痂脱落，分泌增多，伤区不红肿，16日分泌减少，22日左侧愈合，24日右侧愈合。总计换药7次，共20天愈合。

（五）小　结

1. 腋臭患者绝大部分是先天遗传，皆为油耳，有家族史，小部分为后天强臂动分泌亢进所致。

解士灵病痾于倒悬

2. 中医古法灸治狐臭是祖国医学遗产之一。丹药火属于化脓灸（瘢痕灸）的范畴，对腋臭疗效很高，施灸一次即可解决。此法操作比切除术简便，少痛苦，平均20天左右即可痊愈，愈后无疤痕挛缩，不影响手臂活动，无不良后果。

3. 据笔者临床经验，用丹药火灸治腋臭无一例无效者，读者可放胆试用。

敷药与大膏药

一、敷贴药

敷贴药是中医外科外治法中不可缺少的一类药物，它在使用上有敷和围两种方式。敷者化也，散也，目的是化散毒气不使壅滞为患，肿疡初起时遍敷患部可促使疮肿消散不致趋入化脓之途，是治疗疮疡最上乘法。围者环绕，是将药物环绕疮疡四周敷贴而留出顶部，疮疡到了化脓阶段用药围箍，可以促使疮疡局限，迅速穿头破溃，使毒气外泄，不致内陷造成生命危险。在疮疡溃后用箍围可以束根盘，载余毒。这种围箍的办法类似现代医学的"封闭疗法"。

敷贴药的方剂流传至今，虽为数众多，但历来都以洪宝膏、回阳玉龙膏、冲和膏为敷贴药的三个代表剂型。

洪宝膏以天花粉、白芷、姜黄、赤芍4药研末，主治阳证疮疡。

回阳玉龙膏方用草乌、军姜、白芷、赤芍、南星、肉桂，主治一切阴证。

冲和膏中有紫荆皮、独活、赤芍、白芷、石菖蒲，主治疮疡阴阳不和，冷热不明，证属半阳半阴者。

有的外科文献把洪宝膏称为抑阳散，冲和膏称为阴阳散或五行散，玉阳龙膏称为抑阴散。我认为这种名称才是合理的，因为敷贴药是需用液汁调和成糊状来使用的，它是一种散剂，而不是膏剂，称为"散"才名副其实。

由于病情变化的不同，调和敷贴药的液汁也是多种多样。

一般说来，凡红肿热痛的阳证疮疡，可用新鲜草药煎水或绞汁调，也可用茶水、蜜水调；平塌漫肿之阴证，可用热酒、热姜汁调；疮势已成欲作脓者，可用醋调围敷；蜜水调药，既能缓急止痛，又能保持药粉湿润使药效持久；葱调能辛香散邪，油调能润泽肌肤。总之，关键在临用之际，顺合天时，洞窥病势，相机变通，不必为一方一法所拘泥。

明朝汪省之对用凉性的敷贴药治阳证疮疡持有不同意见，他说："外施贴药，正是发表之意，经曰发表不远热，大凡气得热则散，得冷则凝，庸医敷贴冷药，岂理也哉。"此说虽有一定道理，但他把问题看得太死，凉性药物固然能冰凝气血，但在疮疡红肿高热、热毒极盛时，不用釜底抽薪的寒凉药直折火势，则患部必然会进入化脓之途，内则伤津耗液，或现火毒攻心之危象。只不过使用时不可过用寒凉。若单用寒凉一竿到底，冰凝气血，使肿块不散不脓。这不是药的过失而是用药的差误，水能浮舟亦能覆舟，兵能卫民亦能扰民，全在驾驭者手段的高低。

我在临床上喜用玉真散治阴疽，以金黄散治阳痈（半阴半阳证仍用冲和散）。

玉真散出自《外科正宗》，药有白附子、生南星、防风、白芷、天麻、羌活，有驱风散寒，镇痉止痛的作用。我曾将此方易名回阳散，用治不肿不痛，皮色不变之寒湿冷症，效力甚佳。

金黄散亦出自《外科正宗》，由花粉、黄柏、大黄、姜黄、白芷、厚朴、甘草、苍术、陈皮、南星10味药物组成，具有清热、解毒、散瘀、消肿、止痛的作用，凡一切急性、阳性、化脓性外科疾患，局部具有红肿热痛症状者，皆可应用。因此药为金黄色，又临床运用得心应手，效果如意，故称为如意金黄散。陈实功曾称赞说："随手用之，无不应效，诚为疮家良便方也。"

金黄散是以大量寒性药物组成，方中虽有温热药，但所占比例不及寒性药多，因此它只适用于具有红肿热痛的阳证，而不适用于"漫肿无头，皮色不变"的阴证。《外科正宗》在金黄散用法中有"如漫肿无头，皮色不变，湿痰流毒，附骨痈疽，鹤膝风等症，俱用葱酒煎调"这样一条不合理的说明。葱、酒虽为温性物，但杯水车薪，毕竟不济于事。查《外科正宗》附骨疽门及鹤膝风中也无使用金黄散的例证，可见陈氏对金黄散的实践不够踏实。我过去按陈氏说明用药就曾出过差错，故特对此条用法痛下针砭，免使后来者再蹈覆辙。

附：笔者常用外敷方药

①乌龙膏

处方：陈年小粉（即做面食的面粉，越陈越好）。

将其入砂锅中炒之，初炒时如饴，再炒则干成黄黑色，俟冷定研末备用。

用法：先以陈米醋调糊，再熬如浓漆状，将膏摊于纸上贴患处。

患处觉冷时，痛亦随减，少顷会觉微痒，听其自己干燥勿动，久则毒气自消，药力尽时自然脱落。

适应症：一切痈疽发背，肿毒之初发，焮热未破者，皆有显著疗效。亦治跌打损伤。

【按】本方在《疡医大全》，《良朋汇集》，《青囊秘授》中均有记载，处方稍有不同，有的加了五倍子、当归尾，我意仅陈小粉一味足亦。

②发粉敷疮

处方：发粉不拘多少，越陈越好。

用法：将发粉研细，用时以水将粉调成稠糊状，摊于布上（面积须较患部大）贴于患处，干后又更换之，贴药之后患部必然发痒，有时竟然痒得难受，必须尽力克服，千万不可搔抓。

适应症：举凡久不收口疮疡瘘管以及一切诸疮皆可应用。

【按】此方是笔者根据乌龙膏改进而来，临床证实确有显著疗效，是一个简、便、验、兼的良方，最适合广大农村人民需要，值得推广。

笔者所用发粉是"发面"，是做面食用以发酵的"酵面"，民间也有叫做"教头"（教是酵字之讹音）。

酒曲亦名发粉，敷初起乳痈甚效，但此处发粉非此物。

二、大膏药

"大膏药"是我国最早的"理学疗法"，由于它具有可靠的功效而且使用又简单、价格便宜，若干年来在广大群众尤其是在劳动人民之间广泛使用。一般膏药是融化后摊于纸或布上，贴用后即弃而不要，而大膏药则用后仍可以洗净再用，用枯了可以加油和药，其效不减，更特别的是：如风湿痛一类的疾病疼痛面积较广，非一般膏药所能贴满，而大膏药可以随痛处大小而扯贴，这是不同于其他膏药的地方，其发明始自何时尚无考证，只见草泽铃医与江湖术士用来予一般劳动人民服务，至今此风未衰，可见这种膏药是劳动人民与疾病做斗争的理疗常用措施。

（一）制法

处方：生马钱子八两，生川乌三两，生草乌三两，羌活二两，独活二两，白芷一两，防风一两，苍术二两，秦艽二两，松节三两，桂枝二两，生南星一两，乳香一两，没药一两，赤芍二两，桃仁二两，红花二两，筠姜二两，木瓜二两，当归三两，川芎三两，台乌二两，花椒二两，蜂房二两，龙衣二两，大蒜二两六钱（拍烂），葱头二两（拍烂），鲜桑枝7尺，鲜柳枝7尺，鲜槐枝7尺，人发一束，银朱二两，黄蜡四两，铅粉八两，白芥子二两，菜油四十两，桐油二十两，广丹三十两。

炼法：1. 先将马钱子、川草乌、生南星倾于净锅内，再将菜油、桐油同时倾入，浸泡7日后始将其余药物加入，同泡3日（除开广丹、铅粉、乳没、松香、银朱、黄丹），共泡10日方进行煎炼。

2. 将锅稳置炉上，先用文火煎熬，待全部药物表皮都成焦黄色时再用武火，俟马钱子、川草乌全部都成枯渣时离火滤去药渣（注意避免燃烧，最好是将油锅同滤出的药渣离火远一些）。

3. 将滤净的药油倾入净锅中以先文后武火熬之，此刻可放入老生姜数块以免油过于热滚，俟老姜变成老黄色，油色光亮，能照见人影白烟团起时，即用铜勺沾小许油滴滚水中吹之不散即为合度之证，便迅速离火下丹收膏。

4. 先将广丹研细筛过去掉大块及杂质放勺中炒至变黑褐色时以除去丹中水分。以一人执筛将丹徐徐筛于锅中，一人执棒不停搅动不让广丹沉底，以广丹和油化合变成黑色为度。次下铅粉、银朱、松香、乳没、黄蜡细粉，冷却后即是黑如漆、亮如镜的"大膏药"。

大膏药同其他薄贴膏药在制作上相差不太大，但是一般的黑膏药要让药与皮肤紧密黏着，经过长时间发挥治疗作用；大膏药的黏力没有纸贴膏药强，因为大膏药是贴上后随时要换的，因此两者在作用上有些不同，所以在制作时要特别注意火候。

解生灵病痛于倒悬

（二）适应范围

大膏药是搜风、除湿、通经、活络、镇痛之品，凡气机不畅所引起的局部疼痛，瘀塞不通的疼痛，或风湿性关节炎，肌肉扭挫，闪歪（读上声）使局部气血受到阻滞的病症都是大膏药适应范围。

致病之因不外 3 因，而外因与不内外因所致的疾病最为常见。在外因方面其病程次序由皮肤而经络，由经络而脏腑；不内外因则多由于凝、跌、闪、歪而来，致病之因素虽然不同，其为皮肤、经络、脏腑受病则是一样。当其病在皮肤经络之间，按一定的方法用大膏药敷贴，利用膏药的热度将药性引入，促使皮下血管开张，腠理通达经络就获得畅通，气血流畅，阴阳调和。凡痛症都是气血不通，气机流畅就"通则不痛"，大膏药能调和阴阳故能促进全身新陈代谢，增强机体防御能力，使整个机体的组织都活跃起来。它虽然以 60℃~70℃的温度刺激了皮肤，但它主要通过药物的作用使阴阳得到了平衡，因此它与一般热敷是迥然不同的，这就是大膏药的治病机制。

（三）用法

锅内融化的大膏药要经常保持温度在 80℃~90℃之间，不要过高或过低，温度过高膏药体质就稀而软，温度过低膏药体质就硬而易碎，对操作上都有妨碍。在操作之先当测实病区大小以决定膏药的用量，然后用搅棒在锅内搅起一块适量的膏药，迅速放入凉水中，随即用右手虎口卡住搅棒用力向下推，药即脱离搅棒，此时用双手扯拔数次，俟膏药表皮有黏痂作用时即取出，用毛巾将水分拭干，随即铺于患者病区，询问患者温度如何，是否忍受得住，如果温度过高患者感到热度太大受不了时就该立即将膏药取下，从新放入冷水盆内扯二三次，使热力减小后再行敷布，总以患者感觉舒适为率。一般病症都需二三次，每次大约20分钟调换一次。使患者皮肤发红，汗毛竖起，即察看膏药接触皮肤的一面是否有水汽和针鼻样的小孔，如有则是表示病邪已经拔出的象征，但在使用过程中还应注意以下两点：

1. 以季节的寒暖来调节好适宜的温度。以避免患者皮肤影响下一次治疗给患者带来意外的痛苦，或因感染以引起化脓，因此施术者在应用上要特别仔细，切戒粗心。

2. 凡使用在患者毛多而密之处，应将纱布用温水浸湿护住病区，再将膏药贴上，避免膏药与毛发黏着，给患者造成伤害。

（四）几种辅助疗法

按照痛点施行手法可以使膏药力量增强，能更快地减轻或消除痛苦，使患者提前恢复健康，因此以手法配合大膏药治疗是很重要的，兹分述如下：

1. 揉：用术者拇指反复轻按病者痛点，先轻后重，使有灼热感，皮肤发红为止。操作手法上采取内动外不动，以免搓伤皮肤。

2. 捏：此手法大多用于肌肉丰厚的地方，操作时用单手或双手紧贴皮肤，指头向手掌由上而下一紧一松，反复数次，俟患者自觉烧热，皮肤有轻微的刺痛为止，药性更容易，更迅速射透到内部组织，发挥作用。

3. 摇：用术者拇指和食指叩住患者痛点周围肌腱，循经络用指头反复捻拨，患者自觉有酸、麻、胀的感应就立即停止（操作手法最好不用指尖以免遗留瘢痕）。

4. 拔罐放血：这是一种"郁血疗法"。它能吸引病邪于一点以排除之，同时配合大膏药使用功效是更相得益彰。其法是使用大膏药以前先拔一罐，用三棱针放少许血后再敷贴膏药，工具用竹制火罐，罐口需要整齐光滑，并用以下药水煮过后使用。

处方：苏木四两，松香四两，排草六两，甲片三两，生姜十两，牙皂三两，甘松二两，苍术五两，白芷四两，防风四两，羌活四两，独活四两。煎浓汁后将竹管一套放入久煮，察看甲片变软时即可捞出阴干。检查竹管是否有裂痕，如无即可使用。施术时先选定患者的痛点部位，用纸捻点燃火投入罐中覆在病区痛处。因为罐里已成真空稍按之即吸紧皮肤，大约经过20分钟时即可取下，在取罐子时用拇指指尖贴着患者皮肤稍加压力，使外面的空气流入罐子即自然落下，应注意不要用手把住罐子用力去扯，否则就要撕伤患者皮肤造成意外。此法比较烦琐，后来我即改用玻璃火罐，效力一样。

此膏是王育仁的祖传方，经过我改正处方后使用了很长的时间，疗效可靠，治疗有的病比纸膏药的效力强大，故把它保留下来。

临床效验方

一、龟龄集与鹤龄丹

山西太谷龟龄集是补肾壮阳的有效成方，在成药市场上颇有威望，宣统辛亥年时我于贵阳旧书肆中购得广宁年希尧氏之手辑《集验良方》一册，其中有一鹤龄丹，其处方与龟龄集仅有一二味，一三味的不同，即龟龄集中有麻雀脑、蚕蛾2味，而无当归、菊花、紫梢花3味，鹤龄丹中有当归、菊花、紫梢花3味，而无麻雀脑、蚕蛾2味，方名一龟一鹤都是长寿动物，两方来源谁早谁晚不得而知。年希尧是羹尧之兄，爱流传医书，我所见到的有《集验良方》、《医学指南》、《医门总诀》3种，《医门总诀》是歌诵体，颇便初学中医之用，成都已有翻刻本，后来羹尧受到国家处分，朝廷以希尧无罪而不论，人说这是希尧流传医书济人之报，兹将两方内容分述如下以资研究。

（一）龟龄集 中国中药成药处方集天津方

黄毛鹿茸（去毛）二两五钱，熟地六钱，补骨脂（黄酒炙）三钱，人参二两，石燕（鲜姜炙）、急性子（水煮）二钱五分，大青盐（炒）、细辛（醋炙）一线五分，砂仁四钱，杜仲（盐水炒）二钱，麻雀脑十个，丁香（川椒炒，去椒）二钱五分，蚕蛾（去足翅）九分，硫黄三两，蜻蜓（去足翅）二钱，朱砂二钱五分，肉苁蓉（酒蒸）九钱，地骨皮（蜜炙）四钱，生黑附子（清水煮一次，醋煮一次，蜜炙）一钱，穿山甲（苏合油制）八钱，天门冬

（黄酒炙）四钱，甘草（蜜炙）一钱，枸杞子（蜜炙）三钱，淫羊藿（牛乳炙）二钱，锁阳（黄酒炙）三钱，牛膝（黄酒炙）四钱，菟丝子（黄酒炙）三钱，海马（苏合油制）一两，生地黄八钱。

以上 29 味，除麻雀脑外共重十六两七钱二分。

制法：按处方将各药炮炙合格，称量配齐，硫黄、麻雀脑、朱砂免单放。

粉碎：上药分别研为细末，过 80 ~ 100 目细罗，损耗率约 5%。

染色：另取红花、苏木各五分，分别以适量清水加热煎煮至透，将残渣取出压榨，煎汁与压出液合并，适当浓缩，先用红花汁浸透枯矾、炉甘石细粉，干燥后再用苏木汁浸拌。

混合：取麝香细粉置乳钵内，依次与冰片、制炉甘石、枯矾细粉陆续配研，和匀过罗。

上药一料均装五分重瓶 30 瓶，公差率 ±2%；沾蜡封固，置室内阴凉干燥处，勿使受潮。

功能：补肾壮阳。

服法：每服五分，温开水送服。

主治：阳事不举，阴寒腹痛，腰膝酸软无力等症。

去年在报纸上见到一篇山西中药厂厂长杨巨奎的报道，说："龟龄集"是我国最早的升炼剂，是古代医药科学家们精心研制的健脑强身药。它处方严谨，用料珍奇，炮制独特，工艺精湛，具有补脑、滋肾、增进食欲、调整神经、消除心肌疲劳、促进新陈代谢，及增强体液免疫，抗疲劳，抗衰老，御寒，强心，增强识别力，增加心肌收缩，增长记忆和益长寿命等功能。由于疗效卓越，声誉很高，故畅销全国，并远销 21 个国家和地区，获得了国家的质量奖，但其制作工序有 99 道之多，内容如何无从得知。

（二）鹤龄丹

1. 处方

鹿茸：一钱，放砂锅内煮一炷香埋入土中一宿，晒干为末。

熟地：六钱，酒浸一日，瓦上焙干为末。

生地：五钱，人乳浸一日，瓦上焙干为末。

山甲：一两，要大者，酒浸软，酥炙黄为末。

石燕：一对，山洞中钟乳石状似蝙蝠者，炙干为末。

细辛：一钱，去土叶，蜜水浸一日，晒干为末。

肉苁蓉：九钱，酒浸一日，去鳞白膜，麸炒为末。

地骨皮：四钱，去骨，蜜水浸一日晒干为末。

天门冬：四钱，蜜水浸一日，晒干为末。

杜仲：二钱五分，去外粗皮，用麸炒，童便浸一日晒干为末。

枸杞子：三钱，酒泡一日晒干为末。

公丁香：二钱五分，花椒炒一炷香，去椒为末。

当归：五钱，大者，酒泡一日，晒干为末。

红蜻蜓：十对，五月上半月取，雌雄各半。

粉甘草：二分，去外粗皮，蜜炙黄色。

六海马：一对，大者，用酥炙黄为末。

川牛膝：四钱，酒浸一日，瓦上焙干，为末。

甘菊花：二钱五分，家园黄者，童便浸一日，焙干为末。

紫梢花：四钱。水洗去土，酒泡一日，瓦上焙干为末。

辰砂：二钱五分，要豆沙、莜面包煮熟，去面为末。

淫羊藿：三钱，去毛边，用乳汁炒干，为末。

破故纸：四钱，酒浸一日，瓦上焙干，为末。

锁阳：九钱，火酒浸七次，焙干为末。

青盐：四钱，水泡去泥。

人参：一两。

菟丝子：三钱，黄酒炙，焙干为末。

白凤仙子：二钱五分，水泡，瓦上焙干为末。

2. 制法

将各药末称准，混合一起捏作一块入金银盒内，盒盖离药一寸透气，盐泥封口，外用纸巾和盐泥封固，包成圆球日中晒干。用鼎锅一个，将球悬挂中间，用铁丝向内拴紧，悬于锅中，将出山铝 80 斤熔化倾入鼎内，上下包空无一缝隙，方入鼎锅内用桑柴灰筑实，火行三方，每方离鼎寸许，各放炭基一个，每个重二两余，用卯西二时换火，旁放水碗一个贮水向鼎内试之，如有声而水随干者则火迫，将火略远些，如无声而不干者则火微，可略近一些，只要滴水无声而又有热气水随干为主，温养 35 日，满足将铝冷定凿开盒验之，其药深紫色为佳，入小罐内收贮，黄蜡封口。每服用五厘放于手心中用舌舐之，黄酒送下，清晨服，服后以干物少许压之。

宣统辛亥冬季我由于好奇心驱使拟炼制一料出来以试疗效，因了经济关系一人负担不下，乃邀同道 3 人合作炼制一炉，丹成后试诸临床，效力颇佳。最困难的一道工序是 35 天温养，要安排两班人轮流守炉，后来 4 人再共炼一炉就停止烧炼了，黑铭，银盒亦照价售去。3 友人中的年龄都高过我一倍以上，有 2 人的身体都极为衰弱，我们遂将第二料药完全让给他 2 人服食，他们服后身体都逐渐转弱为强，一人活到七十几岁，一人活到八十几岁，说明此丹对形体病是有疗效的。

二、蟾酥丸

（一）小引

祖国医学在外科方面所用的方药，正像其他各科一样，也是丰富多彩的，"蟾酥丸"不过是许多效方中的一个。因为这张方子非常普遍，使用范围也很广，而且在临床上已证明了本方对于痈、肿、疔、疖等急性皮肤传染病都有疗效，尤其对疔疮，更有特殊的功能，故为外科中医师们常备要药。为此，将本人一得之见，提供同道参考。

（二）相关文献研究

蟾酥丸的成方不止一个，药味也各有出入，宋人《急救仙方》中蟾酥丸是治内疔用的，它的组成在取蟾酥时以一小钱大的桑叶，同蟾酥揉和成丸，如念珠大，阴干备用，病势重者用2粒，轻者用1粒，放在病人舌上嚼化，化后以井花水灌漱，再用雄黄丸（雄黄、郁金、巴豆合成）7丸冷水送下，使利数行，其病即愈。金元王宇泰《外科准绳》中的蟾酥丸是治疔黄及一切恶疮用的，它的处方是由蟾酥、轻粉、川乌、莲花蕊、朱砂、乳香、没药、麝香等9味合成，王洪绪《外科证治全书集》中的蟾酥丸，是治一切疔疮、脑疽、发背及无名肿毒用的，处方是由蟾酥、寒水石、蜈蚣、血竭、乳香、没药、雄黄、胆矾、铜绿、僵蚕、全蝎、山甲、红砒、枯矾、朱砂、冰片、皂刺、轻粉、蜗牛18味组成。又有一个痧药蟾酥丸是用来治疗夏季贪凉饮冷，食物不慎，兼吸秽恶而成的痧胀腹痛，霍乱吐泻用的，故名痧气蟾酥丸。处方是：蟾酥、天麻、雄黄、朱砂、苍术、大黄、麝香、丁香、甘草。

另有一个痧气蟾酥丸，功能祛暑、辟邪、利湿、开窍，是治心腹暴痛、兼受四时不正之气，山岚瘴毒、癫狂迷乱、五痢八疳之用。处方是：蟾酥、苍术、生军、天麻、麻黄、沉香、木香、丁香、檀香、麝香、雄黄、辰砂、甘草；这个处方与平安万应丸（即塘栖痧药）对比，仅少沉香、木香、檀香3物，可以说塘栖痧药是此方的蜕化物，也可说此方是塘捿痧药的蜕化物。又《家藏抄本》中的一个蟾酥丸是治一切痈疽、发背、无名肿毒及疔疮回里、附骨疽等用的，方用鲜蟾酥、天星子、轻粉、麝香、冰片、明雄6味合成。又有人说：蟾酥丸即飞龙夺命丹，但飞龙夺命丹的处方也不止一个。王宇泰《外科准绳》上的飞龙夺命丹治脑疽、疔疮、发背、痘疔、痘毒、乳痈、附骨疽及一切无名肿毒恶疮或麻木呕吐或昏聩咬牙，是由蟾酥、轻粉、冰片、麝香、血竭、胆矾、寒水石、乳香、没药、铜绿、雄黄、蜈蚣、蜗牛13味组成，因其专门用于一切外证，故名外科飞龙夺命丹。《枕藏外科书》中的飞龙夺命丹，治痈疽、疔疮、发背、肿毒，是由山甲、皂刺、陈皮、银花、乳香、没药、归尾、赤芍、贝母、花粉、甘草11味合成；且系煎服，与一般的飞龙夺命丹大异其趣。师成子《灵药秘方》中的飞龙夺命丹是治内外各症用的，并有不少随症加引用法，处方是元精石、白矾、皂矾、火硝、月石、硇砂6物，且用升丹法制成，也是名同质异的一个处方。又《家藏抄本》中的一个飞龙夺命丹是治一切痈疽、恶疔、无名肿毒、热疖等症，处方：蟾酥、月石、朱砂、黄丹、斑蝥、乳香、没药、信石、血竭、半夏、麝香、巴豆、硇砂13味，又有一个民间通行的痧气飞龙夺命丹，治疗痧胀疗痛、霍乱转筋、厥冷脉伏、神昏危急及受瘟暑瘴疫、阴恶阴晦诸邪、眩晕痞胀、瞀乱昏狂，或卒倒身强、遗尿不语、身热瘛疭、宛如中风或时症逆传、神迷狂谵、小儿惊痫、角弓反张、牙关紧闭等症。处方：蟾酥、牛黄、辰砂、麻黄、冰片、月石、人中白、麝香、珍珠、牙皂、腰黄、青黛、明矾、银硝、灯心炭、金箔16味配成。因其专治痧气时症，故名痧气飞龙夺命丹，以与外科飞龙夺命丹区别。此外名同方异的蟾酥丸和飞龙夺命丹还很多，不能一一枚举，只有王宇泰的飞龙夺命丹和陈实功的蟾酥丸很接近，因2方仅有蜈蚣、血竭、枯矾等少许差别。此处所要谈的就是陈实功《外科正宗》上的蟾酥丸。原方是：蟾酥、雄黄、轻粉、铜绿、枯矾、寒水石、胆矾、乳香、没药、麝香、朱砂、蜗牛12味合成，此丸在任何中药店里，以及很多外科医生的药囊中常备；我所用的蟾酥丸是由我的先父海岑公传授来的，虽然与外科正宗同是一方，可是在药味方面已有增减，在分量方面亦有出入，在我40年的临床使用中，觉得效果很好，因此认为这样的改变是与实际相符的。

（三）处方

蟾酥三钱，轻粉二钱，枯白矾一钱，寒水石二钱，铜绿一钱，乳香一钱，没药一钱，胆矾一钱，麝香三钱，冰片三钱，雄黄二钱，朱砂四钱，全蝎三钱，蜈蚣三钱，山甲珠三钱，牛黄三钱，地龙三钱。

方中原有蜗牛，并将蜗牛捣药为丸，后来因为蜗牛有季节性找寻不易，遂摒弃不用，改用米糊为丸，效果一样。因此，后来此方中就全不用蜗牛了。

（四）剂型及制法

我的剂型有5种，制法如下。

1. 蟾酥散
先将蟾酥用酒溶化，再同各药混合研匀即为蟾酥散。

2. 蟾酥丸

是先用适量米糊同蟾酥散拌和，做成绿豆大小丸粒，然后放入石灰坛中干燥而成的丸子。

3. 蟾酥锭

是用适量米糊同蟾酥散捣至十分融合时捻成麻线粗，五分长的药条，然后放入石灰坛中干燥而成的锭子。

4. 蟾酥膏

陈猪油十分，同蟾酥散一分，捣至十分融合时即成为蟾酥膏，此种油膏虽炎夏亦不腐化。

【按】陈猪油是每年腊月时把猪板油悬于无日通风处，听其风吹，愈陈愈好，有三五年之久者更好，我们家乡地方称此物为"淡猪油"或"陈猪油"，并不腐化。一般外科中医皆用作油膏基料，功能在凡士林之上，劳苦大众在寒冬时多以之搽手足皲裂，甚效。

5. 蟾酥酒

是以10份的火棉酒，同1份的蟾酥散，混合而成的一种酊剂，无火棉酒时亦可用凡力水代替之，作用一样。

（五）用　法

1. 蟾酥散的用法

蟾酥散除了配制丸、锭、膏、酒外，尚可直接用于溃疡做撒布剂，有化腐生新，干水排脓的作用。

2. 蟾酥丸的用法

蟾酥丸专供内服，每次以3～5丸，用葱白捣烂包好，以热黄酒一杯送下，如能饮者可再饮黄酒数杯以助药力，服后即卧，以棉被紧覆，约1小时左右即出大汗，初起之疮可以一服即消。如果不出汗者可再服3～5丸，总以汗出为度，如病已三五日及病重者可再服3～5丸，疮在上者食后服，在下者食前服。

3. 蟾酥锭的用法

凡已经穿溃的疮，如欲使其迅速干脓，或者拔出脓头时，则将药条量疮孔大小深浅，折断一部分塞入疮孔，外面并以膏药封住，约一昼夜时揭下膏药，疮的脓头即随膏拔出。如一次未拔出时可再塞一次，或者二次，脓头出后即以生肌敛口药收口，如无脓头者可以促使干脓。

4. 蟾酥膏的用法

蟾酥膏的用法与普通油膏的用法无异，无论已溃未溃的疮疡都可涂用。未化脓者涂后可以消肿，已溃者涂之可以化腐生肌，如专为消肿用时亦可以蜂蜜调蟾酥散用之，可大大增强杀菌消炎力量。

5. 蟾酥酒的用法

蟾酥酒是专供口腔内部用的，用时可先以脱脂棉花塞于口腔患部周围，避免口津内浸，再用棉花拭净患部津液，然后以棉球蘸药遍涂患部，继以牙科用的橡皮热气球吹干，药即在患处结成一层薄膜，如此则既可阻止患部不致蔓延，又可使药物长期停留患部不致被口津洗刷冲走，唯对已溃部分有刺激性，但瞬间即可消失，可稍加忍耐。此外也可用于妇女阴道治疗，因妇女阴道中最富黏液，涂药之后很快就被这种黏液冲走，减低药效，所以用此方法最合理想，较坐药力量大。

（六）方 义

此药是治疗疔、肿、痈、疖等急性皮肤传染病的一个有效良方，就我个人40年临床使用的点滴经验来说，如能善为掌握，灵活运用，确能起到将不起发的起发，痛甚者止，昏聩者苏，呕吐者解，未成者消，已成者溃的种种功能。它的作用安在？我们通过研究药物组成，发现此方的组织结构确有它的精到处，如蟾酥、麝香的兴奋、强心、活血、镇痛、杀菌、消炎作用，乳香、没药的调气、和血、镇痛、镇痉、舒筋、散瘀、托里、护心作用，并有刺激末梢神经，改善皮肤血行，扩张肾脏血管，增加利尿排毒的作用，是方中君药，轻粉、朱砂的镇静、镇痞、解毒、驱梅、消肿、利尿作用，是方中臣药，明矾的燥湿、解毒、杀虫作用，寒水石的泻热、降火、利尿、除烦作用，雄黄的镇痛、镇痉、杀虫、解毒作用，是方中的使药，它如铜绿的杀虫、去腐，胆矾祛痰、催吐，则是方中使药归纳全方意义它具备了镇痛、镇痉、兴奋、强心、调气、和血、消炎、杀菌、托里、护心、逐水、除烦等作用，因此效果显著。原方内服剂量过轻，故作者在临床使用时斟酌病者年龄和身体强弱，灵活地增加服量，疗效遂益加显著，但亦不可过分，多服后即有恶心呕吐的副作用。汗、吐、下是驱除病毒的三条大路，此丸服法以葱白裹药黄酒送服，葱白能发表、攻里、通气、活血、发汗、利尿的作用，黄酒功能宣行药势、调和气血，为兴奋及顺血药（本草谓其能行药势，杀百邪恶毒气），故服后即能出汗，使病毒从汗腺排出，另一部分则从小便排出，用意周密，方所以神。

（七）尾　论

1. 我所用的蟾酥丸方是先父传授，较原方加入了牛黄、全蝎、蜈蚣、地龙、山甲 5 味，分量亦略有出入，在我 40 年的临床使用中，尚能结合实际，故认为这一调整是合理的。

2. 此丸对一切疔疮、痈疽、发背、乳痈、附骨疽、无名肿毒等急性皮肤传染病患都有相当疗效，唯慢性疮疡不宜。

3. 对于一切口腔咽喉病患亦有良好疗效，常用者为蟾酥酒，较吹药法节省药费，又加强疗效，是值得采用的一种方法。

4. 方中原有蜗牛，后来因为蜗牛有季节性，过时即无从找寻，深感不便，遂摒去不用，结果疗效一样，可见主要作用不在蜗牛。

5. 此丸有宣通经络，行气活血，消炎定痛，解毒退肿等作用，对一切初起疮疡可收顿挫疗效。

6. 妇女阴道疮疡，用蟾酥酒亦甚相宜，较用坐药效佳。

附：用蟾酥丸治疗猪丹毒的疗效

"猪丹毒"是常见的一种家畜急性传染病，民间称为"打火印"或"火印子"，症状是猪的身上发现红印（红印不显明者更凶），体温 42℃～44℃、口渴、疲倦、虚脱、肚子缩小、脊背拱起、后脚无力、走路偏斜不稳、大便燥结、屙疙瘩屎、脾脏肿大、淋巴腺发炎，3 个月至 1 年的猪最易感染，亦可传染给人。

川西双流县中兽医孙良臣公开他的秘方，先由四川省农林厅推广试用，1951 年在该县治猪 2000 头，1952 年又在该县治愈了猪 3936 头，效果在 80% 以上。嗣经中国科学院研究，认为符合新兽医的科学疗法，是治猪丹毒的有效验方，现已推广到四川的每一个角落。1952 年彭山县报告，用此方治猪丹毒1474头，治好了 1368 头，效果在 90.5%，处方是：

蟾酥五分酒化，轻粉三钱，麝香一钱，枯矾四钱，寒水石四钱，铜绿三钱，乳香四钱，没药四钱，朱砂一两，蜗牛一百只（无也可）。

各药共研为细末装瓶封固备用。

《外科正宗》的蟾酥丸去雄黄、胆矾，加重轻粉和铜绿改变而成。

用法：猪 30～40 斤重者用三分，50～60 斤重者用四分，70～80 斤重者用五分，百斤以上者用六分，以此类推，每天用药一次。1952 年把药末制为丸药，在喂药上更为方便，据云此方不仅治猪丹毒有效，对于猪的清水症、烂肠瘟也有效。

三、玉真散

玉真散，一名止血补伤丹，一名内府金疮药，此方在宋朝许叔微的《本事方》中就有了记载，但是它的处方只有南星、防风2味，《医宗金鉴》收入的玉真散却有6味之多，这也是我经常习用的一个成方，但我已加入了蝉衣1味，药方如下：

白附子十二两，生南星姜汁炒、明天麻、羌活、防风、白芷各一两，蝉衣三两，制法：共研细末，贮瓶备用，不可泄气。

用法：（1）如伤处青肿血瘀，未破皮者用黄酒调药末敷之，约数日间即可收功，并不忌风。（2）如打伤或跌伤欲死，只要心头微温者，以热童便灌下此散三钱，连进二服，立可回生（服量不必限于三钱，有时亦可相机加至五钱）。（3）如伤处已破皮者则干掺之。（4）如伤处皮破流血者亦以此散掺之，功能止血定痛。（5）如伤久湿滥不收口者，以熟石膏二钱、黄丹三分研极细末加入散中掺之。（6）如破伤风初起，角弓反张，牙关紧急，甚则咬牙缩舌者，以童便调服三钱。（7）如自刎者可速将伤口缝合，外掺桃花散包扎，每日内服此散三钱，觉伤处已经愈合时即可停服。（8）如服药之后身体麻木者绝无妨碍，少顷即释，不必恐惧。

功能：镇痛，镇痉，止血，祛风，通滞，去瘀，生肌，杀虫。

适应症：凡一切跌打损伤，勿论伤口大小，不省人事，或伤口溃烂进风，口眼㖞斜，手足抽动形如弯弓等症，只要心头微温气未尽绝者皆能治之，唯现呕吐者不治。

附：验案 3 例

①**病例一**：朱明修，男性，32 岁，重庆市人，卷烟摊贩，于 1951 年义务劳动开辟运动场时，左脚掌被锈钉刺入约 4 分深，但出血不多，是晚回家用草药敷包局部，并不十分疼痛，在第 3 日忽感咀嚼不便，吞咽困难，颈部亦觉不自由，在 3 日晚十点钟时发生痉挛一次。至第 4 天时痉挛次数增多，颈部脊腰均呈强直状态，由友人介绍来所求治，上下包车均需人扶持始能勉强行动，检查体温 39.6℃脉搏跳动甚速，大小便如常，神识清醒不异常人。在诊察刚毕时又痉挛一次，但不严重，约 3 分钟即恢复正常，当将患部包扎草药除去，洗洁患部，见伤口呈肿硬状态，即以玉真散厚撒伤部，外用纱布绷带包扎，另给药散 3 包，每包重量三钱，命其回家时用热黄酒调服，每隔 3 小时服食 1 包。次日由舆夫抬来复诊，揭视伤口肿硬较昨日初诊时减退约⅓，据云服药 3 包之后痉挛次数大减，洗净患部后仍以玉真散布伤处包扎，仍给玉真散 3 包带回服用。至第 3 天来诊时伤部僵硬已完全软化平复，唯伤口尚未愈合，当即易以生肌收口药散，吞咽已恢复自由，痉挛次数大为低减，发作距离延长，发作时的状态也不似过去之甚，内服仍给玉真散 3 包，命其带回服用，唯每包分量减为二钱。如此照样延续下去，计 12 天已完全恢复正常，照常经营卷烟业务。

②**病例二**：刘聘三，男性，36 岁，永川县人，旧书店员，于 1950 年时跌伤，右膝伤部擦去约 2 寸见方的皮肤，并损害部分肌肉，成为深坑，当时流血甚多，自己用香灰一握塌于伤部止血。因其家境贫困无力治疗，回家时由一草药贩配草药一帖捣敷患部，当时患部疼痛异常，彻夜不能眠，次日由邻居某媪妇人告一单方，用马蹄草、蒲公英等捣敷，至第 3 日已不感疼痛，但屈伸不便，不能行走，终日躺卧床上。

至第 5 天时口部咀嚼感觉甚不自然，时热时冷，头部昏闷。至第 6 天（6 月 17 日）时来所诊疗，除去涂敷草药，见患部周围僵硬异常，并极感疼痛，检查体温高达 39℃，脉搏跳速，精神疲乏，据云已发轻度痉挛 3 次，当即局部撒布玉真散，因其面积太大，故而用药至六钱之多，另外给以药散 3 包，每包三钱，命其每 3 小时服用 1 包，黄酒调送。次日复诊伤部疼痛锐减，四周僵硬稍有转变，痉挛发过一次，体温降低为 38℃，脉搏亦较昨日跳缓，治法仍用药末六钱撒布患部，另给药末 3 包照前服用。至第 3 日来所复诊时，揭视伤部四周僵硬已全部消除，疼痛亦止，痉挛一次未发，体温脉搏均恢复正常，饮食亦很自然，知破伤风症已被控制，局部、内服均照前日处理。至第四日起即停止玉真散的服用，因其饭量不佳，故易以六君子汤出入，伤部改用生肌收口疗法，至月余时间方竟全功。

③病例三：陈淑容，女性，22 岁，四川渠县人，随夫经商迁往重庆，在 1945 年时因利用旧式产婆接生，在生产后刚半月时发生头痛、腰痛、发热等症状，同时牙关紧闭，吞咽困难，并发持续性高烧。因其尚未足月不能来所就诊，由其夫来所请诊，去时见病者赤身卧床，面带酒醉赤色，检查体温高达 40℃，脉搏跳动甚速，闻已发现过 3 次强度痉挛，知已形成产后破伤风症，遂以玉真散三分兑入解热药汤中服之，又另给玉真散 3 包，每包三钱，命其每隔 3 小时用黄酒冲服一包。次日复诊时其夫云及自服药后痉挛未见续发，热亦下降，头痛亦除，只是不能起床，起床时有头晕现象，检查体温 37℃，脉搏跳动正常，知是药已对症，病势锐减的表现，乃再给玉真散三包，每包三钱，命其作为一日平均分服。第 3 日复诊，诸症均去，仅食量不佳，乃处参苓白术散一方以善其后。又 2 月时值病者抱小孩于途，其容光焕发，体态轻

健，连连称谢不已。不久之后又介绍类似患者来诊，亦用此方治愈，遂进一步体会到玉真散在创伤和破伤风的治疗中，确有一定作用。

总结：作者对玉真散的临床使用约200例，在这200例中约有50例兼患破伤风，除7例治疗太迟不幸死亡外，余都顺利痊愈，且未有过后遗症，尤其是尚未形成破伤风的跌扑损伤更十用十灵（在骨断时则兼用跳骨丹）。这种宝贵的祖国中医经验遗产，值得推广介绍，但有了创伤时总以治疗得愈早者其后果亦愈为良好，设或迁延失治，或者被人误治的创伤转破伤风时，则不能尽如人意。

"玉真散"在我30年的临床使用中约200人，惜所留病案因被前后两次回禄焚毁无存，故仅将最近的案底选出3例，附于本文末尾以见一斑。

临床常用药物的应用研究

一、葎草

葎草，又名勒草。其叶片形如掌状，有5深裂，故又名五爪龙。其茎略成方形，中空，茎上密生毛刺，成都地区又称为锯锯藤。

此药首载于《唐本草》，其"性质苦寒无毒，主五淋，利小便，止水痢，除疟虚烦渴"。《本草纲目》："甘苦寒"能"润三焦，消五谷，益五脏，除九虫"。明《救荒本草》也曾收载此药。现今临床多用其治肺结核，尿路感染，皮肤疮癣等症。

老友陈源生，对葎草颇有研究，临床中治愈不少病人，确证葎草对肺结核、胃溃疡、泌尿系疾患、痢疾、低热不退等症都有良好的效验。

陈老友人杨屿璋患发热病，每日午后体温波动于38℃左右，晨起则正常，曾经西医打针及中药治疗不愈，用遍解毒、和解、养阴、清热等法，热总不退，陈老嘱其单用葎草4两煎汤服用，3天热即下降，继服1月即告痊愈。

昨今两年夏，陈老均来蓉养病，聆听他讲述使用葎草之经验，遂放胆使用，疗效果然不错。

本区民警杨某之岳母邓树君，患肺结核、溃疡病，胃部经常疼痛，饭后痛尤甚，还有心累、气紧、咳嗽、失眠、盗汗症状。五一节来我处求医。诊见面色萎黄不华，肝脉独弦，余脉微细，数日前曾大口吐血两次，即处方以贝母、乌贼骨、甘草为末，萆草四两煎汤冲服，3剂后效果良好，胃已不疼，能小劳动，心情舒畅，唯失眠，心累减退不多。遂嘱单用萆草四两煎汤长服。半年后，路遇于望江公园，见她面色红润，精神爽朗，自云曾单服萆草药2个多月，现各症皆除。真可谓"草药一味，气死名医"。

二、马齿苋

（一）本草学说

1. 别名：五行草、五方草、五色苋、马苋、长命菜、麻仁草、瓜子菜、安药菜、鼠齿草、老鼠耳、狁耳草、马枸菜、蚂蚁菜、酱板豆草、马齿龙牙草、九头狮子草等。

2. 分布：我国各处都有生长，广布于温带及热带地。为一野生植物，常生于路旁或旷地上，茎叶可供蔬食，味微酸，又可为家畜饲料。

3. 采取：农历六七月间采取、晒干收藏备用。

（二）药物功效

1. 性味：酸、寒、无毒。

2. 功能：杀菌，消炎，解毒，泻热，利尿，止血，润肠。

3. 疗效：①有杀灭赤痢杆菌作用，治细菌性痢疾有著效，唯对于阿米巴性及鞭毛滴虫性痢疾无效。

②有消炎利水作用，对急性关节炎、肛门脓肿、痔疮肿痛等症均有效。

③有解毒杀菌作用，可治梅毒性或淋浊性关节炎痛，急性淋浊性睾丸炎肿痛，妇人带下，小儿丹毒及诸种疮毒，虫

蛇咬伤等症。

④有收缩血管及消炎泻热作用，可治疗肺痨吐血。近人王景攘谓能杀灭肺结核杆菌，对于肺结核病有著效，但经作者临床实验对肺结核病的血症及潮热有一定作用，但不是百分之百。

（三）用法用量

1. 用量：干者每次可用一两至二两，作煎剂或浸膏剂用，鲜者当加倍用，或捣汁服。

2. 禁忌：凡脾虚、便泄及孕妇均忌用，并忌鳖甲。

3. 制剂：煎膏、浸膏、浸膏粉、浸膏片。

①煎膏：用鲜马齿苋不拘多少，洗净泥沙入锅，加入适量清水，文火煮烂后滤去渣，将滤得之水再用文火煎至稠厚如稀糊状即成。

②浸膏：将鲜马齿苋捣烂贮入渗滤器中，照单渗滤法滤取液汁，然后蒸发浓缩使成稠厚膏状即成；或将鲜马齿苋十斤加水制成浸膏二斤半，成人每服 5.0～8.0 克，6～12 岁者每服 3.0～4.0 克，1～5 岁者每服 1.5～2.0 克。

③浸膏粉：将浸膏蒸干研粉即成浸膏粉。

④浸膏片：将浸膏粉加赋形物制成片。

（四）古代记述

韩保升曰，马齿苋有二种，叶大者不堪入药，叶小者节叶间尚有水银，每十斤有八至十两以来，治尸脚、阴肿。苏恭曰，饮汁治反胃、金疮流血、破血癖、癥瘕，小儿尤良，用汁治紧唇、面疱、解马汗、射工毒，涂之瘥。苏颂曰，能肥肠，令人不思食，治女人赤白带下；又曰，多年恶疮、百方不愈或焮痛不已者，并捣烂马齿苋敷上，不过三两遍。

此方出于唐武相国元衡，武在西川，自苦胫疮，㿏肿不可当，百药无效，及到京有厅吏献此方，用之便瘥，李绛遂记其事于兵部手集。开宝本草曰，服之长年不白，治痈疮杀诸虫，生捣汁服当利下恶物，去白虫和梳垢敷疔疮；又烧灰同陈醋渣先灸后封之即拔出。缪希雍曰，味辛苦、气寒、无毒。

经云，营气不从，逆于肉里，乃生痈肿。原病式云，诸痛痒疮皆属心火，辛凉能凉血散热，故主癥结、痈肿、白秃及三十六种风结疮，捣敷则红肿散、疔根拔，绞汁服则当下恶物，内外施之皆得也。辛寒通利，故寒去而大小便利也。苦能杀虫，寒能除热，故主杀诸虫，去寸白，止渴。辛寒能散肝家之热，故主目盲白翳也。长年不白，总其凉血、益血，病除身轻之功耳。方士多采用之，以其有制砂结汞之能也。

张石顽曰，功专散血消肿，故能治血瘤及久年恶疮，捣敷不过两三遍即愈。解马汗，射工毒，涂之瘥。烧灰和梳垢封丁疮、先灸后封之其根即出。不可同鳖食，令成鳖瘕。汪讱庵曰，酸寒散血、解毒、祛风、杀虫、治诸淋、痔痢、血癖、恶疮、小儿丹毒、利肠滑产。叶天士曰，泻脾炎、清肝热、散血、补脾、解毒、追风。张山雷曰，此草晒于烈日之中不易干燥，其禀性阴寒，善解痈肿热，亦可作敷药。

《蜀本草》称其酸寒，寇宗奭谓其寒滑，陈藏器谓能治诸肿、破癖、止消渴，皆寒凉解热之正治。苏恭亦谓饮汁治反胃，金疮流血，诸淋，破血癖癥瘕，不独治痈肿兼能消痞，盖此草之叶面青而背紫，茎亦作紫色，故入血分而破血滞诸症。苏颂谓治女人赤白带下，则此症多由湿热凝滞、寒滑以利导之而湿热可泄、又兼能入血破瘀，故亦治赤带。李濒湖谓散血、消肿、利肠、滑胎、解毒、通淋，又无一非寒滑二字之成绩也。

沈萍儒《马齿苋记》曰，马齿苋，鲜者烈日曝之不干，其汁流凝成水银得汞之不死，性寒滑而味微酸，其功用则入厥阴血分，散血、消肿，兼润肠而去留滞者也；于六月六日采存，至次年元旦沦熟盐醋拌食之可免瘟疫。唐武元衡相国患胫疮，漐痒痛楚，3年不愈，厅吏白以马齿苋鲜者捣敷之，数易而愈。海上方用之煎汤澡浴治风湿气、杨梅病，及妇人月家病以致筋骨疼痛者，取其滑可去涩而宣通血脉也。

（五）近世学说备述

马齿苋治痢的文献在中医典籍中随处都可看到，而以五代时的《蜀本草》为最早，故知马齿苋在五代前就已经作为药用。近代余云岫采用本品作治痢剂，他经常听到某植物学家谓马齿苋治痢有特效，故曾以53例痢疾患者进行临床实验。实验中为了避免药效的混淆，除主要给予马齿苋膏外一概不杂他药，以便观察疗效。但他在发现痢疾以外的其他并发症时，也随时斟酌情形给予有关的辅助药物，结果全部治愈。自开始服药至治愈期大都在4～7日间，腹痛减轻日期大多数在2～4日间，而以第3日者为最多。由此可见马齿苋对于细菌性痢疾确有良效。

良乡王景攘同志于1956年在《北京验方月刊》复刊上，发表了一篇《马齿苋对肺痨吐血的临床实验报告》，谓马齿苋对肺结核病的杀菌作用有不可思议的效果。其法是将马齿苋捣烂取汁，每服1大酒杯，加蜜少许，日2次，不可间断，7日渐效，约4周即可痊愈，永不复发。如无鲜马齿苋以干者煮汁服用，亦可收得同样疗效。这篇介绍似有夸大而不够踏实之嫌，经我试用后知道它对于肺结病的吐血确有相当作用，但对于一般的肺结核病则因病例太少，尚未得出结论来。

广州《植物志》载：马齿苋为解毒治疮药，有消炎利尿作用，对细菌性痢疾有著效，并用于急性关节炎、梅毒性或淋浊性关节痛，肛门脓肿、痔肿、急性淋浊性睾丸炎肿痛、赤痢、妇人带下、小儿丹毒及诸种疮毒、虫蛇咬伤等，内服、外敷均可。

（六）应用马齿苋经验摘记

《食疗本草》方：①治三十六种风结疮，马齿苋一硕，水一硕，煮取汁，入蜜蜡三两，重煎成膏涂之；②寸白虫，马齿苋水煮一碗，和盐醋空心食之，少顷虫尽出；③虫积，马齿苋水煮，和盐空心食之。

《食医心镜》方：①脚气浮肿，心腹胀满，小便少，马齿苋和少粳米浆汁煮食之；②诸气不调，马齿苋煮汁食之。

《唐瑶经验》方：解疫气，六月六日采马齿苋晒干，元旦煮熟同盐醋食之，可免一切疫气。

《产宝》方：产后血痢，小便不通，脐腹疼痛，生马齿苋杵汁三合，煎沸入蜜一合服；亦治小儿血痢。

《杨氏经验》方：痔疮初起，马齿苋不拘鲜干，煮熟食之，以汤熏洗，一月内外其孔闭即愈。

《海上方》：①赤白带下，不问老幼孕妇悉皆可服，取马齿苋捣，绞汁三大合和鸡子白二枚，先温马齿苋令热，乃下鸡子白，乘微温顿饮之，不过再作即愈；②赤白痢，以马齿苋捣汁，和鸡子白服；③马咬伤，马齿苋一握煎汤日日服之，以愈为度，外以栗子嚼烂敷之；④一切筋骨疼痛，不拘风湿杨梅，先用此药止痛，然后调理，马齿苋二斤，五加皮半斤，苍术四两，捣碎，以水煎汤洗澡，急用葱姜捣烂冲热汤三碗服之，暖处取汗，立时痛止。名"三汤洗法"。

《圣惠方》：①小便热淋，马齿苋捣汁服之；②漏耳诸疮，凡耳内外恶疮及颈疮肥疮、病疮，以马齿苋一两为末敷之，名黄马散；③马咬人入心者，马齿苋煮食之；④小儿白秃，马齿苋煎汁涂之，或烧灰猪脂和涂；⑤身面瘢痕，马齿苋汤洗日二次；⑥杂物眯目不出，用东墙上马齿苋烧灰研细，点少许于眦头即出；⑦目中出泪或出脓，马齿苋及子各半两，研末棉裹，铜器中蒸熟熨大眦头脓水出处，每熨以五十度为率，久久自绝。

《妇人良方》：产后虚汗，马齿苋研汁三合服或干者煮汁服。

《永类钤方》：阴肿痛极，马齿苋捣敷之良。

《寿域神方》：中蛊欲死，马齿苋捣汁一升饮并敷之，日四五次。

《龙目论》方：目中息肉淫肤，赤白膜，马齿苋一大握洗净，和芒硝末少许，棉里安上，频易之。

《本事方》：风齿肿痛，马齿苋嚼汁渍之，即日消肿。

《简便方》：瘰疬未破，马齿苋同靛花捣掺，日三次。

《外台秘要》方：①项上瘰疬，马齿苋阴干烧研腊猪脂、和以暖泔，洗拭敷之；②脚趾甲疽肿烂者，屋上马齿苋，昆仑青木香、朱砂少许敷之。

《千金方》：①腋下狐臭，马齿苋杵，以蜜作团，纸里泥固半寸厚，日干，烧过研末，每以少许和蜜作饼，夹胁下令极痛久忍，然后以手巾勒两臂，日用一次，以瘥为度；②小儿脐疮，马齿苋烧研敷之；③疮久不瘥，马齿苋捣烂或取汁煎稠敷之。

《肘后备急方》：①豌豆斑疮，马齿苋研敷之；②疔疮肿痛，马齿苋二分、石灰三分，为末研脂敷；③蜈蚣咬伤，马齿苋汁涂之；④中射工溪毒，马齿苋捣汁一升服，渣敷疮上，日四五次；⑤翻花恶疮，马齿苋一斤，烧研猪脂和敷。

《孙真人海上方》：①产后血痢，马齿苋二合，煎开入蜜一合服；②痘后余毒，马齿苋晒干不拘多少，生绿豆、赤小豆、石膏各五钱，共为细末，猪油调搽；③红痢不止，马齿苋半茶杯，入蜜半杯，空心温热服之，煮食亦可。

《普剂良方》：①恶疮有肉如饭粒突起，破之流血，以生马齿苋烧枯研末，用猪脂调敷，永远禁食鹅肉；②三十六种风，马齿苋熬膏，内贴外敷，久久自愈；③顽疮焮肿，多年不已，马齿苋生捣敷之，三次即愈；④臁疮有虫蛀烂，马齿苋研末，蜜调敷，虫出自效；⑤痔疮脱管生肌，立秋后马齿苋三十斤，取汁熬膏，以槐角三十斤，焙研细末，和入膏内，每服三钱白汤下。

《李濒湖方》：肛门肿痛，马齿苋叶，三叶酸草，各等分煎汤熏洗，一日二次有效。

《滇南本草》方：①多年恶疮，马齿苋捣敷，两三遍即愈；②秃疮湿癣，马齿苋烧灰、煎膏涂之；③小儿丹毒，马齿苋捣汁饮，渣涂之。

《验方集成》方：马齿苋治白痢，用红糖煮食，红痢用蜂蜜煮食。

《济生验方》：①腿蛀臁疮，干马齿苋研细末敷之即愈。②马咬伤溃烂，马齿苋一握煎汤日服之，至愈为度，疮口以打马鞭子或笼头索烧灰掺之即愈，鸡毒入心者，亦效。③砂淋，以马齿苋炖猪肉吃，再用大黄二片贴足心，使小便砂出即除去大黄不用，不可久贴。④妇人阴内生疮，马齿苋四两、青黛一两，捣敷即效。⑤耳面肥疮，马齿苋、黄柏，共末敷之。

王丕方：气臌病，鲜马齿苋十斤切碎煮烂去渣，微火熬成膏，用时以麝香一厘撒于肚脐眼中，然后以膏贴之，每日早晚各服疏肝快脾丸一粒，名"化臌除胀膏"。

《信验新编》方：头上薄皮疮，马齿苋熬水，每日洗之，自渐就愈。

《青囊秘授》方：毒蛇咬伤，马齿苋二三十两（愈多愈妙）捣取汁顿服，连饮三四次极效；痔疮成管者，马齿苋煎水洗患处。

《经验选方》：①小儿痘疹后余毒结成痈疽，连珠不已，及年久恶疮，头上秃疮，马齿苋捣汁一盏，猪油一盏，白蜜一盏，熬膏涂之；②热淋涩痛，癃淋，马齿苋捣汁服之。

《验方增辑》方：疟疾，以马齿苋捣扎寸口，男左女右。

《良朋汇集方》：①小儿撮口风，马齿苋烧存性为末，蜂蜜调敷脐上效；②火牙肿毒，鲜马齿苋五六根，绞汁漱痛处，片时吐之，以凉水漱口，痛肿自消。

《诸症辨疑方》：疔疮初起，马齿苋二分，石灰三分为末，鸡子白和涂之。

《医宗金鉴》方：①发背诸毒，鲜马齿苋一握，酒煎或水煮内服，自能出汗，再服退热去腐，3服即愈，并杵苋敷；②多年顽疮、臁疮、疼痛不收口者，杵马齿苋敷之，3日后腐肉已尽红肉如珠时，换生肌药收口；③杨梅遍身如癞、喉硬如管者，马齿苋以酒水煎服出汗；④面肿唇紧者，捣马齿苋涂之；⑤妇人脐下生疮、痛痒连及二阴者，马齿苋四两、青黛一两研敷；⑥湿癣、白秃，取石灰末炒红，以马齿苋汁熬膏，调匀涂之。

《串雅外编》方：腹中有白虫，马齿苋水煮一碗，和盐醋食之，须空腹，少顷白虫自出。

《赛金丹》方：风疮毒初起者，马齿苋酒服；外伤敷3次，加石灰蛋白更妙。

《医学指南》方：①翻花痔疮，马齿苋阴干烧灰，猪油调搽；②下部生疮，热痒而痛，寒热大小便涩，食亦减，身面微肿，马齿苋四两，研烂入青盐一两，再研匀敷之。

《多能鄙事》方：马齿苋粥，凡青盲白翳，除邪气，利大小肠，去寒热，以马齿苋子同粳米为末，每用 17 头煮葱头，煮葱豉粥和搅食之。

符伯庸方：痔疮鲜肿，多年不已，马齿苋生捣敷之，三次即愈。

《经验广集》方：①发背诸毒，用马齿苋一握，煎水入酒热服出汗，再服退热去腐，3 日痊愈；②痔瘘每日煮菜马齿苋食之：外以瓦松椒煎汤先熏后洗，最效；③蝼蚁窝生脚上腿间，皮肉生虫，或痛或痒，以马齿苋加盐少许捣敷患处，二三次愈，先用葱椒汤洗净；④小儿走马牙疳，马齿苋煎水洗，并熬膏贴之。

《备急医方要旨》方：①痢疾红白相间，蜂蜜砂糖各半拌食，一日 2 次，连汤服更妙；②初起无名大疮、疗毒，上之能消，陈石灰水飞细末一斤，蜗牛五十个，马齿苋绞汁多些，晒干作锭，用水醋研磨上疮，初觉便上，干则又换，新起能消，出脓者亦效，名"三圣锭"。

《洞天奥旨》方：坐板疮，以马齿苋一把，萝卜种一枚，各为末，搽患处可立愈，诸疮出水，敷之俱妙，名"苋萝散"。

《证治准绳》方：①甲疽，用墙上生马齿苋阴干一两，木香、丹砂研，食盐砂研，各二钱五分，陈丹砂、食盐外，锉碎拌匀，于熨斗内以灰火烧过，取出研细，即以丹砂、盐末再炒匀，每用少许敷于疮上，日二三次，名"马齿苋散"；②痘痂不落，或瘢痕，以马齿苋捣汁，同猪脂膏、石蜜共熬成膏，涂于肿处，名"马齿苋膏"。

张文仲方：蜂虿螫人，马齿苋捣汁一升服，并渣敷之，日数次。

《灵苑》方：毛虫（即射工）螫人，赤痛不止，马齿苋捣汁涂之。

《急救金丹》方：粪后红，马齿苋切碎和猪肉为馅，作麦面包子，蒸熟空心食之，多多益善，加胡椒十粒亦可。

《敬信录》方：偏头风，马齿苋不拘多少，煎滚，以气熏鼻孔，左痛熏右，右痛熏左。

《验方新编》方：疮毒日久，脓水不止，肿痛不已者，以马齿苋捣烂厚敷。

福建人民医院方：盲肠炎，马齿苋绞汁调红糖服。

河北省中医进修校方：红白痢疾，马齿苋一两，白木槿花五钱，水浓煎早晚两次服。

湖北省中医单方验方：腮腺炎，鲜马齿苋和麦面少许捣如泥敷患处甚效。

施治全医师方：大头瘟，马齿苋捣敷之即愈。

以上搜集90多个成方的治疗范畴，包括：痢疾、痔疮、肛肿、便血、风疮、阴疮、疔疮、淋症、恶毒、臁疮、瘰疬、痈肿、牙疳、气臌、疟疾、秃疮、白带、脚气、狐臭、甲疽、肥疮、发背、中蛊、疫气、马咬、蛇伤、蜂螫、射工、溪毒、梅毒、关节痛、肺结核的吐血、寸白虫、痘后毒、大头瘟等30多种病症，其中除痢疾、痔疮、肛肿、便血、热淋、肿毒、疔疮、丹毒等项经我多次试用有效外，其余多未尝试，是否一一有效，则未可硬下结论。马齿苋文献中多有记载，且随地可得，值得我们加以实验研究，继续观察它的疗效，对确实有效的经验，把它肯定下来，介绍到各医疗单位中推广应用，使我们祖先的宝贵经验得以发扬光大。

（七）研究总结

1. 马齿苋的服用法有榨汁、渗漉、煎水、熬膏、轧片5种形式，据我个人的经验，榨汁及渗漉两个形式的疗效最为理想。这可能是由于马齿苋经过煎煮后，它的有效成分及维生素等被破坏的原因，故我使用时经常采取前两法，在外敷方面也是采用生捣罨敷，以提高疗效。

2. 榨汁法是将鲜马齿苋捣烂绞汁，和入适量白糖或蜂蜜，水浴温热后予病人服用。用量是：5 岁以下每次服 2～4 毫升，5～12 岁每次服 4～8 毫升，成人每次服 10～20 毫升。根据病情的轻重和身体的强弱，有时还可增加一些服量，比余氏的习用量加大了不少，因马齿苋是一种可以佐餐的蔬菜，多吃也不会有毒害作用。注意有痢疾以外的并发症时，也应给予对症辅药作为佐治，争取缩短疗程。

3. 据余氏的实验报告谓，马齿苋对细菌性痢疾有 100% 的疗效，据我的临床事实证明只有 80%～90% 的效率，但这也可说是难能可贵的成果。

4. 崔元亮《海上方》及许多的本草上面都有以马齿苋治赤白带下的记载，但经过我若干次的临床试验却一无成果，怀疑所记载的赤白带下的"带"字应为"痢"或"滞"字。痢疾常有里急后重和欲便不能的症状，是大便滞留不畅的表现，所以赤白痢下也称为白滞下。这一问题，已故的李克蕙医师也曾经有过同样的怀疑。

5. 以生马齿苋捣敷进行性的痈肿、疔疖、痔核、肛肿等症，我在临床使用时有相当的疗效，其结果并不亚于细菌性痢疾。用法是将捣烂成泥的鲜马齿苋厚厚的敷在疮上，面积不妨宽些，盖以有抗水能力油纸一层，然后再行包扎，斟酌疮的情况更换敷药（发炎甚者每半日换药一次，发炎轻者每天换药一次），是值得推广的消炎退肿敷料。

解生灵病痼于倒悬

三、万年青

（一）本草学说

1. 异名：千年润，冬不凋草。

2. 科属：为百合科多年生常绿草本植物，万年青属。

3. 种类：我国所常见者有草边叶与玉边叶 2 种，草边叶者极多，玉边叶则不常见。日本人爱此者多，故有长久培养的历史，且年有新种产出，现今最流行者有祝田之松、天光冠、根岸松、紫云殿、长生殿、锦明凤、麟玉冠、长寿乐、天锦章、地球宝等若干种。

4. 药理：万年青素的作用专在循环系，例如将该物质投予蛙时，则蛙的血液循环虽全已停止亦可使之活泼运动，且在一般现象上不起任何变化。又将该物质投予家兔时，则其所起的症状亦均为循环障碍，或因此而起的变化。由此而论，本物质之于循环系，有下面两个作用：

（1）对于心脏的作用

①能兴奋迷走神经中枢，引起心脏搏动徐缓。

②本品少量作用于心脏本身时，能增进心脏的收缩和扩张，使脉搏增加，心脏的绝对力也可加大；但在分量多时心脏即渐至扩张而不能充分，故致脉量减少，最后可致心脏收缩停止。

（2）对于血管的作用

须随量之多寡而定其区别。譬如试用本品的浓度较高时，可使各组织脏器的血管收缩；但使用比较稀薄溶液时则仅收缩肠血管，对于其余如冠状血管、肾脏血管、脑血管及四肢血管等，反使之扩大。

如上所记的作用，故如投万年青素于动物时，可使该动物体内的血液分布起变化，其变化则随其量之多寡而异，即如投少量于动物时，其心跳搏动数虽减，而脉量或因此而大增，因之在单位时间内，其心脏之由静脉系输送动脉系的血液量亦可由此增加。今假定斯时的血管不起变化则静脉血压下降，而动脉的血压上升。不过实际上升时之动脉因输入动脉内的血液量增加，势必由反射的作用而使之扩大，同时因药物的直接作用，如上所述肠血管以外之血管均亦随之而扩大，故此时的动脉血管实无由而上升，纵有上升亦绝不高，故此时的动脉血压虽无变化而静脉血压则显明下降，此因其动脉与静脉间的血压差额必大，一方面肠以外诸区域内的血管因扩大而减少，故各该区域内的血液灌流当然可以旺盛，若投多量万年青素于动物时，若将药物徐徐送入，则其初血液分布上的变化虽与上述的少量使用时间同，但其后因药量上的增加，动脉血压遂亦徐徐上升，并可到达相当程度，唯此时动脉血压之上升。由于本品过量的作用使诸组织脏器的血管收缩而起，故各组织区内的血液灌流非但不能改良，并反而使情况恶化，一方面又因其心脏的扩张亦随之渐起不全，致静脉血压亦见上升，动脉与静脉间的血压减小，其结果使各组织脏器内血液的灌流不足，最后则心脏搏动停止，同时动脉血压急剧下降，而血液循环完全衰竭。

照上所述用少量万年青素投予动物时，对于血液分布上的变化，正与心脏衰弱时之血液分布变化完全相反。按心脏衰弱时，因其由静脉系输送于动脉的血液量减少，而致静脉血压上升，此时动脉血压因血管的反射而收缩不致下降，动静脉间的血压则必致减小。加之诸动脉一经收缩之后则血管对于血流的抵抗增加，故此时各组织脏器血液灌流的不良，是必然之理也，又当心脏作业量大减，经血管反射收缩之后，

解生灵病痛于倒悬

其动脉血压依然不能维持常态而致下降时，则必使迷走神经中枢的兴奋减弱，心脏搏动数的增加以图增加心脏作业量，务使动脉血压得近于寻常状态，然如借此而犹不能防止动脉血压下降时，则迷走神经中枢的兴奋势必益形减退，心脏搏动益增，结果徒令脉量减少，而反致心脏作业减退。是以当此心脏衰弱时如投以万年青素以兴奋迷走神经中枢，减缓心脏搏动，增加脉量，且增动静脉间的血压差额，增强心脏的绝对力量，扩大肠区域以外的血管，使其改善各组织的血液灌流。不但如此，万年青素对于心脏有持续性作用。例如对于猫，予以二分之一的致死量时，约在 3 星期内可证明有此作用，故对于慢性心脏病患者亦可应用之。又万年青素之对于局部刺激作用，如催吐、利尿等，与毛地黄之代表质毛地黄素极相似，但作用之强度亦互有差异。就强心作用而论，万年青素约强于毛地黄素 3 倍，而于局部之刺激作用仅等于毛地黄素的刺激作用之 1/3，而其催吐作用亦较毛地黄素为微弱，至于作用于心脏之持续性亦小于毛地黄素，唯二者的利尿作用因其不易测定，故未能判别优劣。

（二）药物功效

1. 性味：甘苦、寒、无毒。

2. 功能：强心，利尿，催吐，消炎，杀菌。

3. 主治：（1）因其有增强心力、调整心动、改良循环、充实脉搏的作用，故专作强心药用，为毛地黄的代用品。治疗各种热证、肠窒扶斯、肺炎、白喉、猩红热、肺结核及其他心功能不全等病。

（2）因其有扩大肾脏血管、增加肾脏血流及显著的利尿作用，故可作肾脏疾患、肋膜炎、肝脏疾患、心功能不全导致的浮肿或水分潴留等。

（3）因其有兴奋呕吐中枢引起呕吐的作用，故可作催吐剂。

（4）因其有收缩平滑肌的作用，故用鲜根捣汁可以滴治鼻炎，和醋咽可治喉头炎。

（5）凡适合于蟾酥之病，均适用之。

（三）用法用量

1. 用量：（1）鲜根的用量，一日 6～12 公分，干者减半，煎汤后分数次服用，以胃中空虚时服之为宜。

（2）万年青素注射剂，每次 1～2cc，行皮下或肌肉、静脉，注射，紧急时可用 1～4cc，徐徐注入静脉，且可反复行之，并宜与镇呕剂同用。

（3）粉剂，一日量为 0.3～0.4 公分。

2. 禁忌：（1）血压高、脉有力的疾病忌用。

（2）本品有蓄积作用，故连服数日后宜停服数日或更换他种强心剂，以免中毒。

3. 制剂：万年青酒，以万年青根（1 份）浸于稀酒精（10 份）中，而制成之，主治同上，用量每次 2.0～4.0 公分，一日数次。

（四）古代记述

赵学敏曰：万年青一名千年润，叶丛生，每枝独瓣，无歧梗，叶颇青，夏则生蕊如玉蜀黍状，开小花丛缀蕊上，入冬则结子红色，性善山土，人家多植之，江浙婚礼多用之伴礼函，取其四季常青，有长春之义。《百草镜》曰：四月八浴佛日，杭俗人家植万年青者多剪其叶弃掷街卫，云令人踏之则易长，且发新叶茂密，入药采叶阴干煎洗坐板疮极效，胜于他日采者。《土宿本草》、雁来红、万年青，皆可制汞，味甘苦寒，治咽喉急闭，捣汁入米醋少许灌之，吐痰而愈，子可催生。《药性考》又曰：味苦，微甘，解毒，清胃，降火，能止吐血，同红枣七枚劈开煎饮，用嫩叶阴干，根疗喉痹以养心，叶短尾圆者真。《李氏草秘》曰：万年青今酒肆多种之，能解蛊，治白火丹，为末酒服一二钱即愈，又治噎膈。汪连仕曰：治疮毒、收湿热、洗脚气、汤泡火伤、天泡疮、白蛇缠，捣汗搽。

吴仪洛曰：味苦、性寒，治咽喉急闭，捣汁入米醋少许灌之，吐痰即愈，子可催生。《药性考》曰：叶止吐血，根疗喉癣。

《嵩崖杂记》曰：治头风，削尖塞鼻，左痛塞右，右痛塞左，两边痛齐塞，神效。王安《采药方》曰：治中满、膨胀、黄疸、心疼、哮喘、咳嗽、跌打损伤。

《药性通考》曰：味苦涩，气微寒，入肾经，专通任督之脉，亦能入肺，杀痨虫，治尸气，尤善黑须发，入乌芝麻、山药、黑豆、熟地、首乌、小黄米、白糖等服极效，但最难干，必人身怀之三日，方可研磨为粉，入前药内，唯性寒，忌多用，恐损气，大约乌芝麻等药一斤，万年青叶只可十片耳。又曰：万年青善能杀虫于无形之中，然多用则杀虫于顷刻，必须吐而出之，未免大伤肺气，不若用之于补阴之内，潜移暗夺，正气无伤，而虫又尽杀无遗之为妙也，万年青子更佳于叶，凡叶用三片者子只用一粒，其功相同，人家种此更能辟祟，或疑万年青古人未有言及乌须者，子何所征乎？

余曰：实闻诸异人之言，至于杀痨虫又实亲试而见者也。尝游楚，寓汉口，有咸艖主人患久嗽，说胸中微疼则嗽不能止，若痛则必吐血矣。问何以得此，云因泊舟浔江，偶遇飓风，夜起呼舵上整备篷帆，一时骤雨洒背，觉寒甚，自此便嗽至今。初嗽时无痒痛之征，自痒而痛，自痛而吐血。余曰：

此寒雨透入于肺经，必肺生虫矣。渠不信，未几而胸痛吐血矣，奈何。余曰急服乌梅则可止，乃服之而安。

渠问故，余曰：此权宜之法以试虫之有无也，虫得酸则伏，今饮乌梅汤而痛定，非虫而何，渠乃信服。余用万年青捣汁，用酒冲一碗，候胸中痛时亟服，至夜分胸果痛，乃服万年青汁，服下痛甚，痛不欲生，欲饮茶，禁之不予，渴甚劝其再服万年青汁，不听，固请，服之而痛益加，喉中痒甚。余曰：此虫欲出也，急再饮万年青汁，又饮之乃吐血而虫随涌出，长二寸半，大如指形，长如促织，肥又如螳螂，其色纯紫，灯下视之如火有焰，额上有须二条，长寸许，背上有翅尚未长，而腹尚未全生，仍如大指大一血块，倘羽毛丰满，身腹俱全，岂肯以安于人膈乎。一舟之人无不惊叹为神医也，病者见之晕厥。余曰：今后不忧死亡矣。乃用人参、麦冬、当归、熟地，滋阴之药十剂，又用健脾补气之药十剂，调理而愈，前后用万年青不过一株，使余不遵异人之教，必不知其杀痨虫之神也，然非主人听信吾言，亦不能奏功之神如此。其虫数日尚活，客有劝主人火煅以服之，谓能复还从前血气，余曰不可。主人狐疑不决，余曰虫得人之灵气以生于胸中，安知不如蚂蟥见水而再生乎？主人闻之色怯，余乃用火烧死而埋之江边。万年青杀虫之验如此，而乌须之效可信矣。

【按】万年青杀虫原理不明，此人一服再服万年青汁致呕吐，中枢神经过度兴奋而呕吐，至云吐出痨虫一语实不可信。大约胃中瘀血间某种纤维食物结合，久后成条成块而出，遂象形而故神其说者有之。且既云身腹未成，又云数日尚活，更无此理，但瘀血去、胃肠健、身体安，是一事实。他如未呕吐前予病家以有虫的暗示，既呕吐后又坚病家以虫出的信心，殆精神疗法中的一种收获也。以大量的万年青迫使病家一服再服，未召运动麻痹痉挛而死之大

93

祸亦云幸矣，功云乎哉。

（五）近世学说备述

朱鼎曰：万年青素对于家兔和猫的作用，初见呼吸运动促进，后则缓慢，终则因全身痉挛而死亡，它的直接死因是由于循环系因中毒量而发生了障碍的缘故。万年青素主要作用于心脏的传导系统和迷走神经，在适量的药量，由于迷走神经的刺激，心脏搏动徐缓，由于心脏肌肉的兴奋，心脏收缩强盛，扩张完全，因之心脏每次搏动出的血液量增大，动脉系的血液量充实，因为这种关系乃得使循环恢复，使麻痹了的心脏机能再行复活。对于不协调的心脏搏动亦可调整，在应用较多的药量时，心脏搏动减少，由于血压下降，心脏收缩不完全，而发生了特有的期外收缩症状，即为中毒初期的症状。在进入中毒期，由于心脏刺激传导系的阻断与心肌的异常兴奋，脉搏急速而无规律，自心脏排出的血液量减少，血压下降，心脏乱缩，终则陷于静止。万年青素作用于平滑肌脏器，例如可使血管壁收缩，有兴奋生命中枢、麻痹运动神经纤维及横纹肌的作用。它的局部刺激和催吐作用比较微弱。它的作用比较持久，有比较强大的蓄积性。

刘绍光等曰，万年青为湿草类多年生之常绿草本，江南一带栽植甚多，名称不一。苏州等地所称千年润者，据云即系万年青，又有称为冬不凋草者，宜栽种于阴地，普通多栽于北面屋檐下以避阳光，无须加肥料，应时浇以茶汁，最怕干燥，长成者叶厚阔大而丛，有平行脉，花茎生于叶丛之中央，长四五寸，夏月开淡绿花，入冬结红或黄果，供列赏玩，婚姻喜事皆用之，产量因此较普通爱玩花草为多。万年青的品种有草边叶与玉边叶两种，玉边叶者较少，草边叶者较多，其植物学名暂拟定为 Rhodea Sinica，此物在江南一带极多，为农村副产品。丘晨波归纳日本药学博士村岛泰一氏《万年青对动物的实验记录》曰：（1）万年青素之一般现象及作用，为呼吸及循环的障碍。对家兔及猫，初催进其呼吸运动，后转为缓慢，又起运动麻痹而致全身痉挛而死，其直接死因为循环障碍。（2）其对于循环系之作用，于心脏之收缩机、发生机、刺激传导机及迷走神经，使心搏动之振幅及周期变化等，与毛地黄之作用甚相似。对于震颤心脏，可调整其不振搏动，对于因 Acetlcholine 而静止之心脏可使之继续搏动，对于因心脏麻痹毒而起障碍之心脏可复活其机能（对于血压及血液分布之作用，亦与毛地黄相似）。（3）有利尿作用。（4）作用于平滑肌脏器使肌肉收缩。（5）对于神经系统及随意肌之作用，为兴奋延髓之诸中枢，麻醉运动神经纤维及骨骼肌。（6）局部作用及催吐作用，用皮下注射发红或发炎，服食后其局部作用为兴奋呕吐中枢而致呕吐。（7）有蓄积作用，万年青素药物学的作用，与毛地黄毒素之作用性质全相同（化学性质亦极相似），其相异者为本品增加心脏之绝对力，又其用量相差甚远，万年青素之作用远较毛地黄毒素为强。其动物致死量，猫每头重一公斤，静脉注射为 0.09 毫克，家兔为 0.29 毫克，较毛地黄毒素强 3 倍，蓄积作用亦略强，但催吐作用则迟弱，局部刺激作用与毛地黄毒素略同，但对于心脏作用有相同强度之溶液其局部作用仅为毛地黄毒素之1/3，故万年青素及万年青根，可与毛地黄叶同样用作强心药。

张若霞《草药新纂》曰：治喉症，凡一切喉症、喉蛾、喉痹，俱有效，以根加醋少许取汁漱之。汪浩权曰：本品作用有三：（1）强心，用于各种热病，如伤寒、肺炎、猩红热、肺结核及其他之心脏机能不全时，为毛地黄之代用品。（2）利尿，用于肋膜炎、肾脏疾患、心机能不全等之浮肿、腹水

95

及水分潴留，并治慢性心脏病之心房震颤。（3）鲜根捣汁滴鼻，止鼻渊，和醋咽漱治咽喉急闭（急性喉头炎）。申雨时曰：药用根部，功用与毛地黄相同，能增强心脏收缩及扩张，使心搏徐缓（迷走神经刺激），有利尿作用（肾血管扩张），恶心的副作用较毛地黄弱，蓄积作用亦较毛地黄为少，为心脏机能不全及浮肿的特效药。樊天徒曰：万年青有类似洋地黄之强心、利尿作用，而无其蓄积作用，适用于心脏性水肿及心囊炎等，用量，鲜者二三钱，干者减半，武田出品之乐黛灵，即本品制剂。

（六）前人经验

1. 灵秘丹药方：治白火丹，万年青捣汁服。

2. 嵩崖杂记方：治头风，用万年青根削尖，蘸朱砂塞鼻孔内，左痛塞右，右痛塞左，两边痛者齐塞，神效。如取清水向鼻滴下者须一周时方效，名"霹雳丹"。

3. 活人书方：治老幼脱肛，万年青连根煎汤洗，用五倍子末敷上，立效。

【又方】治痔疮肿痛难行，猪腿骨去两头，同万年青入砂锅内水煮一炷香，趁热熏温洗，日3次，数日愈，永不发。

【又方】一切跌打损伤，山芝麻、橡栗树花、万年青、铁脚威灵仙共末为丸，如黄豆大，每服一丸，陈酒下。

4. 德胜堂方：蛇毒，用万年青根磨涂，渣罨皆妙。

【又方】阴囊肿大，用万年青根捣汁，冲热陈酒服，3次即愈。

5. 经验方：治缠喉风，用万年青根头切碎，打烂后汁灌下，吐出痰涎即好，倘口闭用牙刷柄撬开灌下，不吐再用发梢进喉间探之。

6. 卫生家宝方：痔疮，以万年青根叶煮汤熏洗。

7. 简便灵应验方：被狂犬咬伤中毒，以花盆内栽种之万年青连根叶捣碎，绞汁一二碗服之，腹内即有血块，从大便而出，不论久近皆治，切勿忽视，如服汁过多时可以生姜汁解之。

8. 离尘精舍方：（1）万年青根，性甘，苦寒，治头风痛，削尖蘸朱砂塞鼻孔内，左痛塞右，右痛塞左，如两边痛者齐塞之，取清水鼻涕下即效。治喉痹、咽喉急闭捣汁入米醋少许灌之，吐痰出即效，缠喉风捣汁灌之，吐出痰涎即效，如不吐者再以发梢入喉中探之即吐。哮喘、咳嗽、噎膈，为末酒服，心疼、中满、蛊胀、湿热黄疸、白火丹，为末酒服，或捣汁服，阴囊肿大，捣汁冲热陈酒服，脱肛，煎汤洗，并以五倍子末敷之，痔漏捣汁涂之，痔疮肿痛难行，同猪腿骨去两端，入砂锅内煮热熏洗，脚气煎汤洗，天泡疮、汤火伤、白蛇缠，捣汁涂之。（2）万年青叶，性苦，微甘，清胃、降火、解毒、止吐血，同红枣煎饮，坐板、痔疮，煎水洗。（3）万年青花，治一切跌打损伤，同山芝麻、橡栗树花、铁脚威灵仙汁，和为丸陈酒服之。（4）万年青子，催生，每用一粒，乳香汤下。

9. 民间验方：老幼脱肛，大便后以万年青根煎水熏洗，再用五倍子末搽之。

四、五倍子

五倍子是我国许多地区广泛生产的一种经济植物，除大量用于工业外同时也用于医药，尤其在外科方面的使用最广。我收集到的五倍子外用方剂达150余个，包括的病种也不少，有一时间我为了要探索它的疗效，曾把它的适应范围作了一个统计，把它一一用诸临床以资观察，结果总结出它对于下面的一些外科疾患如瘰背、瘰疬、鼠疮、痰核、骨关节结核、骨膜肿大、臁疮、鹅口、白喉、流痰、湿痰、腮痈、脐痈、乳痈、乳疽、乳岩、天泡疮、冻疮裂口、脱肛不收、子宫脱垂、小儿奶癣、痔疮、筋疙瘩、担肩疮、黄水疮、棒疮、鹅掌风、鱼口便毒、痒疮初起、烂脚趾蹀、绣球风、疮不敛口、走马牙疳、跌打损伤、刀伤止血除痛、一切无名肿毒等症确有其一定的疗效，尤其是瘰背、瘰疬、对口疽、骨关节结核等危险大症的疗效更为显著，是值得继承和发扬的一份宝贵祖国医学遗产，故特把它介绍出来与大家共同研讨，并附带一些我用五倍子的点滴经验。

（一）本草学说

形态：五倍子为漆树科植物盐肤木或青麸杨叶上的干燥虫瘿，前者所生称为"角倍"，后者所生称为"肚倍"（有的地方也叫"杜倍"），均由五倍子蚜虫寄生形成。形状长圆不等，大者如拳，小者如菱，皮壁坚脆，似黄色或棕色并带有少数灰白色丝状绒毛，中心空洞，带有五倍子虫的尸体及灰白色粉质，盐肤木即《山海经》所载的"构木"。李时珍说："五倍子当作五构子，因'倍''构'同音，故后世习称五倍，是简化从俗耳"。此物首见于宋初开宝六年的《开宝本草》，至今已达980余年久，因其形状与海中的"文蛤"相似，故亦名"文蛤"。肚倍、角倍的鉴别法是：肚倍呈长圆形或纺锤形束状，长1～2寸，厚不足分，表面灰色或淡棕色，质硬而脆，易破碎，断面呈角质状，有光泽，内壁平滑，内有黑褐色死蚜虫及灰色粉状的排泄物，臭。

产地：产于四川、贵州、陕西、湖北、福建、广东、广西、山东等省，以川产者为胜。

成分：主要成分为鞣质，含量不少于50%。

药理：鞣酸能沉淀蛋白质，凡皮肤、黏膜或溃疡与鞣酸接触后其组织蛋白质即被凝固，造成一种被膜而呈收敛作用，同时由于小血管被压迫收缩、血液凝结而凑止血之效。此外腺细胞的蛋白沉淀可使局部产生细微的麻醉，因此在中医外科疾患中有其特殊的显著疗效。

（二）药物功效

1. 性味：酸平、无毒。
2. 功能：敛肺，滋肠，收汗，止血，解毒。
3. 主治：肺虚咳嗽，久泻脱肛，自汗盗汗，吐衄崩漏，外伤出血，疮疡肿毒等症。
4. 禁忌：凡咳由外感，泻非虚脱及肺火实盛者均忌用。张石顽也说："若风寒外触暴嗽及肺盛者禁用，以其专收而不散也，故痰敛内盛者误用则邪聚于中往往令人胀闭而死"，并忌铁器。

（三）古代记述

《开宝本草》：齿宣疳䘌、肺脏风毒流溢皮肤作风湿癣疥痒脓水、五痔下血不止，小儿面鼻疳疮。

《本草拾遗》：脾虚泄痢，为末热易服之。

《大明本草》：生津液，消酒毒，治中日蛊毒之药。

《本草纲目》：敛肺降火，化痰饮，止咳嗽，消渴，盗汗，呕吐，失血，久痢，黄病，心腹痛，小儿夜啼，乌须发，治眼赤湿烂，消肿毒，喉痹，敛溃疮，金疮，收脱肛及小肠坠下。

又说……其味酸咸，能敛肺止血，化痰止泻，收汗，具气寒，能散热毒疮肿，其性收，能除泄痢湿烂。

解生灵病痛于倒悬

《本草衍义》：五倍子杂家亦用，口疮以末掺之便可饮食。

《丹房镜源》：五倍子佐铅。

（四）各家倍子方剂

五倍子一两，蜂蜜一两，米醋四两，共熬成膏，治发背，对口，鼠疮，骨关节结核及关节肿胀形成瘘管者俱有效，摊布上贴上患处，每日一换。（辽宁李景农）

五倍子一两，陈醋一斤，共熬成膏敷患处，治骨结核，未化脓的骨膜肿大，一切已溃、未溃痈疽，或红肿灼痛或平塌不起俱有疗效，并治乳痈。

五倍子四两，蜂蜜二两，好醋半斤，先将倍子焙黄，再加蜜同炒至干，离火冷却碾末。用时将醋熬开同药末调和成膏名"倍子膏"治已溃鼠疮及已溃未溃对口效果很好，涂纱布上贴患处，隔日一换。（河北聂舍智）

五倍子一枚，开一孔，将金头蜈蚣一条装入，用纸糊口，外再用纸七层包之，晒干后入锅中麦麸炒之，以纸黑为度，去纸研末加麝香一分再研匀，名"金倍散"，治难消难溃瘰疬神效，以陈醋调和温敷硬核处，每日一换。（金鉴）

五倍子炒为末配等分百草霜和匀，治初起三五日的鱼口以醋调敷患处，一日夜即消，甚验。（良朋汇集）

担肩疮又名担痤疮，亦名肩疖，为肩负劳动人民易患之症。毛达可《济世养生集》有方歌一首云，"倍子飞丹火内烧。炼为细末醋来调。休道世间无妙药。担肩搽上一时消"，是将倍子开一孔塞入等分黄丹，纸封上层浸湿埋入灰火中烧之，至纸焦黑时取出，剥去纸灰研细调醋敷于患处，盖上纱布，再用胶布贴牢、最多不过3次即愈。

五倍子（炒枯黑）四两，陈小粉（炒黄）二两，赤小豆

（炒）二两，乳香五钱，共研细末，名"金箍散"，亦名"铁箍丹"，敷一切肿毒、以醋调敷四围（疡医大全）

五倍子、臭小粉各等分，同炒黑研末名"乌龙膏"，治一切疮疡、无名肿毒，用醋调敷，干则以醋润之。（疡医大全）

五倍子（炒）四两，陈小粉（炒黑）一斤，当归尾二两，共为细末，亦名"乌龙膏"。治一切无名肿毒、疗疮初起，跌打损伤，用高醋调和围敷疮周。（良朋汇集）

五倍子（炒）八两，多年浮粉一斤，晒干入米醋一夜再晒干听用，蛐蜒虫三十条，同捣一处再晒再捣为末，再炒至黑色收入瓷罐备用，名"乌龙扫毒膏"。治一切痈疽、发背及已溃未溃肿毒，用时以醋调敷患处，留出疮头，盖以棉纸（现可改用纱布），干则以醋润之。（卫生鸿宝）

五倍子焙枯研末，以好醋调匀摊布上贴之，治疮不收口。（验方新编）

五倍子焙黑同猪油捣成膏，治冻疮，用时填入裂缝。（仙拈集）

五倍子二两，藤黄二钱五分，共末，治发背肿毒红肿焮痛，初起未化脓者，以醋调和围敷四周。（千金宝要）

五倍子醋浸炒后同等分吴茱萸为末，治膝痛及寒湿脚气，以米醋调敷患处。（处科钤）

五倍子一两，明矾二钱，共末，治一切已溃未溃疮疖，用井花水调敷。（备急灸方）

五倍子，明矾各等分为末，水调内服，解河豚毒。（方以贤奇效良方）

五倍子炒焦黄八两五钱，煅人中白一两五钱，白面七两，共末，名"中白散"。作接骨药有相当固定作用，用醋调敷患处。（近人验方）

五倍子二两，黄蜡二钱五分，治发背及围肿毒，用米醋调和围敷。（广笔记）

五倍子一两，密陀僧一钱，共末，治筋疙瘩，水调涂，膏盖，日久自消。（赵炳南以黑布膏治瘢痕疙瘩即依据此方而来。外治寿世方）

五倍子三枚，皮消一撮，治痔疮，以水二碗煎浓熏洗痔疮，一二次即愈。（同上）

单以五倍子一味研末治交接出血不止，以末掺之。（同上）

五倍子、明矾煎汤熏洗子宫痛不可忍，熏洗后再用末掺之。（同上）

五倍子炒末同黄蜡、百草霜融和治臁疮，摊贴患处。（万病回春）

五倍子同等分紫苏为末治金疮。（丹溪心法）

五倍子蜜炒为末，再加冰片，吹白喉片刻即有白膜脱下，有确效。（近人）

五倍子同降真香炒见油等分为末，名"一捻金"。治刀斧伤能止血、定痛、生肌，以末掺之。（近人）

单以倍子一味研末，治跌打损伤，能消肿止痛、续骨，以陈醋膏调敷。（方外奇方）

五倍子不拘多少，入香油中炸之，爆后取出研末，名"霜叶红"。治发背久不愈合有显效，用陈醋膏调如糊状敷患处，7日去，疮口自愈。（丁氏十三方）

五倍子一两，陈石灰二两，同炒至粉红色时研末，名"石灰散"。治一切疮疡，用好醋调敷。（仙拈集）

五倍子二两，枯矾二两，菊花一两，共末，同蜜制，为子宫坐药，治子宫脱垂，有100%的疗效。（近人蒋大经）

五倍子、枯矾，研末，治小儿鹅口疮，用香油调搽。（普救回生草）

五倍子研末，同陈醋调和成膏贴脐上，治小儿水泻不止。（同上）

单以五倍子炒黑研末，搽牙上治牙痛。（抄本）

五倍子去蛀末，炙干研细，以唾津调和填入脐中，外用膏药盖之，治盗汗，两次即愈，吴庚生说："此方极验，且有益无损，余尝加入等分龙骨同研为生用之，并可治梦遗精滑等症，神效非常"，陆画材则说："加入枯矾少许更妙"。（串雅编）

五倍子、白花芙蓉叶、大黄各一两，藤黄、明矾各三钱，麝香、冰片各五分，共为细末，治多骨疽，用时以米醋调为厚糊涂其四围，中留豆大一头，以醋用鹅翎不时扫之，若不扫则无效，一日夜即消，并治一切痛疖。（潜斋医话）

五倍子一两，蔓荆子一两五钱，为末名"驱风散"，功能明目去涩，治风毒攻眼，痒涩痛不可忍，或上下睑赤烂，或浮翳瘀肉浸睛，用时以水二盏，铜石器内煎汁去渣，趁热洗眼，留渣再用。此病原因大抵是阴气虚而阳因僭越于上则风淫，此味全本水气以收之故有效。（杨时恭本草述钩元）

五倍子、青黛、黄柏各等分为末，治走马牙疳，以盐汤漱洗后掺之立效。（同上）

五倍子、僵蚕、甘草各等分为末，治咽中悬痈，舌肿塞痛。以乌梅肉捣和为丸为弹子大，噙咽之其病自愈。（同上）

五倍子八两，水煮极烂，盛坐桶上熏之，治脱肛不收，待温以手轻轻托上，内服参芪，升麻等药助之。（同上）

五倍子瓦焙黄色、生半夏、生南星各等分，治湿痰流注、痈疽发背，无名肿毒等症之未溃者，用滴醋熬数沸加葱姜汁调敷患处，留头不敷，如干则以醋不时润之，至重毒症不过三四次即消。（同上）

五倍子五钱文火炙黄，煅人中白三钱，青黛五分，梅片三分，煅石膏三钱，共末收贮，治鹅口疮，用时以少许吹于舌上，日四五次。（近人用锦文）

五倍子炒茶褐色，煅人中白各一两，冰片四分，共末，

治葡萄疫攻牙腐烂，以米泔水漱净后吹之，极效。（疡医大全）

五倍子，密陀僧各等分，煅研末，治久近诸癣，以米醋调搽。（同上）

五倍子、花椒各等分，治头面花癣。煎汤在患处揩洗。（王松堂家庭经验良方）

五倍子、鸡冠花各一两，焙燥为末，加冰片少许，治痔疮，用猪胆汁调搽。（同上）

五倍子、王不留行各等分，煅研末，治久近诸癣，以米醋调搽。（同上）

五倍子一两，蜈蚣四条，生半夏一两，生南星一两，蜂蜜二两，陈醋一斤，先将倍子打碎入锅炒热后加入蜂蜜再炒，至收汗时为率，不可过焦，取起同蜈蚣（先炙过）、半夏研成细末，再将陈醋熬成膏，然后将药末加入膏中调匀即成，名"文蛤膏"。治骨关节结核、瘰疬、对口及一切痈疽、无名肿毒，未溃时用，用时将膏厚涂患处，上盖油纸，纱布扎好，每3日一换。（自拟方）

五倍子五两，蜂蜜三两，乳香五钱，没药五钱，麝香五分，冰片二钱，血竭三钱，海螵蛸三两，先将倍子打碎入锅炒干，再加蜂蜜同炒，以炒至收汗不黏时为度，不可炒得太焦，取起再同绛药共研成末备用，名"文蛤散"。用时以浓醋调成厚糊敷于患处，一日一换。（自拟方）

五倍子不拘多少，火煨为末，治中耳炎，以香油调药上之。（近人白秉东）

五倍子一枚，开一孔，装入明矾四分之三，食盐四分之一令满，用纸塞孔，外用纸包数层，水湿火烧存性研末，每钱兑轻粉一分，冰片五厘，以津唾调搽患处，治痔疮。（民间验方）

五倍子末用津调和成饼贴儿脐上，治小儿夜啼，几分钟

内即效。（民间验方）

五倍子五钱，明矾五钱，三七五分，共末，名"明矾五倍散"。治脱肛，用时以水二碗煎沸，俟温以棉蘸洗之，日数次即上，如肛脱过长者淋洗后以油纸或芭蕉叶托上，四围掺以赤石脂末，或调油搽之，如热证脱肛肿痛者可加地龙五钱，皮硝一两同煎洗之。（铁道部中医献方）

五倍子末二两，昆布末五钱，乳香末二两，没药末二两，鸭蛋子仁另研如泥，共合一处入好醋二斤八两，慢火熬成软膏状，治妇人乳岩坚硬如石，临时量患处大小摊于纱布上敷贴患处，每日内服逍遥散丸，早晚五次，每次二钱。（江苏中医验方秘方）

五倍子三钱焙黄，冰片三分，麝香三厘，血竭五分，酽醋四两，将前四味研细末，再同醋去水汽（约剩三分之一为率），冷后调入药末，治一切痈疽阳毒未化脓者，用时涂于患部，日一次。（近人徐世彬）

五倍子整个大者开一孔入银朱不拘多少，再用银箔糊口，放铜勺内微火慢慢焙之，以烟绝为度，研末放地下去火毒，敷肿毒，用时以鸡子清调和药末，务要多搅匀浓，然后蘸敷患部，自肿部由外往内围敷之，留出疮头，日三四次，治痈疽发背诸毒及一切恶疮，功能止疼，消散，破后敷之亦妙。（疡医大全）

五倍子（炒）五钱，穿山甲三钱，生军五钱，雄黄二钱五分，芙蓉叶五钱，共末，名"立消散"。治一切肿毒，以滴醋调敷，中留一孔适气，如干又搽，不过十次即消。（同上）

五倍子、白及、白蔹各四钱，生军六钱，白花芙蓉叶（阴干未经霜者）二两，共末，名"金箍散"。用鸡子清调敷四围，已溃者用蜜调敷。（冯氏锦囊秘录）

五倍子微火焙、白芷各四两，陈小粉（十年者佳，慢火

解生灵病痛于倒悬

炒微黄色）一斤，二乌、黄柏、狼毒、南星、半夏、粉草各一两，共末，敷一切大毒疔疮，用滴醋调敷四围，已溃者用蜜调敷。（疡医大全）

五倍子醋炙为末，敷一切痈疽，疮在左者用猪左脑，在右者用猪右脑同捣敷之。（疡医大全）

五倍子二两，雄黄二两，陈石灰二钱，蛇蜕一条，共为细末，治疗肉肿疮肿，红肿高起，焮热赤肿等痈症，用时以醋调匀敷于患处，每日更换一次。

【按】此方是聊城专区人民医院外科部孙世瑞、冯善福同志在 1960 年《山东医刊》第 4 期上发表的，题为《中药雄黄散治疗痈的初步报告》，文很详。且附有 8 个病例表，与前面刘文奇介绍的瘩背疮方是同一处方，仅刘方的雄黄分量是一两。刘方载于 1957 年出版的《中医验方汇选》，时间较本方为早，或许就是本方的蓝本。

五倍子五斤研末，白醋四十斤，将两物混合一名“倍子醋”，可以防治水田性皮炎。如患了水田性皮炎时即马上涂搽此液，涂药后一般在半至一天内患处的渗出液即可停止，并疼痛逐渐减少而愈。如在下水田之前先在四肢受水浸处涂药一次，涂药后皮肤即可沾着一层很薄的黑色药液，可起到预防作用，每隔三天再涂一次。

【按】此方是由广东新会县西安公社报道，据云效果良好（见 1966 年第 2 期《广西中医杂志》）。

五倍子一枚取大而完整者虾蟆草阴干揉碎，在倍子上开一小孔，将揉碎虾蟆草填蒲孔内，外包湿纸 3 层，纸外再包钱厚湿面一层，放火灰内煨之，至焦干时取出去纸研末，每末一两中加入冰片一钱再研匀细备用，对外痔破头湿烂最为有效，对其他一般痔疮发炎肿痛及手术后伤部疼痛者亦有消炎止痛，收敛之功。用法先将患部洗净后再搽药，湿烂者则干搽，如

痔只肿胀而末湿烂者可同凡士林调和成膏使用。（《临床实用痔瘘学》）

五倍子烧存性研末搽牙缝出血不止有效。

五倍子膏治拳毛倒睫：安徽医学院附属医院门诊部，郑景岐医师，根据民间治疗睫毛倒拳的验方制成倍子膏，在临床应用中获得颇为满意的疗效。鉴于此法简单有效，使用方便，故特介绍出来提供广大应务工作者采用。

处方：五倍子一两，蜂蜜适量。

制法：将倍子研成细末，加入蜂蜜调匀合成糊状，若无蜂蜜时则以醋代之。

用法：用时先以食盐水将患部洗净，然后再将适量膏剂涂于距睑2毫米处，每日一次，一般3～5次，至多十余次即可将倒睫矫正。

【按】睫毛倒拳多属沙眼治疗失时，牵引睫毛而造成，五倍子有强烈的收敛作用，用蜂蜜调制可以防止干燥，以免涂后造成病人不适感觉，醋调一般只在蜂蜜缺乏时代用，此膏涂后对眼睑皮肤及皮脂腺均起皱缩作用，使睫毛反向牵引不再倒入，唯其药理机制不明，尚有待于进一步地探讨。

五倍子、枯矾各等分为末，面糊为丸如梧子大，每服三十丸，诃白汤送下治水泻不愈。(良朋汇集)

五倍子一两，白矾三钱五分，广丹二钱，黄蜡一两，研前三味为末，将蜡熔化成丸如绿豆大，名"铁门闩"。每服成人十丸，小儿五至七丸，治水泻痢疾，红痢茶二钱，姜一钱煎汤下，白痢茶一钱，姜二钱煎汤下，如红白痢则茶姜各二钱煎汤下。(良朋汇集)

五倍子一钱，诃子一钱，芥穗三钱煎服，治久咳失音。(自用方)

文蛤四两，川椒二两，轻粉五钱，先将文蛤打成小块，

锅内炒黄色，次下川椒同炒黑色，研细，再入轻粉和匀，干者用香油调搽，湿者掺之。(外科真诠)

五倍子青盐炒二两，茯苓二两，共末为丸如梧子大，每服二十丸，治梦遗。(民间验方)

五倍子末，用菜油调搽患部，治鹅掌风，二三次即愈，搽药后当在火上烘之。(自用方)

五倍子醋浸炒，吴茱萸各等分为末，治膝痛及寒湿脚气，用米醋调敷患处。(外科大成)

文蛤三五两打碎去虫，葱白十余根，水煎淋洗患部，治肿疡焮肿，名"文蛤散"。(外科大成)

五倍子研极细末，冰片少许吹入耳中，治耳出脓水，甚效。(自用方)

五倍子一钱，青黛四钱，海蛤粉二钱，黄柏二钱，枯矾五分，共末，治湿疹发痒出水，用时先用盐水洗净患处，然后以菜油调敷待其自落，未愈再敷，但不必再洗。

五倍子，茶叶共末，治诸骨鲠，吹于患处。

五倍子研末治肿毒痈疽，调麻油搽。

五倍子一两炒，藤黄钱半，共末用醋调敷患处，治痈疽初起红肿焮痛之未化脓者。

五倍子五两，蜂蜜三两，乳香五钱，没药五钱，龙骨三两，珍珠五分，血竭三钱，麝香五分，冰片二钱，先将倍子焙干，再入蜂蜜同炒，炒至不黏手时即可，不必炒得过焦，然后再入余药共末，后入珍珠、麝、片再研和之，治脊柱结核及其他一切溃烂疮疡有效，用时以醋调敷患部。

五倍子一钱，硼砂一钱，共末，每用少许吹于患部，功能消炎、杀菌、收敛，治骨槽风、鹅口疮有显效。

五倍子、王不留行各等分，研末，治久近诸癣，用米醋调和搽于患部。

五倍子、皮硝、花椒各等分，用洗头面花癣即退。

单以五倍子一味煎水服，治糖尿病。

五倍子煅存性为末，黄丹少许，调麻油搽一切烂弦风眼、痘风眼有良效。

（五）讨　论

1. 我使用倍子方是在民国十四年（1925）间，当时我在重庆正医一位严重的发背病患者。患者是一年近50的劳动人民，整个背部溃烂，腐肉堆积颇厚，臭气扑鼻欲呕。当时在同天津张相臣先生通信中偶尔道及此事，张先生当即由函中告我一方，叫我放胆试用，说有百分之百疗效。其方是用五倍子碎成小块后同蜂蜜炒成茄子色，俟回凉时赶紧碾为细末，用时估计疮之大小，酌用陈醋煎熬成膏，摊青布上贴于患处，经二三日一换，功能化腐生新，兼治对口、鼠疮、骨关节结核及许多无名肿毒等症，并云曾经治过数十例发背、鼠疮、对口、骨关节结核大症无不愈者。我得方后即赶制一料出来应付患者，因其损害面积过大，一次竟需倍子斤余之多，初次换药时拔下腐肉黑血极多（腐肉有一市斤还多），照样再敷二次、三次，在第三次换药时腐肉即全部脱完，略有少许淡黑血水，四次药后全部肉色转红，血水亦尽，唯患部凹下成潭，当即以罗筛筛布一层药粉，不用醋调，如此连续数次新生肉芽渐平，末后以天然散加黄柏末收功。计时30余日恢复健康，极为顺手，从此以后我对倍子方剂遂产生研究兴趣，收集了百多个有关倍子方剂作为研究资料，5年之中治愈了百余例顽固大症，轻微疮疡则不计其数，证实了倍子方剂在外科门中之强大威力。

2. 关于倍子的外科方剂虽多，可是它的配伍组合却大部分相近似，如与蜂蜜同炒、用醋调和敷贴等几乎有90%的方剂都是如此。据我收集到的 150 人多个方剂中竟有 130 多个都未离开蜜醋，可见它们间的关系是怎样协同亲切。

3. 用以拌炒倍子的蜜的用量是有限度的，不可用得太多，如太多了就不容易收汗，直接影响到研磨，其法是使逐枚倍子薄薄滚上一层蜂蜜，使每枚倍子都均匀被上一薄层蜂蜜就行了，拌匀之后即放入锅（忌铁锅，以铜锅、砂锅为好）中文火加热缓缓拌炒，不可停手，俟倍子呈深黄色时即行离火，不可炒得太焦，离火之后仍然不断炒拌使其渐冷渐凝，蜜亦逐渐变成脆性，此时即抓紧时间研成细末过筛备用。

4. 倍子方剂绝大多数都是用醋调和敷贴，醋以越陈者越好，并须熬浓成为醋膏方合要求，膏的浓度大约以三斤醋熬成一斤时为适度，入药的醋以米醋为佳，麸醋效力不及米醋，但在没有米醋时还是可以使用麸醋的。

5. 又一调制方法是把倍子制成膏剂摊贴，方法是：先将倍子拌满蜂蜜入锅微火炒焦，然后把它碾成粗末再放锅中文火炒黑，炒黑之后再碾成细粉与米醋调和成团听用，一面另放适量蜂蜜于锅内煎沸，随将前项药团投入锅中同熬，不住搅拌，少时即成色泽黑亮膏药，取起贮入瓷缸放于阴凉处所听用，用时将膏摊于纱布（原用青布）上面贴于患处，这一方法虽然不用米醋调和但在前段工序中已经用了米醋，倍子敷疮除十之八九用醋调敷处，十之二三则是用蜜调敷，但也有少数方剂蜜。醋都不用、而用麻油或者蛋清调敷。

6. 五倍子剂敷疮有一特性，就是敷上之后感到黏着力太强，不易扯拔下来，因此在敷贴多次时容易使患部皮肤发生皲裂，形成浅的溃疡，极为疼痛。有了这种现象时可用蛋黄油调黄香散（是由黄柏、松香、铅粉组成）敷之以资保护，为了避免敷药黏着太牢，可于未敷药前在患部涂上一层香油或凡士林以预防之，即可减低换药时拉损皮肤之嫌。

7. 五倍子方的发源地可能是在吾国的北方，因我所知道的一些倍子方剂和使用倍子方剂的人绝大多数都是在北方，所以理想出倍子方剂的策源地可能是在北方，这仅是我个人的猜测，是否如此尚有待于进一步考察。

附：验案

①病例一：瘰疬

陈某某，女，45岁，家庭妇女。8年前在左颈部生出结核3枚，初仅荔核大，后来逐渐发展如胡桃，推之能移，两年之间扩展到胸腋，有大小不等的结核20余枚之多，有的已经穿溃，时流难闻臭水，剧烈疼痛，历时8年之久，经过多位医生治疗无效，初发生时原仅左颈，后来延及满颈累累结核，已溃者6枚，使头不能转侧。拖延如此长久原因是由于家庭经济困难，爱人系一街头流动木工（俗称过街木匠），五口之家靠彼一人生产过活，故经济极端困难，对病时医时辍而成为慢性顽固疾病，后来竟致卧床不起。当我去诊疗时见其颓败不堪，面色萎黄，身体瘦极，食欲不振，并云曾经几次寻死未遂，颈部、胸部、左腋均密布累累结核，大小不等，大者如鸡卵，小者如龙眼核，绝大部分溃烂流水，上肢有麻木感觉，心累心跳，痛苦万状。因其迁延过久，又兼营养不良，故造成气血两虚现象。当时我正收集瘰疬资料观察倍子疗效，遂自动义务治疗以观倍子效果，内给十全大补汤服，外用加味金倍散敷，至1月时症状即趋好转，未溃病核逐步消散，已溃者亦陆续腐尽脓干口敛。前后不断治疗至7个月时即全部告愈，身体亦趋好转，1年后走访未见复发，且又怀孕5月矣。

附加味金倍散方：五倍子二两，金头蜈蚣七条，松香五钱，生半夏二两。

制法：将倍子钻开一孔装入蜈蚣末，用纸多层包好糊牢，干后用麦麸于锅（不用铁锅）中拌炒，以纸黑为度，取起去纸研为细末和入松香、半夏、再加麝香二分研匀即成。

用法：以陈醋调成厚糊状敷于患处，外用纱布掩盖，胶布固定，未溃者能逐渐消散，已溃者能去腐提脓，腐尽时以加味天然散收口。

【按】《金鉴》金倍散的治疗范围是针对难消难溃的坚硬瘰疬立法的，我加入了松香、半夏二物遂适合于未溃和已溃的瘰疬需要，有时遇到瘰疬已经全溃的病则改用"鼠疮散"，疗效更专，方是五倍子用蜂蜜炒后研末，陈醋调敷患部，有时斟酌情形也适量加入广丹、冰片、麝香，腐绵多者更加入少量白砒以加强其腐蚀力量。

②病例二：骨结核

王某某，男，47岁，农民。5年前一度跌伤，愈后右髋关节一直疼痛不休，渐至足不能伸，行动困难，有一时间还卧床不起，经乡间草药医生治疗后溃穿一孔，常流臭秽稀水，在重庆仁济医院住院治疗半年亦未痊愈，后来我处治疗。用探针测瘘孔一直透骨，且有粗糙感，意味骨质已坏，且有绵管，当即以七星锭子注入瘘孔，外用加味文蛤膏敷贴，每3日换药1次，初次换药时有许多腐败物从瘘孔排出，显示孔内绵管已经腐化，到第3次换药时已不再有腐化物，在第5次换药时忽有黑灰色碎骨3片由瘘孔排出，到第6次换药时又出碎骨1片，此后即未再见骨片，清水亦已变成稠脓。前后计用七星锭子2次，文蛤膏12次，其后以天然散加赤石脂收口痊愈，疗程共40天。因其损害时间过久故愈后右足较左足为短，行走起来呈现跛态（俗称蹩子），病者虽然病历5年但食量一直未败，睡眠亦好，所以从始到终全用外治，未用任何内服药物辅助。

③ **病例三：对口**

刘某某，男，34 岁，百货店员。患对口疮，初发生时仅粟粒大，痒甚，于无意中将疮头抓破，继则麻木增大，根脚平塌不收，疮头色渐乌暗，亦不化脓，仅流血水，一天之后两项强直不能转侧俯仰，背如负石，疮形逐渐增大，恶寒发热，精神十分委顿，饭食无味，有肉陷现象，当即以五倍子膏（即张相臣先生所告之方）涂纱布上贴于患部，初时 1 日一换，3 天之后改为两天一换，敷上药时患者感到非常舒适，当夜即能熟睡，痛亦逐步减轻，共计 9 天，敷药 6 次即告痊愈，后以此方治疗十余对口患者均获满意效果。

五、毛茛

（一）本草学说

1. **别名**：水茛、自灸、猴蒜（《本草纲目》），毛建草（《本草纲目拾遗》），毛堇、天灸（《本草衍义》），回回蒜（《救荒本草》），辣辣椒（青岛），鹤膝草、老虎草、老虎脚迹草、瞌睡草（江苏、云南），大脚迹、大筒青（浙江），老虎脚底板（浙江、华南），毛芥菜、野芹菜（湖南长沙），田知母、黄花草（湖南永顺），大力草、喝水草、天灸草（福建），辣子草、毛老虎（四川）。

2. **科属**：毛茛科。

3. **产地**：我国的内蒙古、黑龙江、吉林、辽宁、河北、陕西、山东、山西、甘肃、安徽、江苏、浙江、福建、江西、湖北、湖南、广东、广西、四川、贵州、云南等地均普遍生产，日本、朝鲜及苏联等地亦有生产。

4. **药用部分**：根和全草。

解生灵病病于倒悬

5. 采集时间：四季均可。

（二）药物功效

1. 性味：辛温、有毒。

2. 功效：可治痈疽、瘰疬、疟疾、痢疾、眼病、鹤膝风、跌打损伤等症。西南民间绝大多数都用于疟疾、黄疸、鹤膝风、跌打损伤等症。

（三）用法用量

毛茛的使用方法并不一致，有的做内服，有的单用一物捣绒敷贴，有的配伍他物使成复方敷贴，现特分别介绍如下：

1. 单用毛茛法：单以新鲜毛茛一物洗净入器捣绒，取约10～20克左右敷于一定部位处，外用油纸盖上固定，到24小时后进行观察，如已有水泡发出即将敷药揭下，再用纱布包扎起来，如水泡过大时则很容易感染细菌，可用针头消毒后将头挑破，使泡内黄色液体尽量流出，然后再用纱布扎好任其自然愈合。

2. 配伍使用法：先将毛茛捣烂，再加麦粉及醋（比例为6∶4∶1）做成直径3～8厘米大圆饼（究竟做多大则以需要而定），用时贴在选定部位上，外用胶布或纱布固定之。敷药之后嘱咐病者注意局部感觉，如痒及皮肤潮红，一般3～6小时，最短的5分钟后即有蚁动感觉、3小时即可起泡，最长的则需7小时才能起泡，如皮肤已经发红即当除去敷料，将涂药部分妥为保护，勿使擦破皮肤，12～24小时后发红的皮肤即逐渐高起并逐步有水泡形成（水泡有的是大型单房性，有的是多数小泡），内有透明液体，有的则呈凝冻状，即将泡皮剪破，撒上一层肉桂粉，再用软膏药剪开数小洞贴上引流外出。在初期的三四天内分泌物特别多，有时还有脓样分泌物，因此必须每天换药一次必要时每天须换药两次，以后分泌物即逐渐减少，即改用滋膏敷贴，在两天后创面即行愈合，局部当有黄褐色的色素沉着，以后则慢慢全部消失，但有时也残留一点色素久久不去。

3. 有的则用 8 厘米见方的皮纸或油纸（现在以玻璃纸更好）在中间开一小洞（成人 2 厘米见方，小儿 1.5 厘米见方）垫于皮肤上，露出敷药部位，将捣烂的毛茛敷于露出部位（成人 3 克，小儿 2 克），上面加盖一层不吸水的油纸或玻璃纸，在玻璃纸上再加盖一层纱布，然后再用胶布或绷带固定起来，大约 30 ~ 40 分钟（小儿 20 ~ 30 分钟）时即将药取下，听其皮肤由发红而起泡，泡大者可用针刺破放出其中液体，泡小者亦可任其自行吸收。

（四）前人经验

明李时珍谓"叶及子辛、温，有毒，主治恶疮、痈肿、疼痛，未溃捣汁敷之，不得入疮，令肉烂，又愈疟人，以一握微碎敷手臂，男左女右，勿令近肉，即使成疮，涂腹破冷气"。

清邵子雨《外科辑要》老虎膏：治鹤膝风初起及黄疸、头风、眼上星。

老虎脚迹草根，打烂入蛤壳内合膝眼上扎紧、四围肿处用生白芥子末酒调涂，发泡后挑出水，结疤即能行矣，一月痊愈。

黄疸：合脐下一寸三分处。

头疼久不愈者：合两太阳穴。

眼上星：合手寸口，左合右，右合左。

觉人按：眼上星是指的眼翳。

浙江民间习用其根煎水内服治疗内伤，用根与鸡蛋煮服治星眼。

江苏民间习用根部打烂外敷消肿。

苏州民间习用全草治疟疾、痢疾、风疹等病，方法是将全草捣烂敷于手腕及膝关节处，用布包扎，俟发泡后挑出黄水即可收效。

西南地区一般均用治疟疾，敷寸口处发泡，并用内服治跌打损伤。

（五）近世经验

1. 治传染性肝炎：中医研究院中药研究所张国镇同志，于 1960 年在《中药通报》第 3 期上报道了一篇《介绍几种治疗传染性肝炎的民间药》文章，其中包括毛茛一物，除介绍了毛茛的植物形态、产地、气味外，并介绍了他的使用方法，同时还报道了杭州铁路医院及浙江中医院的 15 例临床试治成果。归纳起来，黄疸消失最快者 36 小时，最慢者为 5 天，平均为 3 天半，食欲、精神、腹痛等症状均在黄疸消失后相继好转，最快 1 天，最慢 6 天，平均 3 天。在外治 3 天后进行肝功能检查，一般均能恢复至正常标准，唯肝肿大缩小较为缓慢，并说在传染性肝炎流行时外敷毛茛还有预防作用。此外 1960 年的《浙江中医杂志》第 1 期也有 3 篇以毛茛治疗传染性肝炎的文章，且有病案报道，足证毛茛对肝炎是有确效的药物。

2. 治哮喘：王振云同志在《药学通报》上报道了一篇《一种毛茛草治疗哮喘有效》的文章，他经过 3 个月的门诊观察，效果满意，共治疗 30 例，显著进步者 21 例，进步者 9 例。采用穴位贴敷法，取天突、肾俞二穴，对严重的哮喘病每日换药一次，7 天为一个疗程，如一个疗程中未得到控制者可休息 7～10 天再进行第二疗程，为了巩固第一疗程成果，在休息期中则用塞鼻法以保持第一疗程的效果。塞鼻法是将捣烂的毛茛叶用脱脂棉包住塞入鼻腔，包的上头要敞开，下端则封死，塞20分钟即可，二鼻可交替塞，每次也是20分钟，对中度哮喘病则以3天为一个疗程，效果很好。

3. 治跌打损伤：笔者外祖父吴汉三，是贫农而兼搞迷信业务者（巫师，又称端公），他常以一味草药给人治疗跌打损伤，唯保守性强，只送医，不传方，他排行第三，故人皆以吴三爸呼之。他死后仍由舅父禹门继续送医，其方就是单用一味草药"辣子草"（当时不知此物本名毛茛），此物本草言其有毒，故皆外用发泡而不内服，但经过外祖父、舅父及笔者3代人用之并未发生过中毒现象。其用法是：将新鲜辣子草全草（亦可单用根）2～3两，捣绒后加冷开水10～15两搅匀取汁服用，轻伤每日2次，每次约2～3酒杯，以等量黄酒混合服之，无黄酒时则以醪糟（有的地区则叫做"酒娘"）糊子代之，重伤则每日3次，每次约3～4酒杯，亦可用等量黄酒合服，小儿则减量服，如不善饮者亦可用米汤冲服。因其略有辣味，故有个别人服后发生轻微呕吐，但一般皆无此现象，未破皮之伤亦可兼用外敷发泡法以辅助之。这一方法对软组织伤（如挫闪伤、撞击伤、跌仆伤等）不论新久均有良效，唯骨折无效，可见此物的内服作用是通经活血，消炎退肿。

治风湿拘挛：有一病者患风湿病，两足拘挛不伸，同时腹部膨大，身体枯瘦，卧床不起。有人告诉一方，用老虎草一握炖雄鸡食，不放盐，服5次后足遂伸直还原，腹部亦渐渐缩小还原，不惯淡食者可以放糖服之。

4. 治劳损腰痛等：上海市徐汇区中心医院骨科门诊部谢家村同志，于1965年第6期《上海中医药杂志》上发表一篇"发泡疗法治疗劳损腰痛、风湿腰痛、肾虚腰痛、膝关节风湿痛、胸壁痛、正中神经感觉麻痹、股外侧支神经损害"7个病种，是按照有关穴位敷药，并附有疗效表7个，极为详尽，并总结出如下4条问题，颇有学习参考价值。

①剪泡问题：泡皮剪除与否是一个问题，他们曾不剪除泡皮，任其自行吸收或穿刺放液，不用肉桂粉及膏药，连续抽液2~3天，再23天后创面愈合。他们在7例病人身上先后二次发泡，一次抽液，一次剪除泡皮，结果以剪除泡皮者疗效好而可靠。

②分泌液的多少问题：发泡后分泌液多少与疗效有很大关系，7例发泡后不剪除泡皮，仅抽出分泌液，但疗效较差；对剪除泡皮加用肉桂粉的患者则分泌量多而稠，疗效较好；有4个病例虽剪除泡皮，但不用肉桂粉而单用膏药则分泌较少，疗效也较差。另有3个病例泡较小，不抽液，任其自行吸收则疗效更差。

③创面愈合的时间：泡皮不剪除，不穿刺，任其自行吸收，创面愈合较快；泡皮不剪除，穿刺放液，创面愈合较快；泡皮剪除愈合较慢，而尤以用肉桂粉的最慢。

④止痛问题：外敷老虎草，局部皮肤发红发热，穿刺放液都没有大的疼痛，泡皮剪除不放肉桂粉，在疼痛程度上差别不大（4个病例），采用0.5%奴弗卡因溶液喷雾有很大帮助。

（六）讨　论

1. 《本草纲目》说："茛乃草乌头之苗，本品形状及毒性皆似之，故名。"这说明了本品虽似之而被有毛故名毛茛，有人认为毛茛是草乌头苗是错误的。

2. 陶弘景在《钩吻条注》云"或是毛茛"也是错误，苏恭对此已进行批驳，他说"毛茛是有毛石龙芮也，有毒，与钩吻无干"，但苏氏把石龙芮指为毛茛也是错误的。李时珍说："毛建、毛茛即今莹也，高者尺余，一枝三叶，叶有三尖及细缺，与石龙芮茎叶一样，但有细毛为别，四五月开小黄花，五出，甚光艳，结实状如绽青桑葚，如有尖峭，与石龙芮不同，人以为鹅不食草者大误也。"沈存中《梦溪笔谈》说：石龙芮有两种，水生者叶光而末圆，陆生者叶有毛而末锐，此即叶毛者宜辨之。照李氏沈氏说法有毛者为毛茛，无毛者为石龙芮是正确的。

3. 葛洪《肘后备急方》说："菜中有水茛，叶圆而光，生水旁，有毒，人误食之狂乱如中风状，或吐血，以甘草汁解之。"又说："毛建草生江东地田野泽畔，叶如芥而大，上有毛，花黄色，子如蒺藜"，这也是说的两种不同毛茛，其中水毛茛是有毒的。李时珍又说："茛乃草乌头之苗，《肘后方》谓之水茛，又名毛建，亦茛字音讹也，似水堇而有毛也，山人截疟采叶挼贴寸口，一夜作泡如火炼故呼为天灸，自灸"。这些文献记载都把毛茛、水毛茛、石龙芮、乌头苗、钩吻几样东西分辨得非常清楚，给后来用药者不少方便。

4. 我的使用方法和治疗范畴：我用毛茛的发泡疗法最初只是用来截疟及内服治疗跌打损伤，后来由朋友的帮助和文献的参考，遂逐步发展到瘰疬、哮喘、喉痛、黄疸、牙痛、翳障及各种肌肉关节疼痛等病型上去。这些病型在我若干年来的临床实践摸索中也得到了证实，认为确有满意的效果，在其他病种方面也作过试探性治疗，结果有的有效，有的无效。这种发泡疗法如能同针灸疗法的穴位配合我认为很有前途。我的使用方法是：将新鲜毛茛全草洗净捣绒，略加少许食盐捏成一小圆饼，敷于有关穴位上（疟疾贴寸口，哮喘贴肺俞，无效再贴中府、大杼、风池，瘰疬贴肘尖（指部位）、天应，或人迎、天池、肩井、曲池选贴，黄疸贴丹田、上脘、

119

巨阙等穴，痛的病种很多，故针对病情需要用穴），外盖不吸水的油纸一层，再用胶布固定起来，未贴药前将贴药处的皮肤用盐水洗净，再用油纸一方在当中剪一豆粒大小孔盖于贴药处，然后再将药敷上，这一措施是为了避免刺激面过大，波及无辜好肉，敷药 4～6 小时，届时揭开药物观察皮肤是否已经发红，如已发红则将药弃去，再用纱布掩盖包扎起来，再 6 小时后揭开观察，如已发生水泡则将皮剪去，撒布一层天然散再包扎之任其自愈。愈后有比较显著的色素沉着，这种色素后来自会逐渐褪去，如需急欲发泡者则可延长敷药时间，一直贴至 12 小时才揭药，如此则贴药处必有水泡发生，剪破水泡后必保持创口清洁，免致感染细菌，小儿贴药则要按照年龄大小减低药量，并缩短敷贴时间。

5. 痛的种类极多，最常见的有头痛、牙痛、腹痛、风湿性关节痛、类风湿性关节痛、风湿性肉痹痛、劳损痛（包括劳力姿势不良及由于过度劳动而引起的腰部或四肢疼痛）、外伤痛（包括由扭伤、挫伤、跌扑伤等而引起的关节、肌肉肿胀疼痛），这些痛症都是按照针灸疗法随症取穴敷贴的，按照情况也可在痛的局部发泡。

6. 发泡疗法的材料虽不一样，但发泡的作用却一样，因为发泡材料是皮肤刺激剂，对皮肤有引赤发泡的作用，只要敷药处能产生水泡就算已达目的，故发泡材料不必拘于某某一种，只要它能刺激皮肤引起发泡即可，迷信一种药物的狭隘思想应该打破。

附：喉症异功散

这也是发泡治疗白喉的一个有效方剂，是《白喉忌表抉微》中的外用附方，是利用刺激力强的斑蝥为主药，经过我多次临床使用证实确有疗效，为了说明我的使用方法，故在此处再作介绍。

处方：斑蝥四钱、真血竭三分，制乳没五分，全蝎五分，大元参五分，冰片三厘，麝香三厘。

制法：斑蝥去头足，以糯米炒黄后去米不用，除血竭外合诸药共研细末，另研血竭拌匀、瓷瓶收贮勿令泄气。凡验血竭真伪以少许磨指甲上，能红透指甲者为真，若与诸药同研则血竭飞去受到无形损失，故须另研。

用法：凡遇喉症肿痛者取此药少许置小膏药上贴之，左肿者贴左，右肿者贴右，左右俱痛者左右俱贴，均在结喉旁边软处，药五六小时贴药处即起水泡，揭去膏药用消毒针刺破水泡，排去毒液，勿使伤口见风。功能消肿止痛，险证起泡尤速。

此法能从外表拔除内毒，西医称为"外惹内效"，药虽峻烈、用法审慎、绝不愤事。

斑蝥发泡法还可治很多痛症，如膝关节痛、腰关节痛、全身关节痛、坐骨神经痛、肝脾区疼痛等都有一定效果。其使用法是将研成极细粉末，先用一寸左右见方胶布于中心剪一小孔贴于患部，然后将斑蝥粉放于所剪孔上，再用一寸见方左右胶布盖上贴稳俟其发泡。其发泡形成可分成三度。

第一度：当患者发生蚁动感时（约半至一小时）即将药料除去，当时皮肤并无色泽变化，6~8小时后接触面即有疙瘩样变稍高于皮肤，患者无明显不适，2~3天消失，不留疤痕，适用于颜面及轻症患者。

第二度：上灸料须一小时拿掉，局部有充血水肿，周围有炎症浸润，除痒感外尚有透明液，接触面有痛觉，一般7~10天痊愈，有色素沉着。

第三度：上灸料后2~2.5小时除去，局部刺痛，并出现水泡，须抽出液体，并用消毒敷料包扎防止感染，有时水泡抽后重新涨满，须再抽，约两周左右痊愈，留有疤痕。

六、臭牡丹

（一）本草学说

1. 别名：矮桐子、臭枫根、大红袍、臭八宝、臭老婆、臭八仙海棠、牡丹花。

2. 科属：系多年生马鞭草料的落叶灌木。

3. 产地：河北、河南、陕西、浙江、安徽、江西、湖北、湖南、四川、西康、云南、广东等省均产。

4. 采取：周太炎《中国药用植物志》（第3期）谓：7~8月开花，9~10月果熟，赵学敏则说是5月开花，对比来看似乎矛盾，而在成都臭牡丹确是从5月起开花，这是各地区的气候环境关系所致，并不足怪，采取以花盛开至结果这一阶段时间为最适宜。

（二）药物功效

1. 性味：性温热，味苦甘。

2. 功能：健脾、平肝、养血、消炎、解毒、化腐、生肌。

（三）用法用量

用法：本品应用范围极广，特逐项汇录以便选用。

1. 以臭牡丹、苍耳草各一大握，捣烂后新汲水调服可治痔疮。

2. 以臭牡丹枝叶一齐捣烂，敷一切痈疽疮疖即消。

3. 以臭牡丹叶煎汤熏洗脱肛，洗后再以浮萍草末掺上即可逐渐收进。

4. 臭牡丹根浸烧酒饮之可治瘰疬、未化脓者约一月时间即可消散，已溃者除内饮酒外再用粉末干掺，或同猪油调成滋膏涂之亦可，并可治疗跌打损伤。

5. 用根煎服可治肺弱、胃炎（见裴鉴《川康经济植物录》附方）。

6. 同鸡矢藤等分配合炖猪蹄服，治小儿疳疾有显效。

7. 臭牡丹花为末可治久不收口的溃烂背瘩，用时先以浓茶将疮洗净然后用末掺之，甚效，又一用法是将花的周围部分及花心分别研之，用时花周治疮周，花心治疮心，其效甚著。

8. 以臭牡丹一两，大黄一两，蜂房一两，共为细末可治背塔，用时以蜂蜜调之。

9. 臭牡丹四两炖猪蹄食之，对男子换童、女子分经有显效。

10. 臭牡丹根一两，算盘子根二两，炖猪蹄食治神经衰弱。

11. 臭牡丹花为末，淡甜酒冲服，治小儿脐眼肿胀数次即消。

12. 臭牡丹叶火上烘热贴脐眼上，治小儿疳积。

13. 臭牡丹根皮研末，每服三钱，好酒调服治杨梅初起，服后厚盖取汗，汗出透时从头撒被渐渐至足，不可骤然见风，所用衣被当一律换去方除后患。

14. 臭牡丹根叶捣至极融火酒冲服，治疯犬伤，渣以鸡子清调敷患处。

15. 臭牡丹叶晒干，不可见火研末，调麻油搽背瘩、花疮、臁疮皆效，治黄水疮更有100%疗效，以蛋黄油调搽疗效尤高。

16. 臭牡丹、数珠根、洋菊花、牛喳口炖肉吃，治失血久不愈者。

17. 臭牡丹花炖肉吃，不放盐，治火淋证。

18. 臭牡丹叶用烧酒煮后贴疤骨流疫有效。

19. 臭牡丹、酸酸草，瓦上焙干存性合过灯油捣成膏贴恶疮、背瘩及其他诸疮均有效。

20. 臭牡丹根，细料瓷瓦子为极细末，以白醋同子鸡蒸熟，用胡椒 7 粒为引服治虚劳。

21. 臭牡丹、黄荆叶、钓鱼竿、线鸡尾共捣极烂敷背花甚效。

22. 化黑散：臭牡丹一味研末，用时相度情形或干掺或调成软膏贴，功能蚀去烂如棉絮不脱的腐肉，屡试皆验。

23. 瘰疬丸：不论已溃未溃瘰疬以臭牡丹全株研末为丸，日服 3 次，用夏枯草煎浓汤送服，约四五日即略见效，轻者一月，重者 3 月即可消散痊愈，如已溃者则以十全生肌散掺之。

24. 十全生肌散：臭牡丹晒干研极细末即成，以之撒布疮疡，无论阴证阳证及久不收口，脓水淋漓、瘘管、骨疡等症皆有显著疗效，并可以皮纸捻润湿黏药插入瘘管提脓生肌。

上面之十全生肌散，可单独用也可与如意金黄散配合用。同道老友温益之，于 1951 年参加土改工作后又参加医疗队工作，在积雪满山的山区往来达半年之久，因其年老体弱抗力不够，脑中作响痛，声音杂出不一，且致失眠，经西医用溴剂治疗初则稍见效，后竟尤效，未几耳后高骨处发一肿疡，痛甚，不但影响睡眠且更妨碍饮食，以铝糖热敷时尚觉舒适，冷后则更加疼痛，于无计可施来我处问方，遂以此散与如意金黄散各半配合，用蜂蜜调成软膏敷之，当晚即能安睡，继续 4 次即肿消而愈，脑响亦逐渐消失。

1934 年夏间，小女润荷年刚 1 岁，患甲状腺肿，时予远出未归，经西医开刀后流清水，久不收口，通夜啼哭不眠，值予归来，始改用臭牡丹软膏敷之亦当晚即不啼，敷约七八次即告痊愈，妙在敷膏之后甚觉舒适，毫不啼哭，说明此药有镇痛作用。

25. 臭老婆汤：气果食病，食入则膈上刺痛，反饱作胀，饥则稍可，久成噎食，此是在饮食时大怒格食而成的一种疾病，宜服此汤。方用臭老婆（臭牡丹）根三两，勿见铁器，以石器捣烂，同大蒜12枚入一色子鸡腹内，用线缝好装入砂锅中煮三炷香时，尽一日一夜服完，勿吃饭及杂食，并有歌曰：

气果食病痛难当，食入则刺似吞芒，久久不治成噎食，臭老婆根三两良，独头大蒜十二粒，装入鸡内炖浓汤，勿食杂味尽日食，气消积化自安康。此是四川什方王光甸验方。

26. 提脓散：臭牡丹末、制乳香、制没药、麝香、冰片（以臭牡丹为主药，用时酌量加入后4物），共研极细极匀，统治一切溃疡，疗效极佳，热证可加黄连末，阴证与红肿不甚者加红升丹，去恶肉、瘘管加白降丹或双白散，各药宜施症配合。用法：疮面大者可撒布疮上，疮口小者可透入或做捻插入。

27. 金箍散：臭牡丹叶、冷饭团叶、马桑叶、鱼腥草，共研末，用时以醋调敷、治痈疽及诸般肿毒恶疮等症。

28. 臭牡丹二两，煎水服可治筋骨痛，但须连续服用。

29. 臭牡丹花阴干，瓦上焙脆研末，每一两中加冰片半分涂于疮顶，再用生军、夜交藤叶末同豆渣拌和作围药敷于四周，或加葱汁亦可，如发烧太甚者用仙方活命饮加鲜芦竹笋内服。

1963年，读者自贡市高明街，沙鱼坝二组，范成宗来函报道，据云：伊年61岁，妻王淑英在化工厂工作，脚背不慎

解生灵病痛于倒悬

被人力车碾伤（未伤及骨），用鲜臭牡丹叶与白糖捣烂敷贴，敷后并未发炎，4 天即告痊愈复工，特来函致谢。证实臭牡丹对跌打损伤有可靠效力，如伤势重者还可用根浸酒饮，俾收里应外合之效。

30. 治大病之后虚肿：同事友人甘某某爱人江某某，1933 年患严重伤寒病后全身虚肿，足部尤甚，胀破之后流水不止，不敢穿鞋，后遇一非医者告诉一方，用臭牡丹根炖猪杀口肉连汤吃，不放盐，服后不但全部消失，而且食欲增加，很快恢复健康，前后共服 5 剂，全无异味，并不难吃。

31. 臭牡丹三两，芦竹笋二两，何首乌二两，捣烂炖猪肠服，治痔疮。

32. 臭牡丹根皮洗净，遇月经期时捣烂炖酒饮之，对房事过度不受孕者服至 1 月时有效。

33. 臭牡丹叶醋煮，甘炒，捣烂皮纸摊贴，治瘰疬溃烂。

34. 臭牡丹叶、冷饭团叶、马桑叶、侧耳根，共末名银箍散，治痈疽诸般肿毒恶疮，用时以醋酒调敷。

35. 臭牡丹花为末，治背瘩久不收口，用时干掺患部。

【按】臭牡丹为至便、至贱、至验之药，随处可得，俯拾即得。在外科方面的疗效胜过一切名贵异药，掺敷疮上妙在毫无痛苦，感到舒适，最便农村，是值得推广的有效药物。

（四）古代记述

《天宝本草》：臭牡丹味本温良，专补肾肺两虚弱，足力不如用之当，能治头晕更医疮。

《草木便方》：矮桐子根温苦甘，清理虚火治牙关，大肠有疾强筋骨，补中益气是灵丹。

《分类草药性》：臭牡丹，味淡苦，去心用皮，女病补气，治枯咳，补虚损，健脾、炖乌骨鸡吃大补中气。

《农草合编》：矮桐子，味甜，性温热，治跌打损伤及妇女血气痛。

七、何首乌

（一）本草学说

1. 异名：夜会，交茎，地精，赤葛，疮帚，山奴，野苗，山采，山柏，山翁，金香草，藤名九真藤、夜交藤，桃椰藤，马肝石，红内消，山精。

2. 科属：是显花植物部、被子门、双子叶纲、离瓣花类蓼科的蓼属。

3. 种类：本品有白色、赤色、黑色等3种，但所含成分则大致相同。

4. 产地：各地皆产，而以四川、云南、广西等地为最著，陈仁山谓药物产广东德庆者为正，北江、廉州等地亦有出产，而以广西南宁、百色为最多，唯味皆涩，不及德庆产者和蔼甘馨带有微甜，功专养血，故凡用首乌者皆取补血作用也（这说明了所含鞣酸成分太多）。南宁首乌用乌豆煲透，用刀切之不数片刀即蓝黑，用舌舐之即将舌苔撮起，味涩、其质瘦极，服之不劫血即幸，尚望其能补血乎？唯德庆产者则不然，味和蔼甘香，且带微甜，刀切不蓝，入口不撮舌，其能养血也无疑。

5. 采取：春末、夏中、秋初3时，候晴明日兼雌雄采之，乘湿以布帛拭去泥，勿损皮，烈日曝干。张始生谓其藤上纹直者下必为大首乌，藤上有横纹者其下必尽为小首乌，其横纹为大首乌之筋，牵连起来，首乌之根须上皆为小首乌。设一大首乌有根须数百，则小首乌亦有数百，而大首乌因以烂化，故所余尽小首乌，其藤上横纹亦为小首乌，此乃营养少及于藤之症。

6. 修治：凡使首乌皆忌铁器，采得时用布拭去土，曝干，苦竹刀切，米泔水浸，臼捣或切片后入甑蒸，曝干备用。李时珍曰：近世治法用赤白首乌各一斤。竹刀刮去粗皮，米泔浸一夜切片，用黑豆三斗，每次用三升三合三勺，以水泡过，砂锅内铺豆一层，首乌一层，层层铺尽蒸之，豆熟取出豆，将首乌晒干，再以豆蒸，如此九蒸九晒乃止。又张始生曰：鲜首乌欲制成熟首乌者向有一习惯法，以红首乌一百斤置锅中，和以皂矾二升同煮，则首乌即不致有裂纹，首乌煮一度即足，制药者加矾一取其不有裂纹，二取其分量不致有巨量的减轻，如不加矾则二百五十斤的首乌将变为一百斤矣，红首乌味本微涩，一加皂矾则味变微酸，盖首乌外为矾涩束则内气不能外达，又久浸水中则发酸矣，是盖渔利者之所为。

规以学理殊属荒谬（盖已变成鞣酸铁矣），又一治法则置红白首乌于一笼中，一层首乌一层野料豆，如是层层相间，大蒸笼可容四五百斤，小者可容百十斤。自正月蒸起至六月时止，蒸成之后气味极为甘芳，毫不觉酸。选料时红白首乌皆须用鲜者，设用经矾石煮过的首乌蒸之则味仍酸涩，永不甘芳，故首乌的优劣尝其味即可决定。且鲜者经六月的蒸成，剖开则内甚光亮，色黑而阴天不坏，矾石煮过者其色不黑，苟和以熟地汁则色亦黑，简言之红白首乌与野料豆同煮而味甘芳者为真，若酸涩者为伪，此绝不错误。

（二）药物功效

1. 性味：味苦，涩，性微温，无毒。

2. 功能：补肝肾，敛精髓，助消化，生血液，固腰膝，除风湿，愈虚疟，疗痈肿，乌须发。

3. 主治：（1）因其含卵磷脂及有促进血液新生与发育的作用，故为滋养强壮药，对于贫血、久疟、神经衰弱、性机能减退、病后津枯、腺结核、佝偻病、虚性便秘及老衰病后的恢复期等有效。

（2）因其有轻度刺激肠管壁、使肠管蠕动旺盛的作用，故为轻泻药，对于消化不良、食物经常停滞于肠管内因而便秘者及因毒滞肠管因而下利者有效，尤其对于病后津枯及老衰者的虚性便秘更有显著功效。

（3）因其有消炎散结作用，故外用对于瘰疬、痈肿、五痔等有效。

（4）因其有收缩血管作用，故适用于吐血、便血。

4. 用量：生用于煎剂者每次可用三钱至一两制为丸剂者，一日量可用四至五钱（指丸中含有的首乌量言）。

5. 禁忌：（1）外感风寒及便溏者忌用。

（2）忌诸血、无鳞鱼、葱蒜、莱菔、铁器等。

（3）忌与桂附等燥药同用。

（4）一云同地黄能伏朱砂。

（三）古代记述

大明《日华诸家本草》曰：久服令人有子，治腹脏一切宿疾、冷气、肠风。王好古曰：泻肝风。陈自明曰：痈疽病毒，赤首乌煎酒服。缪希雍曰：久服令人有子，散瘰疬、消痈肿、除肠僻、五痔、乌须发，并妇人产后带下诸疾。李时珍曰：茎叶外用治风疮疥癣作痒、煎汤洗浴，内服养血益肝、固精益肾、健筋骨、乌须发，为滋补良药、不寒不燥，功在地黄、天冬之上。嘉靖初，邵应节真人以七宝美髯丹上进世宗肃皇帝服饵有效，连生皇嗣，于是何首乌方遂大行天下。

张石顽曰：大肠风秘、久疟、瘰疬、痈疽、背疮、能养血、益肝、固精、益肾、乌须、黑发。黄宫绣曰：滋水、补肾、黑发、轻身。蓝芷庵曰：久服延年、耐寒；且味涩苦入肾为君，涩精、坚肾气、止白浊、缩小便、入血分、消痰毒，治赤白癜风、疮疥顽癣、皮肤瘙痒、截疟，治痰疟。陈惠亭曰：功专消痈肿、益精髓，得当归、枸杞、菟丝、芝麻、骨脂，固精延年；得胡麻治大疯疠疾。黑豆与首乌拌匀，铺椰瓶，入砂锅九蒸九晒，用茯苓为使。

《开宝本草》曰：主瘰疬，消痈肿，疗头面风疮、五痔，止心痛，益血气，黑髭发，悦颜色，久服长筋骨、益精髓、延年不老，亦治妇人产后及带下诸疾。苏颂曰：本名夜交藤，以何首乌服而得名。于春末、夏中、秋初之时，候晴明日兼雌雄采之，烈日曝干，散服酒下良，采时尽其根，乘湿以布帛拭去泥土，勿损及皮，密器贮之。每月再曝，凡服偶日，二四六八日是。服讫以衣覆汗出，导引尤良。忌猪羊血。叶天土曰：补脾益肾。

固精养气、补肺虚、止吐血，兼治肿疾、调经安产。汪颖曰：能止诸疟。大约疟邪入阴分久为而不解者必须此物，毒痢下纯血诸药不效者亦用之。

唐元和七年（818）僧文象遇茅山老人传何首乌事，李翱遂根据此传说而作传曰：何首乌者顺州南河县人，祖名能嗣，父名延秀，能嗣本名田儿。生而阉弱，年五十八无妻子，常慕道术。随师在山，一日醉卧山野，忽见有藤二株，相去三尺余，苗蔓相交，久而方解，解了又交。田儿惊讶其异，至旦遂掘其根归，问诸人无识者。后有山老忽来示之曰：子既无嗣其藤乃异，此恐是神仙之药何不服之。遂杵为末空心酒服一钱，七日而思人道，数月似强健。因此常服，又加至二钱，经年旧疾皆痊，发乌容少，十年之内即生数男，乃改名能嗣。又与其子延秀服，皆寿百六十岁。延秀生首乌，首乌服药亦生数子，年百三十岁发犹黑。有李安期者与首乌乡里亲善，窃得方服其寿亦长，遂叙其事而传之云。《本草纲目》曰：五十年者如拳大号山奴，服之一年发髭青黑。一百年者如碗大号山哥，服之一年颜色红悦。一百五十年者如盆大号山佰，服之一年齿落更生。二百年者如斗栲栳大号山翁，服之一年颜如童子，行及奔马。三百年者如三斗栲栳大号山精，纯阳之体久服成地仙也。

（四）近世学说

张山雷曰：首乌之根入土甚深，而藤蔓延长极多且远，能入夜交缠，含全阴之气，具有凝固能力。所以专入肝肾，补养真阴，味固甚厚，稍兼苦涩，性则温和，皆与下焦蕴藏之理吻合，故为填益精气，备有阴阳平和作用，非如地黄之偏于阴凝可比。据李翱何首乌传则自唐时始知其用，有赤白二种。遂以为即入血入气之分，用者必兼而用之，亦即调济阴阳两得其本之至理。

《开宝本草》谓治瘰疬、消痈肿，疗头面风疮，盖以根入深土、藤交远蔓，故能有宣通经络之效，且赤者直入血分故尔。李濒湖谓外科呼为疮帚及红内消，斗门方亦有专治瘰疬结核一条，且谓根如鹅卵，亦类疬子，恐未免近于附会，又谓治五痔，止心痛，益血气，黑髭发，悦颜色，久服长筋骨，益精髓，亦治妇人产后及带下诸疾，则皆以养阴补血为义，无甚深意。大明谓治腑脏一切瘤疾冷气，又无非温润以补五脏耳。张石顽谓其性秉阴中之阳，以产于南方者为胜，若北产则虽大不足珍，以其地偏于阴，无阳生之力，立论虽新，却亦有理，又谓治津血枯燥、大肠风秘，以鲜首乌数钱煎服即通，以其滋水之性最速，不即封藏即已下泄，与苁蓉之润燥通大便无异，盖鲜首乌生气，未涩通络，走窜之力愈强，故有此效，凡虚疟日久不止，并无痰湿积滞者，重用生首乌加入补中益气汤内，振动脾胃清阳之气，亦甚有捷效，此不仅取其涩味可以固肠，亦以生用力速宣布脾肠亦易得力耳。若欲其专补下焦厚重有力，则必须以蒸以晒，方能味厚入阴，填塞善守，正与生用之利于速行者两得其反，此皆以天然的惰性而不别其效力，吾国药学的精义即尽于此。李龙文曰：为滋养性强壮药，常用于贫血症。

神经衰弱症及老人虚人的虚性便秘用之最宜，牟鸿彝曰：为强壮补精药，适用于神经衰弱、老衰脑病、阳痿不举、梦泄精滑、痛疽及颈淋巴腺炎等病，唯本品的功效迟缓，必须长久服用、持以恒心，方可发挥作用。如偶尔一服或者一曝十寒，则不如不服。叶橘泉曰：为滋养强壮药，能促进血液的新生及发育，对于老衰病后恢复期有效。郭若定曰：为滋养强壮剂，用于贫血症、神经衰弱症、性机能减退病以及久疟、腺结核慢性风痹、溃疡疮毒等症，久服之方有效，藤名夜交，多用于不寐症，生用有缓下作用，故用于病后津枯及衰弱老人之虚性便秘最宜。周志林曰：此药为强壮剂，治贫血症与神经衰弱，入胃即能助胃的消化，至肠使分解而被吸收，经此分解后之特效糖素入血能促进血液中之醇素作用，供细胞之新陈代谢作用增速。胡光慈曰：何首乌含卵磷脂、氧化甲基蒽醌、脂肪、淀粉等，为滋养强壮药，或谓卵磷脂有强大磷滋养神经作用，开宝之益血气，黑髭发，悦颜色，久服养筋骨，益精髓，皆其滋补血液神经之功也。主瘰疬、消痈肿，疗头面风疮，治五痔，止心痛等。除用作强壮药外，另有消炎、消肿、镇痛等作用，临床尚少实例可资证明。治妇人产后带下，旧谓其味涩强收敛，是本品有收缩制泌作用。又曰，本品以滋养补血、强壮神经为其主要作用，可用于贫血、神经衰弱及一切衰弱症疾患，昔人传说首乌千年成人形，服之可驻颜不老，虽属神说，然其滋养强壮之功当不弱也。又有用以治久疟不解者，旧谓为邪入阴分，实乃用其滋养强壮作用，增进体力以制止久疟。曾以其藤作滋养安眠药，治贫血性心悸失眠有卓效。朱霖曰：何首乌根中含有卵磷脂3.74%，氧化甲基蒽醌1.78%，脂肪3.14%，淀粉量最多有45.15%，本品因其含卵磷脂，所以它对于神经系的滋补极大。薛明剑曰：居停荣德生先生服何首乌已久，故虽终年操心于实业毫不觉倦，六旬许老人望之宛若中年，前居停荣宗敬先生操劳过度，遽患中风，诸医棘手，后经其荣德生之劝，近亦常服首乌，精神因此倍增，衰象全去，即世交中如浦文汀先生亦服之而效。作者自前年病后近亦间服之，觉其确有恢复精神之效，至其最易测验者即服后终日不觉口渴，是其特征。

记李真一师服何首乌事：作者在十几岁时曾在重庆搞过一次何首乌制炼工作，所用黑豆另是一种，不类一般用者。那时重庆走马街天符庙中，有一眼科专家李真一医师，住在庙中行眼科业务历30年，颇赋时誉，远至数百里者皆由肩舆抬来求诊，大都欢喜而去。李师用药与众不同，麻黄、细辛、羌活、防风分量动辄四两半斤，四味大发散、八味大发散，就是李师的两个常用药方。我于宣统一年时由乡人谈镇雄君介绍拜列门墙，故而他是我学医的第三位老师。他不但精于眼科，并且深通玄学，每晚有2/3的时间都在床上盘膝打坐，睡眠时间很少，每天必服何首乌丸，在每年的秋末冬初时都要制药一次以供一年之用。我拜门不久时就值李师制药，因此我曾以全副精力来协助李师蒸制首乌。其法是用大蒸笼4只，将洗净去皮的首乌逐层铺入笼中，每铺一层首乌，又撒上一层黑豆，4只蒸笼可容400斤何首乌，铺好之后层层叠在锅中，文火蒸之。每蒸一次又取出日晒一次，晒后又换新黑豆入笼复蒸，如此九蒸九晒之后再同黄精（黄精也要九蒸九晒，只不加黑豆）、牛膝、补骨脂、枸杞子、白茯苓、菟丝子、女贞子、黑芝麻、胡桃肉，碾成细粉贮存，陆续用炼蜜做成如弹子大的丸药备用。除首乌黄精外，余药皆各有其不同的制法，如何制的已不能完全记忆了。配和的分量大致回忆得起，首乌、黄精、芝麻、胡桃4物最多，余药都用的比较少，做成的药味道颇佳，几乎吃不出药味来。所用的首乌、黄精、黑豆3物，都由一位专挖草药的人由南川方面运来，每年送药一次，送药已20余年。送来的黑豆是野黑豆，不是家黑豆，小如莱菔子，通体漆黑，据说此种黑豆温补力量甚大，前几年时在成都的草药肆中也曾见到此物，土人呼之为野黑豆，或野风豆，听说多产生于乡间的荒野坟地等处。豆荚类绿豆，每一荚只有三四粒种子，过去常有农民由乡间携来成都出售。今年作者拟买十来斤蒸制首乌，殊走遍各草药肆皆无从购得，原因是农民已普遍入社，每人都有一定工作，已很少有人来搞这吃力多而收获少的副业了。李师吃饭有定量，每日3餐，每餐只食米饭一小碗，其余皆靠丸药来做补充，故而丸药几成了李师的正常粮食。作者拜列门墙时李师已96岁，但面貌只类50许人，双瞳炯炯，不戴眼镜能在菜油灯下写蝇头小字，须发纯黑没有一茎白。据云在60岁前时须发皆已全白，到60岁后遂又逐渐转黑，满口牙齿全好尚能吃干蚕豆。这种健康长寿收获一方面由于师的内养功深，但另一方面何乌丸也发挥了它的巨大作用。现在考察起来，李师所服之方是已加味的七宝美髯丹，从此看来明世宗皇帝服七宝丹连生皇嗣的传说当是事实。《眼科宜书》是李师的一册方剂备忘录，不是师的著作，我拜门后也照录了一册，并由李师题有"眼科仙方"4字，内面的方子比现今流行本多，且有几个丹药外炼方法，现在仅有人知的紫金丹即是由李师传出，惜乎此册已早毁于火。辛亥冬（1911）四川保路同志军兴，不但全川鼎沸，而且还有许多省份的革命工作者借此机会响应起义灭清。李师的三世兄（已年六旬）乃从贵州正安家乡地方赶来重庆，接师回乡避难，初李师不愿离开重庆，嗣经世兄再三请求说服乃匆匆束装就道，临行时曾约定俟大局平定后决再来渝，可是去后竟从此没有消息。别时并贻我不少眼科丹药，及家常什物，《眼科宜书》中的两个大发散，如善于掌握对于外障眼疾确有立竿见影之效，且也未见过因分量重而发生事故的。荆小俦同志曾前后3次在《中医杂志》及《上海中医药杂志》作过介绍，但未提出李师名讳，今特附带在此作一补充，以免愈久而愈失依据。

（五）前人经验（复方类）

1. 七宝美髯丹邵应节真人方

何首乌赤白各一斤　牛膝八两　先用米泔水将首乌浸一日夜，以竹刀刮去粗皮，切作大片，用黑豆铺甑中，却铺首乌一层，每铺豆一层都铺牛膝一层，重重相间，上以豆覆之，下用火蒸，以豆熟为度，去豆晒干，次日如前用生豆蒸，如法蒸七次后去豆备用。

破故纸半斤　酒浸洗，用黑芝麻同炒，至无声为度，去芝麻用；

白茯苓半斤　黑牛乳浸，晒干蒸；

菟丝子半斤　酒浸一宿，洗晒干，蒸三次。

枸杞子半斤去蒂。

上共为末，炼蜜为丸，龙眼大，每日空心嚼3丸，温酒，或米汤，淡盐汤下，制时不可把铁器。

按又一方多当归一味。

2. 何首乌丸

李时珍谓宋怀州知州李治，与一武臣同官，怪其年70而

解生灵病痛于倒悬

轻健，面如渥丹，叩其术则服何首乌也。乃传其方，后治得病，盛暑中半体无汗，已 6 年。窃自忧之，造丸服至年余，汗遂浃体，活血治风之验也。方用：

赤白首乌_{各半斤} 米泔浸三日夜，竹刀刮去皮切焙，石臼为末，蜜丸梧子大，每饭前酒下 50 丸。

3. 又何首乌丸

《和济局方》名服食滋补何首乌丸，专壮筋骨，长精髓，补血气，久服黑须发、坚阳道，令人多子，轻身延年，月计不足，岁计有余。

何首乌_{三斤} 铜刀切片，干者以米泔水浸软切之；

牛膝_{去苗一斤} 以黑豆一斗淘净，用木甑铺豆一层，铺药一层，重重铺尽，瓦锅蒸至豆熟取出，去豆曝干，换豆又蒸，为此 3 次为末，蒸枣肉为丸，每服三五十丸，空心温酒下。

4. 又何首乌丸_(疡医大全) 治膝窠疮

何首乌_{四两} 蔓荆子_炒 威灵仙 荆芥 防风 车前子炒炙甘草_{各二两}。

上研末，水法丸，如梧子大，每服一钱五分，早晚淡酒送下。

5. 郭恭寿赤白首乌丸_(集古良方)

八九月采赤白首乌各一斤，以竹刀削去皮，切碎拌匀，用米泔水浸一夜，滤出晒干，以人乳拌匀，其乳须用养男孩者、不用女孩者，将黑豆铺在甑内，加何首乌在上蒸熟，又冉晒十分作二次，用去皮红枣煮熟去核，同首乌捣为丸，如梧桐子大，每服 100 丸，空心淡盐汤下，制时忌铁器，莱菔及诸物之血。

6. 何首乌丸_(证治准绳)治肺风鼻赤面赤

何首乌_{一两五钱}，防风、黑豆_{去皮}、荆芥、地骨皮_{各一两}，桑白皮、天仙藤、苦参、赤土_{各五钱}。（一方有藁本_{一两}）共末，炼蜜为丸，如梧子大，每服三四十丸，食后茶清送下。

7. 何首乌散_(灵苑方)治疟疾滞去后寒势不止，至夜尤甚者，生何首乌_{五钱}、青皮、陈皮、炙草_{各一钱}。

以生姜_{七片}　大枣_{三枚}　水煎，露一宿，清晨热服。

8. 何首乌散_(卫生宝鉴)

治脾肺风毒攻肿，延成癣疮，甚至肩背拘急、手足酸裂，肌肉顽痹及紫癜、白癜、顽麻等风。

何首乌、荆芥穗、蔓荆子、威灵仙、防风、炙甘草、蚵蚾草各等分研末，每服一钱，食后温酒或沸汤调下。

9. 何首乌散_(证治准绳)

治妇人血风、骨节疼痛，或手足麻痹、腰胯沉重。

何首乌、羌活_{去芦}、当归_{去芦炒}、赤箭、附子_{炮去皮}、桂心、赤芍、川芎、羚羊角屑_{各七钱五分}、威灵仙、牛膝_{酒浸各一两}、防风_{去芦五钱}

上研末，每服二钱，不拘时，豆淋酒汤下。

10. 何首乌散_(证治准绳)

治疠风癫疾。

何首乌_{二升}米泔浸七日，夏月须逐日换水，用竹刀刮令碎，九蒸九晒，胡麻子_{四两}九蒸九晒为末，每服二钱，食前温酒或薄荷调下。

11. 何首乌酒

预防中风。

何首乌_{半斤}　制成药酒饮之。

12. 何首乌饮

治久疟热多夜甚者。

生首乌_{一两}，北柴胡_{三钱}，黑料豆_{三钱}，细青皮_{钱半}，肥知母_{二钱}，乌梅肉_{钱半}，炙甘草_{钱半}。上为煎剂，一日数回分服。

解生灵病病于倒悬

13. 董文敏延寿丹(浪迹丛谈)

梁章钜曰：前明华亭董文敏公，有久服之延寿丹方，公年至耄耋精神不衰，皆此丹之力也。传之我朝服者亦不乏人，俱能臻老寿，享康强，腰脚增健，真却病延年之妙方也。

大何首乌取赤白两种，先用黑豆汁浸一宿切片晒干，又用黑豆汁浸一宿，次晨用椰木甑，桑柴火蒸 3 炷香火，如是 9 次不可增减，晒干听用，各后群药若干雨，此味亦若干两。

菟丝子，先用清水淘洗 5 次，取沉下者晒干，逐粒拣去杂子，用无灰酒浸 7 日，入甑蒸七炷香时晒干，如是者 9 次，晒干为末一斤听用。

桑叶，四月采人家所种嫩叶，以长流水洗净晒干，照豨莶法 9 制为末八两听用。

豨莶草，五六月间采，用长流水洗净晒干，以蜂蜜同无灰酒拌匀，隔一宿蒸三炷香久，如是者 9 次，晒干为末一斤听用。

女贞实，冬至日采园林腰子样黑色者，装于布袋，挤去粗皮，酒浸一宿，蒸三炷香时晒干，为末八两听用。

忍冬花，四五月采取阴干，照豨莶法 9 制之后晒干，为末四两听用。

川杜仲，用厚者去粗皮，以青盐同姜汁拌炒断丝八两听用。

怀牛膝，用怀庆府产者去根芦，净肉屈而不断，粗而肥人的为雄，酒拌晒干八两听用。

以上杜仲、牛膝、银花均不为末，待首乌蒸过 6 次后不用黑豆汁拌，单用银花、牛膝、杜仲 3 味，同首乌拌蒸晒 3 次，以足 9 蒸之数。

熟地，取钉头鼠尾、原枝大枚者，晒干为末四两听用。

按以上共七十二两，合首乌亦七十二两，再合旱莲子煎

138

膏一斤、金樱子煎膏一斤、黑芝麻煎膏一斤、桑椹子煎膏一斤，同前药味一百四十四两，捣数千杵为丸服之，如膏不足以蜂蜜补充之

加减法：阴虚人加熟地一斤，阳虚人加人参、黄芪各四两，去熟地，下元虚人加虎骨一斤，麻木人只加天麻、当归各八两，头晕人加元参，天麻各八两，肥人多湿疾者加半夏、陈皮各八两，各药加若干数，则首乌亦加若干数。

14. 延年益寿不老丹_{蒉竹堂集验方}

乌须黑发、延年延寿、填精补髓，阴虚阳弱无子者，服至半年必能得子，极效。

何首乌_{赤白各一斤}，竹刀刮去粗皮，米泔水浸一宿，用黑豆_{三汁}，水泡胀、每豆一层，首乌一层，重重铺叠，用砂锅竹甑蒸之。以豆熟取出首乌晒干，又如法蒸晒九次听用。

赤茯苓一斤用竹刀刮去粗皮为末，用盘盛水将末倾入水内、其浮在水面的筋膜不用，沉底者留用，湿团为块，用黑牛乳5碗，放砂锅内慢火煮之，候乳尽入茯苓中为度，仍碾为末听用。

白茯苓，制法同上，一斤。

怀山药，姜汁炒为末净四两。

川牛膝，去芦酒浸一宿，晒干为末，净八两。

甘枸杞，去梗，晒干为末，净四两。

川杜仲，去粗皮，姜汁炒断丝为末，净八两。

破故纸，去土炒，酒浸生芽捣为饼，晒干为末，净八两。

上药不犯铁器，称足和匀，炼蜜为丸，如梧子大。每服70丸，空心盐汤或酒下，忌莱菔、牛肉。

15. 七宝丹蒉竹堂集验方

此丹性极和平，不热不寒，服之固元气，生多男，及茎生未举男子或屡举不育者，服此均可一索得男，且不夭阉，

139

全其天年。余效则耐饥劳，美容颜、黑须发，随服随效。

鲜赤白何首乌_{各半斤}，用竹刀刮去粗皮切片，米泔水浸一宿，用黑豆五升浸软，一层豆一层药，密盖炊熟，九蒸九晒，天冬_{三两}　麦冬_{三两}，酒浸一宿，晒干捣末。

白茯苓_{五两}，去粗皮，切片，酒洗晒干捣末。

川牛膝_{去芦三两}，酒浸一宿，晒干为末。

菟丝子，酒浸一宿，洗去泥捣饼，晒干二两。

枸杞子_{三两}，去梗，晒干为末。

黄柏_{五两}，去皮，盐酒浸一宿，炒褐色。

怀生地_{三两}，酒浸一宿，捣膏。

当归_{二两酒洗}，人参_{二两去芦}，山萸_{去核三两}，山药_{二两半}。

上 15 味，共为末，炼蜜为丸，如梧子大，每服 60 丸，空心盐汤或酒下。

16. 神验百子丸_{（蒙竹堂经验方）}

何首乌　赤白各半斤，先用米泔水浸二日夜，竹刀或铜刀刮去粗皮、切片略晒干，莫犯铁器，用黑芝麻匀蒸一次，晒干芝麻，再用乌羊肉切成片，去筋膜油腻拌匀，蒸一次，去羊肉晒干，再用极好一灰酒浸湿蒸一次，四用黑豆一层，首乌一层，又蒸一次，去豆晒干，次次蒸法，俱用砂锅椰瓢拌匀蒸透熟为度，晒干拣净用石磨磨成细粉，以斤为主。

熟地、天冬，二味用生姜自然汁浸二日夜，晒干。

人参_{去芦净五钱}、生地、麦冬，三味用无灰酒浸一夜取出，再用米泔水浸一日夜，取出晒略干。

上 4 味俱用石磨磨如泥浆，用杏仁去皮尖煎汤化开，滤出渣滓再磨，磨尽如澄水粉样，待澄清时撇去清水，将药粉晒干为末各一两。

白茯苓去粗皮为末，用童便去浮筋，用沉底者，浸一日夜晒干，研末四两。

地骨皮，去骨，用无灰酒浸一日沪出，研末一两。

川牛膝，去芦，用无灰酒浸一日夜滤出，研末二两。

上9味俱为细末，用无疾妇人养男孩子的好乳六两，炼蜜为丸。

如梧子大，每次用无灰好酒送下五六十丸，晨昏各进一服，忌诸血、豆腐、莱菔、大蒜、莲藕、败血等物。

按以上3方皆从七宝美髯丹化裁而出，故其作用亦大致相等。

17．何首乌饮（证治准绳）

治打折筋骨，初时便宜服此药。

何首乌、当归、赤芍、白芷、乌药、枳壳、防风、川芎、陈皮、香附、紫苏、羌活、独活、肉桂、甘草、薄荷、生地。

上水煎，入酒和服。疼甚者加乳香、没药。

18．何首乌酒（医宗金鉴）

治大麻风。

何首乌四两、归身、归尾、山甲炙、生地、熟地、虾蟆各一两，侧柏叶、松针、五加皮、川乌汤泡去皮、草乌同上各四钱。

将药入夏布袋内，用黄酒二十斤，用药袋入坛封固，重汤煮三炷香，埋窖7日，开坛口取酒时饮之，令醺醺然作汗，避风。

19．何人饮（景岳全书）

截疟如神，凡气血俱虚、久疟不止，皆可服用。

何首乌、人参、当归、陈皮、煨生姜，水煎服。

（六）前人经验单方类

经验方：治骨软风、腰膝疼、行履不得、遍身瘙痒。何首乌，大而有花纹者，同牛膝剉，各一升，以好酒一升浸一

解生灵病痼于倒悬

夜曝干，于石臼中捣末蜜丸，每日空心食前服三五十丸、兼治风疾火疟不愈。

斗门方：治瘰疬或溃或未溃及烂至胸前者皆治之，用何首乌根洗净，日日生嚼食之，并取叶捣涂，数服即止，久服并能延年黑发。

积善堂方：壮筋骨，长精髓，久服乌须发，坚阳道，令人多子，用赤白首乌各半斤，以极大者为佳，八月间采，以竹刀刮去皮切片，用米泔水浸一宿晒干，用壮妇男孩乳汁拌晒三度，候干，木臼捣为末，以密云枣肉和末为丸，如梧子大，每服 20 丸，每 10 日加 10 丸，至百丸止，空心温酒盐汤任下。一方不用人乳。

笔峰杂兴方：何首乌雌雄各半斤，分作四份，一份用当归汁浸，一份用生地黄汁浸，一份用旱连汁浸，一份用人乳浸 3 日，取出各曝干瓦焙，石臼为末，蒸枣肉和丸，梧子大，每服 40 丸，空心百沸汤下。

又方：何首乌、甘菊花、枸杞子、地黄、牛膝、赤白茯苓、天冬、桑椹、南烛子，功能益精血、乌须发、驻颜延年。

圣惠方：治大疯疠疾。何首乌，大而有花纹者一斤，米泔浸 7 日，九蒸九晒，胡麻四两，九蒸九晒为末，每服二至四钱，酒下，日 2 次。

水类铃方：宽筋治损。何首乌十斤，黑豆半斤同煎熟，皂荚一斤烧存性，牵牛十两炒取头末，薄荷十两，木香五两，牛膝五两，川乌头炮二两为末，酒糊丸，梧子大，每服 30 丸，茶汤下。

杨诚经验方：治皮里作痛，不知何处，用何首乌姜汁调成膏涂之，以棉裹住，火炙鞋底熨之。

集简方：治自汗不止，何首乌末，津调封脐中。

圣惠方：治肠风脏毒，下血不止，何首乌二两为末，食前米饮服二钱。

又方：小儿龟背，尿调红内消贴背上骨节，久久自安。

笔峰杂兴方：治破伤出血，何首乌末敷之即止，甚效。

外科精义方：治痈疽毒疮，红内消，不限多少，瓶中文武火熬煎，临时入将无灰酒相等再煎数沸，晴之饮之，其渣焙研为末，酒糊为丸，梧子大，空心温酒下 30 丸，疾退后亦宜常饮之。

王民博济方：治疥癣满身不可治者，何首乌、艾叶等系，水煎浓汤洗浴，功能解毒生肌。

滇南本草方：治寒热往来虚疟。何首乌_钱，法夏_钱，茯苓_三钱，生姜_一片。水煎露一宿，次晨煨热向太阳服，此方治疟以 7 天后可用，中气虚者良效，若初病风邪未消、痰食不清者忌用。

又方：治痰疟，何首乌，黑豆煎露一宿，次晨煨热，朝太阳服效。

外科摘录方：瘰疬已溃者，九制首乌研末蜜丸，每服三钱开水下，日 2 次，不半月即愈。

内科摘录方：治一切淋证，用何首乌、蒲公英、金银花_各三钱、白木槿花_六七朵，煲水冲酒服。

济生验方：治对口痈毒，鲜何首乌_一两，鲜茄蒂_七个，水煎服二三剂，未成者即消，已破者能拔脓生肌收口，虽患口八九寸大者亦效。

又方：治诸疮收敛，鲜首乌_一两醋拌，甘草_钱，为末调蜜敷

又方：治同上，鲜首乌_一两，当归_钱，甘草_钱，乳香_钱，没药_钱，茄蒂_七个干者加倍，人参_钱，生芪_五钱，水煎服，裹名托化毒散。

家藏抄本方：治乳痈。何首岛_藤叶根花皆可、紫花地丁、鱼腥草，共捣绒用蜂蜜敷处。

143

解生灵病痼于倒悬

普济良方：瘰疬并结核在胸者俱治，生何首嚼食，外用叶研烂敷之。

又方：鹤膝风，大首乌煎酒服，以醉为度，更捣渣敷。

又方：痔疮肠风下血，生首乌研末，每晨米汤调下三钱。

箓竹堂集验方：治伤食疟，何首乌_{一个约重一两，捣碎}，青皮_{三钱}，陈皮_{三钱}，甘草_{一钱}。上水二盅，煎八分露一宿，空心服，不论发一二次者一服即愈。

又方：治同上。白首乌_{生者纸包水湿煨一钱}，厚朴、陈皮、人参、当归_{各一钱}，甘草_{五分}。用无灰酒一碗，水一碗，病发前一日下午煎至一碗，露一宿，五更时温服，轻者一服即愈，重者再服。

又方：治同上。何首乌_{一两}，秦艽_{五分}，用好黄酒一大盅同煎，煎至大半盅时空心一服，临睡前一个时又一服即愈。

涵秋堂秘方：治跌打及刀斧伤破、流血不止，何首乌不拘多少，研末搽于伤处血即止。

云林神彀方：治血崩尔止歌曰：血崩久不止，何首乌一两，甘草用些许，黄酒煎热放，再入小蓟汁，服之如影响。

近人朱颜方：治腰膝疼痛，行步不得，遍身瘙痒，何首乌、牛膝_{各一斤}，用好酒一升浸七昼夜，晒干研末，枣肉为丸，如梧子大。每服 30～50 丸，空腹酒下。

（七）小　结

作者过去对首乌曾作过不少次的临床使用，归纳起来有如下几点结论。

1. 复方方面使用七宝美髯丹的时候最多，但药味是照李真一师方加入了黄精、女贞子、胡桃肉、胡麻 4 味，制首乌所用的黑豆是从药材店买来的药黑豆，豆较民间做黑豆豉用的黑豆小得多，但较前面所说的野黑豆又大得多。

2. 加味美髯丹对贫血症、神经衰弱症、性机能减退症等均有一定作用。据我过去 34 例神经衰弱症的临床观察有 70% ~80% 的疗效，但须持续不断久服方显功效，并可预防衰老。常服首乌丸的李真一师，96 岁如 50 许人就是一个显著例子。

3. 病后津枯及年老人、体弱人的便秘，以生首乌一味煎服颇有佳效，是调整肠胃机能的一味良药。

4. 对气血两虚久治不愈的疟疾服何人饮十有九效，唯首乌须特别加重，人参次之。

5. 失眠症服首乌藤有效，每次可用一至二两煎服，或制成浸膏服。

6. 瘰疬方面也有相当疗效，未溃者用鲜首乌嚼食，已溃者用制首乌为末蜂蜜调服，也要长时服用方有好的收获。

7. 糖尿病服净首乌也有显著功效。

八、油浸白果治疗肺结核

肺结核是全世界人类的大敌，是医药工作者无从解决的顽疾，据不完全统计，中国每 10 万人中有肺结核患者 4000 人，这是何等庞大何等惊人的一个数字！全世界直到现在尚找不出肺结核病的特效药来。结核菌为什么这样猖獗，为什么这样不易克服？因为结核菌是肺结核的病原菌，要治疗结核病就必须用釜底抽薪的方法先来杀灭结核菌。杀菌的药物尽管多，但都够不上这一条件。即使新研制的药物，也不是每一患者都可享受其益，也不是对每型肺结核病都有疗效。

白果是中国随地皆有的野生物，它的皮肉经过菜油泡浸后，确有抑制结核菌繁殖的能力。以油浸白果治肺结核的方法，在我国民间流行甚久，至于始于何时，创自何人，则证据不够，无从查考。我仅知道它是由北方传到南方来的，据

解生灵病痛于倒悬

我多年使用的经验，它对于肺结核病的效力虽说不上百分之百，但50%是足够的，故而值得向患病群众介绍，使每一肺病患者都可就地制服。

我使用此物已有20年，当时客寄上海，见有某善社施送此物及治疗肺痈的芥菜卤，并印有简单说明奉赠，当时好奇心动，曾索得百余头寄回四川给老友吴雨秋君服用，以观其效。是时吴君肺病已届二期，咳嗽、咯血、潮热、盗汗、喉痛、声嘶、精神困乏等等坏象毕陈，稍一动作即心悸亢进，气喘不休，曾在重庆仁济医院疗养半年，病情日趋恶化，自料必无生理，殊知服完此百余头白果后，病竟豁然，现仍健在人间，年且60余矣。九·一八后我避寇回川，即如法试浸一批，遍赠结核患者，意在多看此物对于肺结核病的疗效究能到达什么程度。唯该时的结核病人不及今日之多而普遍，且患者对于此病亦不大介意，一般人更把同姓不宗的慢性衰弱病混为一谈，都一律把它呼为痨病，以为得了痨病就只有死路一条，治殊无益，所以认为死是痨病患者应得之果，多不予治疗。另一方面是当时的科学医药太少，而医院中又很少有X光的设备，致诊断技术上缺乏有力的帮助，肺部情形无从查知，这是病者不加重视的又一原因。当时我曾为文揭载于重庆朝报及合川黎民日报，意在使此种民间验方映入每一患者脑海，起而制服，不意刊出后，竟如石沉大海，毫无反响。后来迁家成都时，宅左适有参天蔽日，高达十丈的银杏树一株，每年结实累累，故又浸制数万头，满贮两大缸，试用于数百名肺病患者，归纳起来竟达百分之六七十以上的好结果，但很少单服，而是斟酌各个病人的当时病情，配合一些对症药品服用，并记录有每一病人的详细临床备作参证。

油浸白果有一种扑鼻难闻的臭气，故部分病人不乐于接受，遂又进行抽提方法制成一种注射剂，先注射于鸡兔，后注射于人，结果效力大减，反不如口服剂的力量来得可靠，甚至毫无效力，且有几次发生了严重的不良反应（这也或许是提炼技术不够水准的结果）。于是认清了油同白果间有极亲切的不解缘，不能随便把它分开，故后来仍采用油浸品以供实验，仍辅以对症药物，使其各尽所能，疗效却也不差。

我的油浸白果使用法共有 4 个：一个是单将白果给予病人，命其回家用箸捣成豆大颗粒，用开水吞服；一个是嫌其味臭不愿服食者，则将捣碎颗粒装入硬胶囊中给予病人吞服，唯每一胶囊装入有限，消耗胶囊太多，增重病家负担，是其缺点；一个是用糯米纸包好给予病人服食，此法虽可减轻部分浪费，但有时糯米纸不易购得；一个是将适合该段病情的药物配制成丸，给予吞服，但此法也不能尽如人意而将臭气去尽，只较单食白果者减去若干成分耳。又有一段时间，因欲明了单服白果对于结核菌的作用究竟怎样，也曾单独用过白果施治，结果效力也不错，但在两相比较之下似不及配有药物者效果显著。依我的一孔之见，如由医生使用时则不妨配些需要药物，使其分道扬镳各尽所能，将结核菌提前扑灭；如由病者自动服用时，也可单服白果，不配药物，亦可把结核菌缓缓荡平。

白果的功用在旧文献上虽有不少记载，但都是指果核而言，几乎没有果肉采作药用的记载。李频湖谓：白果味甘苦、收涩、熟食温肺、益气、定喘咳、缩小便、止带浊，生食降痰、解酒、消毒、杀虫，嚼浆涂鼻面手足，去皶疱、皮皱、油腻及疥癣、疳𧏾、阴虱，多食则收令太过，令人气壅、胪胀，小儿多食昏闷引疳。《物类相感志》谓银杏能醉人，《三元延寿书》谓食满千头者死，并谓昔有饥人同以白果代饭，食饱，次日诸人皆死。如此看来本草谓无毒之说，是自己带来了矛盾，从消毒、杀虫、除𧏾、灭虱这些字面上看来，已

解生灵病痛于倒悬

可证明无毒之说为不足信，其过去时有报载食炒白果杀死小孩的消息。从方剂方面考之，《乾坤秘蕴》以"白艾丸"治哮喘、痰饮，余居士方以"白果丸"治咳嗽、失声，《摄生方》以"白果定喘汤"治哮喘，服之辄效，又以"鸭掌散"治哮喘、痰嗽，《青囊秘授》以"定喘方"治哮喘，此外尚有不少白果验方散见各书。从这些记载上看来，已可知道它对于肺脏疾患有何作用了。可是这都是些果核的记载，果皮收作药用的记载可说是找不出半个例子来。据我所知，果皮充做药用的年代，最远早也不过在清朝中叶。因我最初见到的一个油浸白果方是在王松堂司马所辑的《经验各种秘方辑要》里面，这本书刊行于光绪十九年，从寒食生的序言里面探出，这本书初附于《唐桐园大生要旨》后面的，后来由某慈善家把它抽印成单行本施送，所以油浸白果的出生年月最早也不过是在清朝中叶。唯此方是治肺痈而不是治肺结核，或许当时科学幼稚，传方人未将肺痈和肺结核的界限划清，以为肺痈与肺结核同是一病也未可知。根据本草主治条上，消毒、杀虫、灭疥、除蟨等等作用来说，白果具有杀菌功能。再从王松堂的肺痈方看来，如果真能治疗肺痈的话，那么白果不但能杀结核菌，而且尚能杀化脓菌了，盖肺痈的病原菌为化脓菌也。

　　肺结核病是全世界都无法解决的一种慢性顽固病性传染病，为什么油浸白果能够很轻松地把它克服下去？油浸白果的本身究竟具备了什么条件？它里面究竟蕴藏着什么宝贝？能够获得这种的光荣胜利，这是我们医务工作者急欲求得解答的一桩大事。据我个人的一孔之见或许不外乎以下几点：

　　1. 治疗肺结核的唯一条件最好是直接疗法，即所谓直接扑杀结核菌的方法。古今中外虽有不少学者努力于此，但都未把这条路线打通，因为结核病窟都限于局部，而病窟周围又环绕包围着许多蜡质状的物质，致外面的血流无从与内部沟通，姑勿论世界上找不出这种直接扑杀结核菌的良药来，即或有之也不能畅行无阻直达它的封锁区，以遂其杀敌能事，学者苦心研究终遭失败者，此其一大原因。白果肉中含有极充分的白果酸，这种白果酸里面可能有一种类似氰酸的成分存在，过食白果杀人或许就是此物作祟。氰酸具有毒性，在使用前必须经过一番油浸的处理，使油中氮素（加氨水于油中而发生毒瓦斯的作用，即是油中氮素使然）与白果内的氰酸起对流作用后变成亚硝酸，亚硝酸对于人类是无害的，而对于结核菌则不但能直接破坏其蜡窠、摧毁它的工事，而且还可借此机会杀灭病菌（我的化学十分外行，是否如此尚希前进同志予指正），这是我对于油浸白果作用于肺结核的第一种看法。（编者按：作者认为白果酸里面可能有一种类似氰酸物存在，但事实上白果酸的构造式不像苦杏仁素，里面没有氰酸，又油中氮素与白果内的氰酸起对流作用后变成亚硝酸，这点在化学上，根据不够而很牵强，想不可能，亚硝酸对肺病有效，也不尽然，否则我们已可用亚硝酸盐来治肺病了，因此我们觉得作者的假定恐怕不能成立。）

2. 白果的化学成分各家所见各持其说，除本文的几家所见之外，尚有不少大同小异的记载散见于各书。从各家所发现的成分看来，经油浸后的白果，可能由某种化学变化而加强了它的抗生力量和杀菌功能，这是我对于油浸白果与肺结核的第二种看法。

3. 有人说用油浸渍白果的目的，是为了防止腐化，便于久藏。这一说法我却不敢附和，要它不腐尽可把它晒干或者烘干，即可缩小它的体积便于携带，又可使病者易于服食，两得其美，又何必定要消耗油类？所以这一说法我极不赞成。

149

解生灵病痼于倒悬

且据周郁文君的报告，亦已证实了未经油浸的白果无抑菌作用。我过去也曾经用过未经油浸的白果与油浸白果做过对比实验，结果未经油浸的白果服后不但使人胸部不舒适，而且持续了很久的时间方才慢慢消逝，这更可证明未经油浸的白果与油浸的白果有显著的差别。

4. 又有人说白果肉的刺激力太大，不适于口服，恐引起胃肠发炎。不错，这一说法我很赞同，未经油浸的白果服后胃中难受，这确是刺激力太大的表现，但我仍以为油同白果的关系不止如此单纯，要是单为了中和它的刺激，那么很可用些爽口的糖类配服，岂不较之腻口的油类更为实惠？何况已经有人证实未经油浸的白果没有抑菌能力，所以这一说法与事实相差远甚。

《大众医学》一卷二期，庐琇君有《白果中毒》一文曰：江南各地产白果的很多，入秋果熟，市上有炒熟的白果出售，因其味道香美，故一般儿童都欢喜食，但食的过量，数小时后即令发生呕吐、惊厥、昏迷，重者迅速死亡。这就是白果中毒现象，白果肉（此地所说的白果肉是指果仁而言，非种子以外之皮肉也）究竟含些什么毒性成分呢？我们已经知道白果含滋养质甚富，计含蛋白质648，脂肪2.46，糖37.75，钙0.01，磷0.218，铁0.0015。曾经高镜朗氏等化验，并不见有氰酸，朱维章氏于1943年分析出一种白色针形晶体，似为一种中性有机毒素，由临床诊察及动物试验，知其可以使中枢神经中毒，延髓麻痹而死，1岁儿童吃10枚，3~5岁儿童连食三四十枚，就可发生以上所述的严重中毒现象，儿童最好不吃白果，如果吃后发生中毒现象应立即送医院治疗。

【按】食白果毒死小孩的消息随时都在报纸上看到，高氏等化验说白果里面并不见有氰酸，那么致人于死的又是什么物质呢？蛋白、脂肪、糖、钙、铁、磷，都不会杀人，磷虽然可以使人中毒，但是含量甚少，且更经过火烘、锅炒，这点少得可怜的成分早已逃之夭夭，不知去向，即或不逃这几十枚白果中的磷也绝不会致人于死，且所毒死的都是烧食或者炒食的白果，从未听到过有煮食白果致死者。过去我曾用过3斤白果共炖一只母鸡，3人连鸡带果一次吃光，且这3个人中尚有一个不到6岁的女孩，吃了之后并未发现什么不安的现象，岂煮熟的白果与烧熟的白果其中的情形有两样吗？这事我倒要请教食品化学专家，给我一个满意的答案，以释我的疑团（编者按：植物煮熟或烧熟后其中有毒成分破坏而变成无毒是常有的事，白果可能也有这样的情形）。本草上虽曾说过食满千头者死，又说有饥者食白果代饭，次晨皆被毒死的记载，但未注明是烧食抑是煮食，使我的疑窦无从打开。朱维章氏分析出来的白色针形晶体物，不知是否是白果酸，可惜朱氏当时未将此提出物做肺结核的实地试验，以考其是否有抗结核菌的力量。

　　历年经我施用油浸白果的肺结核病者有七八百名之多，可是有很多病人都未坚持服用，不是服用10枚、20枚后杳如黄鹤，就是隔上一月半月后方才再服一次，使我无从得其结果，尤其是一去不来的这类病人更不知道他是否已告痊愈或者已经死亡。后来因了要彻底窥测其效力究竟怎样，所以才把每一病人的详细住址记录下来，有不来报告消息的便按址访问，同时并毫无代价地不断供给白果务以服至不用再服时为止，结果得到全始全终的肺病患者174人，现在权且把它列为简表附于此处，以示油浸白果治疗肺结核的疗效。唯这174人中，女性仅13人，故而未列，把它分别记载。

解生灵病痛于倒悬

项目 \ 症状 / 人数	咳嗽	吐血	痰血	发热	盗汗	气喘	胸疼	喉痛	胃呆
转　好	126	37	52	75	68	76	27	21	83
未　止	9	7	9	3	4	20	5	7	12
转　坏	3	5	4	4	1	1	2	4	2
佐药兼服	75	30	64	56	37	61	12	8	70
反应红斑	共计6人								
死　亡	共计7人								

注：1. 表中所列症状大都每人兼有二三症或四五症不等，绝少单见一种症状。

2. 服油浸白果同时兼服佐药的方法

（1）咳嗽则兼用保和汤、保真汤、太平丸、紫菀散、贝母散、秦艽扶羸汤、琼玉膏、消化丸、润肺膏等。

（2）吐血则兼用十灰丸、柏叶散、归经散、泻心汤、花蕊石散、归脾汤、补络补管汤等。

（3）发热则兼用保真汤、秦艽鳖甲散、秦艽扶羸汤、五蒸汤等。

（4）痰血则兼用百化膏、独胜散、丹溪咳血方、百合固金汤、六味地黄汤、八仙长寿丸等。

（5）盗汗则兼用当归六黄汤、麦煎散等。

（6）气喘则兼用黑锡丹、四六君子汤、自制扑痨灵等。

（7）胸痛则兼用控涎丹、十枣汤、瓜蒌薤白汤等

（8）喉痛则兼用百合固金汤、统旨清音丸、知柏地黄汤、金水济生丹、琼玉膏、润肺膏等。

（9）胃呆则兼用枳术丸、保和丸、归脾汤、健脾丸等。

（10）虚赢则兼用河车大造丸、人参养荣丸、顾氏卫生膏、十补丸、延寿丸、建中汤、保元汤、白凤膏、神仙鸭、天真丸、月华氏、獭肝散等。

3. 喉痛项中的 21 人，除 3 人单患喉痛外，其余的 18 人都兼带声哑或者声嘶。

4. 我所给予病者的佐药，多多少少总有一些出入，绝少用到原封不动的固定方。

5. 说来惭愧，我出生太早（光绪十七年），未接受到新的教育洗礼，所有一点新的常识都靠自修得来。本文油浸白果与肺结核看法的第一条，是我的未成熟看法，是否如此亟有待于化学专家的指正，不敢自以为是。

6. 服油浸白果转坏的 26 人，死亡的 7 人，不是病入膏肓来不及挽救，就是带有并发症无法治疗，或者环境不良，内心苦闷，病由转坏而死亡。但这些都是疾病本身带来的不幸死亡，绝不能归罪于白果的失灵。四川民间有一句"医病不好原病相还"的俗话，油浸白果之于肺结核，确够这一条件。

7. 我的临床实验中服白果的总数量，最低者为 140 枚，最高者为 560 枚，服白果的时间最短者为 2 个月，最长者为 5 个月。

8. 服白果的剂量早晚各 1 枚者占 80%，早晚各 2 枚者占 20%。

9. 服白果后有红斑反应者 7 人，其病状确较无反应者好转要快得多。潘梓桂、刘芳美说："发红疹的病人都得到好转，似乎发红的剂量是有效剂量的特征，在继续研究时似有考虑之必要。"不错，在我的实验中发疹的都是每天服上 4 枚的，当时我以为是服得过多而中毒，但经过七八天后这种斑疹都逐渐消退，且发了斑的病人都快趋好转，得到这种结果

153

后才明白发疹并不算是坏的现象。

【按】服药后发生斑疹的现象在医学上通常称为"药疹"，这是花物的变应性（Drugallergy），在临床上甚为常见，尤其近年来磺胺类及抗生素大量被采用后更为多遇（油浸白果想也是抗生物的一种，故而也间有红斑的反应发生）。在药物变应性中以药疹或药物皮炎为最普通，《内科学报》三卷三期，吴善的《药疹之检讨（并报告二病例）》一文，讲述极为透彻，值得大家参考。

服油浸白果发红斑反应也不一定尽是好的现象，最近我曾接连遇着两个相反例子，结果都不良。一个是一位年约三十几岁的刘某，病程已届二期末尾，兼有严重性喉结核并发症，每日 3 枚油浸白果服至 2 周时，周身遍发红色斑疹，几无空隙，历时约七八天后红斑消失，接连又产生水痘样的水泡，是时体力已渐不支，未几大烧大汗不退而死。一个是一位 21 岁的郭某，病程已届三期，有干性肋膜炎的并发症，每日服油浸白果 2 枚，约半月时亦遍身发生红斑，历时 6 天之后完全消失，但心脏较未服白果前更为衰弱，不能饮食，午后高烧达 41℃上，并每日溏泻约 10 次之多，未出 40 日即行死去。从这 2 个例子看来，红斑反应似未可认为尽是好的现象，唯这两个例子都有严重的并发症，故对于有严重并发症的肺结核病者应予特别注意。

附：白果浸法

在农历七月十五以至八月十五之间，采取半青带黄的大型白果，浸于生榨菜油中，浸满百天之后即可开始服用，但须注意到下列几点。

一、白果愈大者愈佳，小者及未成熟者均不合用。因小者及未成熟者质地都极脆弱，油浸易腐，兼之效力薄弱，故不合用。

二、采摘时须十分仔细，不可损破表皮，以及摘去柄蒂，庶免汁液渗漏易成腐化。

三、摘下之后即当立刻投入油中，忌用水洗，并须全部浸没油中，不可露出油面，免致露出油面者发霉变坏。

四、浸果装具以有釉陶器（我则采用陶质水缸，及大口米坛）及玻璃坛罐为佳，千万不可使用铁器。

五、装满一器应即严密封盖，不可露口放置，尤忌日光照射，故放置地点以暗处为佳。

六、浸满百天之后即可开始服用，泡浸时间愈久愈佳，能到 10 年者是再好没有的上品。

白果的服法

一、每日早晚各服 1 枚，视病之轻重情形最多者可增至每次 2 枚（小儿则视其年龄大小酌量减少），早晨则在早饭前，晚间则在就寝前服之。

二、服时以竹筷将白果皮肉捣成黄豆大小之块粒，用开水吞服之，果核最好弃去不用，因无抑制结核菌的作用，但千万注意，勿用手撕，勿用牙咬，免致黏膜被刺发炎。

三、服用多少则以病的轻重为转移，据我的经验，大约自 100～500 余枚者为普遍量，但也曾有 2 人用到八九百枚方告痊愈者，不过这是仅见的例子。查少农说自 30～100 枚，30 枚者似嫌其少，而宋汝舜说的 20 余枚则尤嫌少。

四、浸果之油以生榨者为佳，熟榨者性燥、味臭，万不可用（菜籽经过锅炒后方榨者为熟榨菜油，味极臭，多食令人发咳，故不合用）。

服白果后的征象

一、消化不良者，可使胃口大开，食欲增进；唯胃酸过多者则可能适得其反，并可发生呕吐，这种情形，可兼服小苏打片以矫正之。

二、热度高者，可能逐渐减低，以至恢复常态。

三、咳嗽吐血者，服后可使咳嗽爽利，吐血者可使逐渐静止，唯正值吐血时不宜服用，否则可能引起狂吐。

四、气喘者可使喘止气平。

五、有骨结核或腺结核溃疡者，可使收敛痊愈。

六、服后身上发生红疹者，可不必理它，只消暂停服用，快则三四日，慢则七八日，就会自动消减。有了这种反应的病人反而好转得快些，这或许是肺部的内在毒素由血管末梢排出皮肤的一种好现象，但也曾有过少数例子发现红斑反应后不久就宣告死亡的，不过这种例子比较少见。在我的临床实验中发红斑的服量，除1人是每天2枚外，其余的5人都是每天服4枚，这样看来每天2枚的服量似觉不够，故近来的使用量都已改为每天2次，每次2枚，中午一次则间或给予一些佐药，匡其不逮。

附注：油浸白果不能离开菜油太久，否则不但本身变坏而且易生蛆，这是我近来才发现的事实。因有几位肺病患者每人分去白果百枚，因为没有生榨菜油，故而未嘱他们带回家去时自己加油泡浸。时值夏季，天气炎热，不到20天时，每一粒的白果都不但本身腐坏，而且生了数不清的蛆虫，四处蠕动，所以油浸白果不能露出油面太久，易变坏失效。

附：验方

乾坤秘蕴方"白艾丸"治寒嗽、痰喘。白果7个煨熟以熟艾作7丸，每1果入艾1丸，纸包煨，去艾服之。

余居士方"白果丸"治咳嗽失声。白果仁四两，白茯苓二两，桑白皮二两，乌豆半升，沙蜜半斤。煮熟晒干为末，以乳汁半碗拌湿，九蒸九晒，丸如绿豆大，每服三五十丸，白汤下。

金陵一铺家专以"白果定喘汤"治哮喘，服之无不效者，其人以此起家。方为白果二十一个炒黄，麻黄三钱，苏子二钱，冬花、法夏、桑皮各三钱蜜炙，杏仁去皮尖、黄芩各钱半微炒，甘草一钱。水三盅煎二盅，随时分作二服，不要用姜。

摄生方"鸭掌散"治哮喘、咳嗽。银杏五个，麻黄二钱半，炙草二钱。水一盅半煎八分，卧时服之。

《青囊秘授》"定喘方"：白果十枚，麻黄一钱煎服。

王松堂"肺痈方"于夏间取生白果，要未起硬壳青黄色的，采下浸麻油内，如是患肺痈者先予尝之，如嫌酸涩味即非肺痈，则不必食，如尝之味甘美者即为肺痈无疑，可予食三四枚，重者连食三四日即效（但所用的油是麻油而非菜油，是其不同处）。

157

马钱子及其组方的临证治用

一、马钱子

（一）本草学说

1. **别名**：番木鳖、伏水、浮水、方八、毒狗药、苦实把豆、火失刻把都。

2. **科属**：是马钱科植物番木鳖的种子。

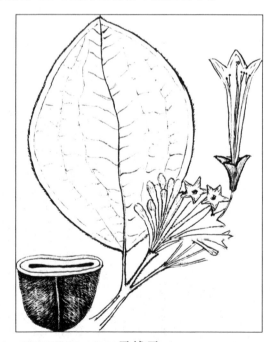

马钱子

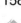

3. 产地：原产印度、越南等地，故有番木鳖之称，今我国西藏亦有生产。

（二）药物功效

1. 性味：苦寒，有毒。

2. 功能：兴奋，补脑，健胃，缩瞳，接骨。

3. 主治：各种关节炎（包括风湿性关节炎、类风湿性关节炎、梅毒性关节炎、结核性关节炎等），坐骨神经痛，神经衰弱症，穿骨流注，喉风喉痹，食欲不振，跌打损伤，狂犬病等症均有相当疗效。

4. 药理：（1）中枢神经系统：番木鳖碱对中枢神经系统有兴奋作用，大脑兴奋的结果感觉机能如味、嗅、触、听、视等感觉大为增强，对延脑呼吸中枢被兴奋的结果引起呼吸运动加深；迷走神经中枢被兴奋的结果使心搏变慢；血管运动中枢被兴奋的结果使血压升高。最值得注意的是用大量时脊髓反射兴奋性的显著亢进，引起特殊的强直性痉挛，但其作用机制尚不太明确，单就脊髓神经的作用来说就有 3 种异常性质：①降低其刺激感；②阻止在继续刺激中应激能的降低；③延长其初受刺激时的敏感期。

（2）心血管系统：对于心及血管无直接作用，不可作为循环衰竭之兴奋剂，大量用时心搏动增速，殆呼吸麻痹致死后心尚搏动。

（3）呼吸系统：少量可使呼吸频数，尤以麻醉药、催眠药抑制中枢为然。欲使呼吸量增大剂量须近乎惊厥量，中等量所致之呼吸量变异主由呼吸深度之激增，而速率无大变化。惊厥之时则由于膈肌及其他呼吸肌之强烈收缩而呼吸频停，1～2 阵搐搦之后即无力呼吸因窒息而毙命，实验中亦常见呼吸之渐弱，卒以中枢麻痹而告终者。

解生灵病痛于倒悬

（4）胃肠系统：对胃肠平滑肌无兴奋作用，但因其味苦可引起分泌唾液促进食欲。

（5）末梢运动神经：大量时则末梢运动神经麻痹，但在人类甚难目睹，盖以中枢麻痹早于运动神经末梢而生命已先告终矣。但蛙之末梢神经麻痹却早于中枢，此种麻痹并非由惊厥后神经纤维之过劳，而是对于末梢之直接作用，当然与神经之衰竭亦有关系。中等量对于横纹肌无直接作用，其紧张度与活动力之增强只是中枢作用之后果。

（6）本品用少量，如为期稍久则有蓄积作用，和一时用大量中毒的情形相同，中毒之先其项部及颜面肌肉忽感僵硬，随继以高度之反射兴奋。初为间接性，后为强直性，对于视官能刺激过敏，伸肌一般较屈肌收缩为强，故躯干与四肢过度伸展，头面后仰，脊柱向后呈弓状，口唇向侧后撕裂呈狞笑貌而发生窒息。此等现象可由客观环境之光线及声音之刺激而增恶，兴奋过后旋继以麻痹，终以呼吸麻痹而死亡。

（三）用法用量

1. 用量：生药一次 0.05 ~ 0.15 克（或 1 厘至 3 厘）。

2. 炮炙：有童便浸泡、油炸、沙炒等方法，随需要而选用之。

3. 禁忌：急慢性肝炎，急慢性肾炎，严重衰弱病人，月经期，妊娠期易呕吐者，严重心血管系统病人，严重外科病人均禁用。

4. 作用：（1）因有亢进脊髓及脑的反射兴奋性和亢进知觉神经末梢机能的作用，故对于各种运动神经麻痹，如四肢麻木、瘫痪、声门麻痹、膀胱麻痹（尤其是括约肌能的不全麻痹）的遗尿、尿崩症、癫痫、脊髓痨、阳痿、头痛、神经痛等症均有效。

（2）因其有兴奋触神经的作用故对于弱视、白内障及解剖上无变化的视力障碍等症有效。

（3）因其有鼓舞心率、增进血压和兴奋呼吸中枢的作用，故对于水化氯醛、乙酯、氯仿、吗啡等麻醉药中毒时可做兴奋药，使肺脏舒展，呼吸有力。

（4）因其有亢进 Awerbach 氏神经丛、增高胃肠紧张性的作用，故对于慢性消化不良及泄泻时可以止泻、健胃（多用番木鳖浸膏）。

（5）因其有刺激分泌腺使分泌增加的作用，故可增加利尿，补助消化。

（6）对于外科手术后的虚脱，失血过多时的虚脱，各种传染病中因发生中毒性血液循环衰弱而引起的虚脱及额外收缩等有特效。

（四）文献探索

李时珍说："番木鳖生回回国，今西土邛州等地皆有之，蔓生（蔓生之说有误，有人说是朱茑所结之果的说法不确），夏开黄花，七八月结实如栝蒌，生青熟赤，亦如木鳖（指土木鳖言）唯其核小于木鳖而色白，彼人言治 120 种病，每症各有汤引，或云以豆腐制过用之良，或云能毒狗至死。"

《贺氏疗学》说："……眼机能不全者每致视力疲劳此药有效，以马钱子酒服之最妙，服法：第一日服三次，每次三量滴，第二日每次五量滴，如此每日增加二滴，至显生理作用（即恢复正常时）为止，人有用此物在一日之中服至 60 滴者，过用目力者此药有效。"

《药料详要》说："……马钱子有大毒，味极苦，主激刺神经，通血脉、疗痛风、麻痹、拘挛、抽搐、闪腰气痛、支气管炎或肿胀或肺气浮肿以致咳嗽气喘等症，与开痰药同用

解生灵病痛于倒悬

能令肺气舒展，痰易排出，用脑过度致目系疼痛或视力疲劳者与乌头等药并用有效。"

《化学实验新本草》说："番木鳖其性最毒，能感动背脊髓相属之脑筋，设如全身发病症而不累及脑，如瘫痪病可为脑筋之行气药，如风瘫、膀胱口瘫或小便不利，或不能忍尿自遗，服之均效，唯脑部有炎须去清方可服，如少服则补而利小便，服略多乃入肉内之脑筋令肉筋发力，凡服此药始则四肢觉重，次则柔软微颤，并觉顽木，若多服恒自惊战乱其方寸，久服则尤觉栗栗战动不能自已，其甚者肉、筋或有抽搐不能复松，腹热如焚，喉忽窄紧，其吞咽呼吸均觉有窒碍，由是头晕或矇，瞳仁缩小，皮觉针刺，唯脉无变动或略快，其功用又能治跳舞风，积滞，大小肠无力等病。"

顾学裘《药物常识》说："番木鳖有剧毒性，能刺激脊髓神经系增加其反应机能，故对于发病症、风瘫症、小便不利、遗尿等症服之有疗效，凡服本品后先觉四肢沉重，渐觉软弱顽木，过服则发跳不能自已，颈或胸觉受束缚，咽下困难，惊悸，因反射作用过于增加以致极小之感觉均能使其大受影响，局部筋肉抽搐，腹部发松，喉部窄紧，头晕目眩，瞳孔缩小，剧者竟致殒命。中其毒者使服吐剂如胆矾等可以解毒，或服以浓厚之咖啡亦宜，本品能增加腹部之蠕动及紧张力以增加其反射作用，故患慢性大便秘结者可与泻药同时并用，效力极佳"。

【按】上面各家学说均一致公认番木鳖碱的主要作用部位是在脊髓，服少量时能提高其反射应激能，大量时则破坏反射活动的正常过程，使兴奋在整个脊髓中扩散，以致使该段脊髓所控制之肌肉群的拮抗肌肉亦起收缩而致强直性痉挛。很多学者的实验均证实去大脑皮层，皮层下中枢，延脑之动物在番木鳖碱的作用下亦能呈现此种痉挛，足证番木鳖的作用部位是在脊髓，同时可使呼吸肌麻痹而致窒息，自主运动消失。

二、著名方剂和民间秘方

（一）通用类

青龙丸 济世经验集方

处方：马钱子四两，山甲片一两二钱，白僵蚕一两二钱。

制法：马钱子以米泔水浸 3 日刮去皮毛，麻油炒透，山甲炒黄，僵蚕炒断丝，共研细末用黄米饭捣和为丸，如梧子大备用。

服法：量人虚实老幼斟酌使用，临睡前用引药送服药丸五分，服后暖睡不可冒风，如冒风则周身麻木，抽掣发抖，但过片刻即安。初起者一二服即行消散，已成脓者自能出毒，不必咬头开刀，老年气血衰弱及半月内新产妇人只服四分，小孩周岁者服 9 粒，2 岁者 11 粒，3 岁者 15 粒，4 岁者 19 粒，六七岁者 21 粒，八九岁者 23 粒，10 岁以上者服三分，15 岁以上者服四分，如不能吞送者以开水或甜酒化服，引药如下：

头面者用羌活五分，川芎五分为引。

肩背者用角刺尖五分为引。

两臂者用桂枝五分为引。

腰间者用杜仲五分为引。

颈咽者用桔梗五分为引。

163

解生灵病痛于倒悬

胸腹者用枳壳五分为引。

足膝者用牛膝、木瓜各五分为引。

男妇瘰疬痰毒用夏枯草三钱引煎黄酒服。

跌打拿筋用红花、当归五分煎黄酒服。

适应症：此系龙门派朱来彻炼师秘方。治疗疔疮肿毒、跌扑闪肭、伤筋筋痛、贴骨髓疽、颈项瘰疬、乳串结核、痰气凝滞硬块成毒，小儿痘发痈疽等症。

夺命丹_{惠直堂方}

处方：番木鳖一两，穿山甲一两，朱砂一钱，甘草一两，雄黄一钱。

制法：木鳖用瓷片刮去毛，麻油煎枯，山甲土炒，共研细末，糊丸如粟米大。分成3份，一份以朱砂为衣，一份以雄黄为衣，一份不上衣。俱每服五分，服后当避风及各种发物。

不上衣者治各种咳嗽、痰火、火眼、虚劳、绞肠痧等症，薄荷汤下，并治惊风。

雄黄衣者治伤寒、伤风、寒湿头痛发热，姜汤下，偏正头风川芎汤下，痈疽、发背、对口、槐花汤下（炒黑），梅毒、鱼口、疔疮、虎蛇伤、瘫痪、半身不遂、湿疮流注白酒下，痰迷心窍竹沥汤下。

朱砂衣者治胸膈饱胀，反胃膈食，火酒下。

乌金丸_{惠直堂方}

处方：番木鳖不拘多少。

制法：番木鳖入麻油中煎之，以煎至浮起为度，再以小麦面粉炒去油气，用瓷锋刮去皮毛，研末为丸如绿豆大，每服三分，小儿一分，服药之前先去大小便，服药之后盖被出汗，不可见风，犯之则寒战，可嚼吞生姜解之，引药如下：

伤寒葱汤引，痰火姜汤引，疟疾桃枝汤引。

红痢红茶引，白痢姜汤引，白浊胡椒汤引。

结胸姜汤引，心痛香附引，火眼菊花汤引。

流注花粉引，肿毒雄黄引，便毒葱汁引。

呕吐姜汤下，血崩红花引，便秘枳壳引。

胁胀陈皮引，吐血墨汁井水引，杠炭烧红淬水饮更效，寒热气火酒下。

食蛊山楂、麦芽引，水泻神曲、茶叶引。

反胃膈食枣肉引，月经不调红花引。

便血盗汗黑豆引，驱邪辟瘟砂仁引。

疬串杨梅酒下，小便不通槟榔引。

喉痹喉癣吹药五分，惊风朱砂金箔引。

气逆水臌芫花引，疝气橘核、小茴引。

筋骨痛黄芩火酒引，食膈陈曲、麦芽引。

锁喉风以火酒漱口后以药掺之。

【按】也有人将此丸叫做"三分药"，因此每服三分为名，这也可使人牢记此药只能每次服用三分，免致多服败事，是有意义的称谓。由于方中止有木鳖一味，并未伍以赋形药故警告服食不能超过三分。

百效丸_{疡医大全}

处方：马钱子一两，草乌头、麻黄、甘草各五钱，白僵蚕五钱。

制法：马钱子切片炒黄色，草乌酒浸半日刮去皮切片炒，

165

全当归切片酒浸晒干炒，僵蚕酒洗去丝，麻黄去节，共末，葱汁煎为丸，如芥子大，晒干收贮备用。

服法：高年者服五六分，或七八分，年少服三分，孕妇忌服，葱白汤下，避风取汗，出汗后必到次日辰巳时方可起床，如不遵戒见风则手足坚硬，犯此者即用酒调甘草末服以解之。

适应症：一切痈疽大毒恶疮，勿论已溃未溃皆可服之。

元黄顶 串雅补

处方：番木鳖一斤。

制法：将木鳖用泉水泡胀刮去皮毛，切作小片，日换山水2次，勿使移换地方，夏季约八九日，春季10余日，严冬20余日，尝之味淡不苦时捞起晒干，掘向阳山上黄土斤余筛细，随掘随用，不可经宿，拌木鳖入锅炒燥，勿使焦黑，摊地去火后格出为末备用。

此药走而不守故有马钱之名，鲁照以其醇而不霸故用冠此书之首，能治内外各症，功能钻筋透骨、活络搜风、统治风痹瘫痪、湿痰走注、遍身骨节酸疼、类风不仁等症。

服法：每服二分陈酒送服，或随引药服用（指黄金顶引药），调入四五厘或一二分和服甚效。

适应症：一切痈疽大毒初起未成者用一分陈酒下即散，已溃者能内托攻毒，去腐生新，用分许陈酒送下，顽疮瘰疬内服外掺，虽年久难疗者亦效。

独足顶 串雅补

处方：马钱子不拘多少。

制法：马钱子用清水浸胀去皮晒燥，将酒坛黄泥杵碎筛细拌马钱子烈火炒松，勿令太焦，筛去黄泥将木鳖研为细末，或面糊为丸如芥子大，临睡避风，或开水或老酒送下一分至三分，不可再多。

适应症：同元黄顶。

黄金顶_{串雅补}

处方：马钱子一斤。

制法：将马钱子水浸胀，拣选大、中、小三等用麻油一斤盛于铜勺内，放风炉炭火上熬热沸先入大等木鳖，候其浮起以打碎黄色为度，若色黑则过于火候而失药之灵性，取起；次下中等木鳖亦如是法，三下小等木鳖亦如是法，研为细末备用。

服法：临时须分年龄老幼以二分为率，少壮者可服三四分。如在跌打重伤时又非此例，以陈年老黄米为丸，莱菔子大，烈日晒干备用。用法如下：

1. 内科汤引

（1）感冒发热者姜汤下。

（2）狂热不识人事者薄荷汤下。

（3）呕吐者砂仁、煨姜汤下。

（4）头痛者川芎、白芷、老姜汤下。

（5）口渴者干葛、薄荷、老姜、乌梅汤下。

（6）头晕不省人事者半夏、陈皮汤下。

（7）骨节风痛者防风、羌活汤下。

（8）火气暴升者陈皮汤下。

（9）哮喘痰火者陈皮汤下。

（10）伤食者神曲、山楂汤下。

（11）痰多气多者白芥子、半夏、南星泡汤和姜汁下。

（12）小便闭涩者木通、灯芯汤下，不通者淡竹叶汤下。

（13）冷汗不止者炙黄芪汤下。

（14）食膈者神曲、麦芽汤下。

（15）四肢身背风痛者防风、薄荷、羌活、老姜汤下。

（16）鼻塞者细辛、辛夷汤下。

（17）去邪退热者远志、朱砂、竹茹汤下。

（18）恶寒者老姜汤下。

（19）咳嗽者姜汤下。

（20）霍乱吐泻者茴香汤下。

（21）水泻者浓茶汁下。

（22）大便闭塞者芝麻五钱研末白汤下。

（23）年久热痰积滞腹痛者牙皂汤下。

（24）酒醉呕吐者蒲公英、枇杷叶、竹茹汤下。

（25）耳聋眩晕者竹沥汤下。

（26）痰多盗汗者黑豆汤下。

（27）阴证热燥者荆芥、丹皮、竹茹、淡豉汤下。

（28）头风痛者防风、蔓荆、寄生、川芎、白芷汤下。

（29）周身骨节疼痛又兼畏寒怕热者老酒下。

（30）风气疼痛、腰寒怕冷者烧酒下。

（31）年久腰痛者山楂、乳香汤下。

（32）年久风气疼，手足拘挛难伸者寄生、河车汤下。

（33）手足痿弱难伸者牛膝汤下。

（34）皮肤痒极者桑白皮汤下。

（35）胁痛者木香、乳香汤下。

（36）半身不遂莫能起止，若冷痛五加皮、地榆制酒服半月愈，如热痛菊花、豨莶浸酒送服 20 日愈。

（37）中风口哑者生芪汤下，不语薄荷汤下。

（38）腰痛者羌活汤下。

（39）遍身风痛怕热者菊花汤下。

（40）阳证寒热不调者川芎汤下。

（41）心气走痛者川椒、乌梅汤下。

（42）腰眼痛乳香汤下。

（43）阳证结胸大黄汤下。

（44）积痛走动者莪术、老姜汤下。

（45）腹痛难忍姜皮汤调木香末下，又使君子、川楝子、木香汤下。

（46）经年肚痛诸医不效者，黑山栀、明矾汤下。

（47）痰郁积滞年深者，黑山栀、明矾汤下。

（48）伤寒阳证痰多者莱菔子、半夏、老姜汤下，又痰渴者硼砂汤下。

（49）阳证热证热多者黄柏、黄芩汤下，或葱头汤下。

（50）阳证狂热口渴者元明粉泡新汲水下。

（51）阳证小便干涩不利者六一散一钱调新汲水下。

（52）阳证大便干涩闭结者麻仁研新汲水下。

（53）阳证转作疟疾者取向东桃柳枝各二寸露水煎送，如阴证变疟者半夏、陈皮、山楂、艾叶汤下。

（54）阳证转痢者苦参、艾叶、木香汤下，如红加银花，如白加姜下。

（55）阴证沉重昏睡者参芪汤下，若痰甚者姜汁、竹沥汤下。

（56）阳证冷汗常流者参芪汤下，外用陈小麦煎汤洗澡。

（57）阴证痰盛者南星、半夏、老姜汤下。

（58）阴证转痢者苍术、半夏、陈皮、木香汤下。

（59）伤暑口渴甚喝水不止者六一散一钱调新汲水下。

（60）伤暑面红眼昏气喘者新汲水泡元明粉下。

（61）伤暑劳力发痧、面嘴手足变色青黑、心窝尚暖者用马钱末调赤泥泥水灌下，俄顷战汗如水即苏。

（62）中暑地浆水下，素中寒而中暑者蒜头捣烂冷水调下。

（63）膈食反胃者竹茹、枇杷叶、南枣汤下。

（64）寒热疟疾逐日发者陈皮、半夏汤下。

（65）间日疟或二三日一发者厚朴、槟榔、山楂、半夏汤下。

（66）山岚瘴气槟榔汤下。

（67）呕吐清水者乌梅、诃子汤下。

（68）瘟疫时症凉水下。

（69）小肠疝气小茴汤下。

（70）呕血者白茅根斤许煎汤下。

（71）吐血不止者京墨汁下。

（72）劳伤虚损咳嗽痰带血丝者知母、麦芽、童便下（笔者对于一切血症皆用木炭烧红淬水送服，效力尤好，从无一失）。

（73）痰咳者柏叶、茅根汤下。

（74）鼻血流不止者硼砂一钱为末白汤下。

（75）火眼病甘菊花汤下。

（76）肠风下血不止者生地、地榆汤下。

（77）便后下血不止者生地、归尾汤下。

（78）吐血发热者柏叶、茅根、藕节汤下。

（79）大便下血者槐花、大蓟汤下，患病日久梦与鬼交者朱砂、茯神汤下。

（80）精神不宁者朱砂汤下。

（81）病后精神恍惚梦与鬼交者安息香汤下。

（82）梦泄遗精者莲须汤下。

（83）寝卧乱言者桃柳枝汤下。

（84）羞见三光眼痛者白芍、甘菊花汤下。

（85）痰迷心窍者琥珀汤下。

（86）目病赤涩者甘菊花、桑白皮汤下。

（87）眼患热病者水煎百沸汤置天井中露一宿，温热调药末如浆搽眼眶有效。

2. 外科汤引

（1）无名肿毒银花汤下。

（2）结核走窜防风汤下。

（3）跌扑头面身黑肿痛者用烧酒调敷，仍用酒调服。

（4）肿毒、背肿毒用皂角汤下。

（5）痈疽势危者皂角刺汤下。

（6）背瘩、疔毒、流注，山茶花、银花汤下。

（7）杨梅天泡疮等银花汤下。

（8）痰注病串结核弥勒草浸酒下。

（9）瘰疮结核并秽烂不堪者土茯苓汤下。

（10）瘰疽臭烂不生肌肉者土茯苓汤下。

（11）喉癣等疮银花汤下，再用末吹喉。

（12）双单喉鹅明矾汤下，喉黄甘草汤下。

（13）五脏肿胀不论久近五加皮汤下。

（14）五淋痛甚者生车前草捣汁下。

（15）通肠痔瘘脓血滴沥秽痛难忍者土茯苓汤下。

（16）四肢浮肿者木瓜汤下。

（17）食蛊石燕汤下。

3. 女科汤引

（1）月经凝滞不行者红花酒下。

（2）血热未及信期而来者苏木汤下。

（3）血虚过期不来者益母草汤下。

（4）赤白带下血淋不止者硫黄汤下。

（5）单白带者胡椒汤下。

（6）苦热又吐血者乌梅、牡蛎、童便下。

（7）热淋痛甚者车前、地肤子草捣汁和陈酒下。

（8）血崩者侧柏叶、山茶花、当归须汤下。

（9）乳痈鹿角屑焙干焦为末调酒下。

（10）胎衣不下者石花水澄清下。

（11）产后血痛者益母草丸泡姜汤下。

（12）肚痛难忍者栀子汤下。

（13）血毒硫黄汤下。

（14）妇人梦与鬼交安息香汤下。

4. 儿科汤引

（1）啼哭无常者雄黄汤下。

（2）惊风发热者薄荷灯芯汤下。

（3）惊风危甚者抱龙丸、姜炭汤下。

（4）慢脾风泄泻者莲子、薄荷、老姜汤下。

（5）发热惊叫者银花、朱砂汤下。

（6）大头瘟瓮菜汤下、仍研末醋调敷肿处。

（7）咳嗽痰升喘急者贝母、知母汤下。

（8）痰迷心窍四肢冷逆者姜皮泡麝香下。

（9）吐乳夜啼者薄荷、砂仁、姜皮、半夏、蝉衣汤下。

（10）疳疾潮热时剧者麦冬、黄连汤下。

（11）肚腹虚胀者茯苓汤下。

（12）疳病腹痛者使君子汤下。

（13）伤风恐怖惊惶者茯神、琥珀汤下。

（14）食积肚痛者五灵脂汤下。

（15）水泻不止者白术汤下。

（16）冷泻如水直出者参术汤下。

（17）小儿耳内流脓者用药末和麝香少许吹入耳内自干。

（18）急惊风朱砂、金箔汤下，再用末吹鼻。

附注：小儿服量以每服3～7厘为止，不可多服。

【按】此方所引汤药达137条之多，包括极广，把马钱子一物使用到多方面去，且都各有一定效果。李时珍《本草纲目》"彼人言治一百二十种病、每病各有汤引"之说此方似之，说不定这就是李说的前身。"玄门四大丹"中的"毒龙丹"也是马钱子制剂，随症加用各种不同引药治疗各种不同疾患颇具疗效，所用引药与此方十九相同。笔者于1911年夏间遇道士廖复阳传授此方，在数十年的临床中获得不少助力，唯马钱子制法中有五石、五豆的不同（可参阅拙作《中国炼丹术与丹药》）。

大元门顶 串雅补

处方：番木鳖六两，虎骨五钱，茅苍术、川芎、草乌、木瓜、续断、羌活、桂枝、白芷、当归、川乌、甲片、牛膝、蜈蚣、闹羊花、僵蚕、雄黄、乳没、南星、地龙各七钱，蟾酥二钱，麻黄冬四两，春秋三两。

制法：马钱子用甘草水煮胀去尽皮毛，以麻油八两入铜锅内同煎至黄色，勿令焦枯，虎骨麻油炙，闹羊花酒浸焙，以麻黄煎浓汁打糊为丸，如绿豆大，朱砂一两为衣。

服法：每服4～8分，酒送服，避风出汗，如冒风以姜汤解之，或地浆水同姜汤解之。

适应症：此顶又名"紫金丹"，治诸毒气，量人虚实用之，引药照黄金顶。

解生灵病痛于俄顷

大风门顶 串雅补

处方：番木鳖六两，川芎、杜仲、羌活、甘草、白芷、当归、川乌、草乌、木瓜、甲片、蜈蚣、全蝎、僵蚕、雄黄、乳没、南星、闹羊花、地龙各五钱。

制法：木鳖水煮去皮，麻油炒黄，不令焦枯，闹羊花酒炒，共研细末，以麻黄四两好酒煎浓汁打糊丸，如绿豆大，朱砂一两为衣。

服法：每服从八分起至一钱止，酒送下，临卧服，服后盖被出汗为度，如冒风姜汤灌服即解。

适应症：治症及汤引俱照黄金顶。

小元门顶 串雅补

处方：番木鳖二两，当归、羌活、白芷、雄黄、甲片、僵蚕、乳没各一两。

制法：木鳖水煮胀去毛，麻油三两炸黄，共研细末备用。

服法：每服从八分起至一钱止，酒送下，盖被出汗，如冒风呕吐者以地浆水煮姜汤下即解。

适应症：照黄金顶治症汤引用。

小风门顶 串雅补

处方：番木鳖二两，川芎、二乌各五钱，乳香三钱，秦艽钱五，川牛膝三钱，羌活、防风、地龙各三钱，桂枝、麻黄各一两，当归五钱，虎骨三钱，白芷、红花、独活各五钱，木瓜、苍术、加皮、蕲蛇肉各三钱，麝香五分，此内服方。

山杨柳（即芫花根）四两，朴硝一两作掺，敷外用药。

制法：木鳖以水煮胀去皮毛油炸黄，共研细末备用。

服法：每服七八分至一钱，陈酒下。

适应症：痈疽发背，筋骨疼痛，流注，不论阴证阳证并治，又可作掺敷药用。

九仙顶 串雅补

处方：番木鳖一斤，花椒、石菖蒲、二乌、皂角、麻黄、老姜、地葱、甘草各二两。

制法：木鳖水浸一日，用陈酒四吊煎百沸后去皮毛，用麻油一斤放入锅内同煎至黄色，勿令焦枯，取起放瓦上草灰拌干晒燥，细末分成 9 包包好候用 9 味药汁配上 9 包木鳖，将后 9 味药各煎汁一盅放末一包，须要浸一宿晒干炒燥再研用之。

服法：成人每服 1～3 分，小儿减半，照前黄金顶引药送服。

适应症：主治、汤引均如黄金顶。

九转灵丹 串雅补

处方：番木鳖八两，先用米泔水泡胀去皮毛切片备用。

制法：第一次用川芎二钱，白芷钱半，水 6 碗煎至 3 碗去渣入木鳖药汁内煮干为度。

第二次用银花、柴胡各三钱。

第三次用甘草一两，青盐二钱。

第四次用南星、半夏各五钱。

第五次用川牛膝二两。

解生灵病病于倒悬

第六次用杜仲二两。

第七次用木瓜二两，以上俱如前收制。

第八次用干姜二钱，水二盏煎汁一盏。

第九次用天花粉一两如前制晒干为末，每服二至三分，汤引俱照黄金顶，只黄金顶为丸而此为散的不同。

神惠小灵丹_{串雅补}

处方：番木鳖二两，甲片一两，草乌六钱，乳没、雄黄各五钱，蟾酥、麝香各二分。

制法：木鳖用水泡胀后去皮毛，用麻油二两炸黄，甲片用麻油炒，草乌姜汁炒，共末以酒为丸，如莱菔子大。

服法：每服七分陈酒送下，勿令见风，出汗为妙，如见风发吐者以黄泥水煎饮即解。

适应症：治附骨痈疽，诸毒疔肿。

回生丹_{串雅补}

处方：番木鳖四两，麻黄四两，甘草一两，僵蚕三钱，乳没各五钱，蜈蚣、雄黄、朱砂、全蝎、山甲、羌活、白芷各四钱，当归、二乌、闹羊花各五钱，虎骨一两。

制法：将前3味煮木鳖令透去毛，用麻油五两炸浮取起以纸包压去油，僵蚕炒黄色，乳没去油，蜈蚣火酒浸，瓦上炙，全蝎酒洗瓦上炙，山甲香灰炒，二乌洗淡姜汁炒，闹羊花火酒炒，虎骨羊油炙酥，共为细末，用麻黄四两煎汁打神曲糊丸如莱菔子大，外以金箔为衣。

服法：每服五分，临卧火酒送下，盖被取汗，如无汗再进一服，以汗出为度，服此药须要避风，如见风作吐发战者以黄泥水解之。

一箭金风_{串雅补}

处方：番木鳖四两，乳没各一钱，蟾酥二两。

制法：木鳖用水煮透去皮，以麻油炸浮起研成细末备用。

服法：每服一至五分，老酒送下，量大小壮老用药，孕妇忌用。

适应症：此方又名一醉散，治一切无名肿毒、痈疽疔肿、内痈、痔瘘等症。

五虎散_{串雅补}

处方：番木鳖八两，川蜈蚣三十条，天花粉、北细辛各三钱，白芷一钱，紫草、甲片各五分，雄黄五分。

制法：将木鳖水煮去毛，以麻油十两入前各药煎至枯黑去渣，次下木鳖炸焦黄色，不令枯黑，捞起研成细末备用。

服法：每服1~5分，老酒送下，量大小壮老用药，孕妇忌服。

适应症：治一切无名肿毒、痈疡湿毒、流注、恶疮等症。

八厘金_{串雅补}

处方：番木鳖五钱，蟾酥三钱，僵蚕一钱，乳没各二钱，胆矾一钱，蜈蚣三钱，甲片一钱，雄精一钱，血蝎一钱，朱砂三钱，蝉蜕一钱，麝香五分，牙皂去皮弦五钱，川乌一钱。

制法：木鳖水泡去皮，麻油炸枯取净末用，共为细末水泛为丸，如莱菔子大。

177

服法：每服八厘，陈酒送下，小儿减半。

适应症：治一切痈疽疔毒疮肿，未成者服之内消，上部饱服，下部饥服。

内消散_{串雅补}

处方：番木鳖五枚，蟾酥三厘，麝香五厘，雄精一钱，僵蚕一钱，蜈蚣三条，甲片一钱半，全蝎一钱。

制法：木鳖水浸去皮，油炸为末。

服法：每服三分，陈酒送下。

适应症：诸毒服之功能内消。

十宝丹_{串雅补}

处方：番木鳖一两油炸去皮，山甲七片，蜈蚣三条，乳没各二钱，全蝎九只，僵蚕三钱，角刺五分，雄黄一钱，麝香一分。

制法：共研细末。

服法：每服三分，陈酒送下，盖被取汗。

适应症：治无名肿毒，发背痈疽等症。

独圣丸_{良朋汇集}

处方：马钱子不拘多少。

制法：先将马钱用滚水煮去皮毛，次用香油炸之，至呈紫色时为度，研成细末，每一两末配甘草末一两和匀，面糊为丸如粟米大。

用法：每服 3 ~ 4 分，量人加减，各随引下，朱砂为衣，如以雄黄为衣者则为小灵丹，忌花椒、醋，因其相反。

引药：

（1）一切诸疮槐花汤下。

（2）眼疾白菊花汤下。

（3）瘫痪牛膝汤下。

（4）流火葡萄汤下。

（5）小儿痞疾疳疾使君子汤下。

（6）腿疼牛膝、故纸、杜仲汤下。

（7）男妇吐血水磨京墨下。

（8）疟疾雄黄、甘草汤下。

（9）大便下血槐花、枯矾汤下。

（10）红痢甘草汤下。

（11）白痢姜汤下。

（12）吹乳通草酒煎服。

（13）上焦火旺赤眼肿痛、喉闭、口疮、噎食反胃、虚火痨疾、痰饮，一切热病俱用茶清送下，忌葱、醋、花椒。

（14）风湿症遍身走痛、发红黑斑点、肿毒，莲须葱白、姜黄煎汤下。

（15）解药毒用芥菜叶根捣汁冷服，冬天用甘草汤可解。

（16）流痰火遍身走痛，生牛膝捣汁黄酒送下，出汗即愈。

（17）虫症山楂、石膏汤下。

（18）两胁膨胀烧酒服。

【按】现在流行之"神农丸"即是由此方更名而来的一个方剂，只是用法略有不同，正与"祛风逐湿散"之化名"虎挣散"是同样事。

（二）跌打损伤类

三仙丹_{字门正宗}

处方：马钱子八两，枳壳一斤，醉仙桃一两。

制法：马钱子蒸去皮后童便浸之，春冬各 7 日，夏 5 日，秋 3 日，期满洗净去毛切片，醉仙桃略炒，枳壳以陈者为佳，用童便浸 7 日去穰切片，此 3 味制时不可伤火，共研细末，每服三分，外加伤处之药为引。

适应症：专治跌打损伤。

五虎丹_{字门正宗}

处方：马钱子一两，自然铜七钱，牛角笋六钱，飞丹砂四钱，陈枳壳一两。

制法：马钱子用童便浸 7 日后去皮毛，冷水漂 3 日，一日换水一次，滤干后露 49 日焙干，用一两；陈枳壳酒浸去穰，切片焙干，用一两；自然铜炭火煅红后醋淬 7 次，用七钱；牛角笋烘干六钱，飞朱砂净四钱。上共为细末每服二分黄酒送下。

适应症：专治跌打损伤，接骨。

【按】此方马钱子漂 3 日后又露 49 日时间似觉过长，这种制法是否会减低药效是值得考虑的重大问题。漂、露目的不外乎是降低毒性，但马钱子的作用就在于它的毒，经过童便泡后的马钱子其毒性已降低很多，如再经过这种长时间的漂、露操作，马钱子的有效成分肯定受到无形损害，使用起来纵有效也要拉长疗程的，因此笔者不赞同这种制药法则。

七厘散_{字门正宗}

处方：马钱子一两。

制法：将马钱子用酒蒸去皮后以童便浸 7 天，一日换童便一次，然后用姜挖一孔置马钱子于其中，以纸包裹浸湿，入火中连制 7 次，取出去尽残纸研末。

服法：每服一分黄酒送下，服后避风。

适应症：治跌打损伤，筋骨疼痛。

【按】此方制法姜性温热，马钱子性苦寒，这种配制法可平衡马钱子的药性，甚有意义。

枳马二仙丹_{民间秘方}

处方：马钱子一斤，枳壳八两。

制法：将马钱子先入童便中浸 24 日，再加入枳壳又浸 25 日共计 49 日，取出后以清水洗净马钱子去皮，枳壳去穰切片，俟干后用陈壁土炒成黄黑色共研细末备用。

服法：凡跌打损伤见血者勿论轻重皆可敷掺，用布扎紧勿令见风，伤轻者可立时止血，仍用药加封伤口血即自止。如甚重者可用药钱许（体壮者可略加重）加麝香一厘研匀，查明伤处在头者用川芎，在手者用桂枝，在腰者用杜仲，在肾者用故纸，在足者用牛膝、桂枝各三钱，煎取汁和药同黄酒或甜酒调服，能饮者不妨尽醉（只是多饮酒，药量则不宜多）而卧，用棉被盖紧避风，俟汗出即愈，次日以鲜肉汤予服。如损伤未见血者亦须查明所伤部位用前引服药，勿论敷掺、内服均不忌发物，且宜多吃发物免致他日吃发物时发生

181

疼痛。

又一用法：如未破皮者则用酒调敷患处，已破口出血者则将药末掺上即能止血定痛，消肿散红。如伤重及内损者除敷掺外则用引药煎浓汁和黄酒约共一盏将药末冲服，伤轻体弱及儿童则冲服七分无不立刻收效，这是流行民间很久的一个治疗骨伤的有效秘方。

适应症：专治跌打损伤，神效非常。

马钱散_{赛金丹}

处方：马钱子、陈枳壳各等分。

制法：将2物共入陈尿壶中泡之，每日一换童便，先将马钱子泡28日，次入枳壳泡21日，共计49日，期满取出以清水漂去尿味，去皮晒干捣碎，枳壳则去瓤后切片共研细末。

服法：每服三分，黄酒调下，避风取汗。

适应症：专治劳伤咳嗽，气喘痰齁，汤火及跌打损伤等症。外伤敷之，内伤服之，效力极好。

【按】枳马散又名慈航散，亦名伏水散，为各马钱制剂的祖方。有许多马钱子方剂都是在这一基础上发展起来的，这一基础方剂的分量不尽相同，有的是马钱子一斤，枳壳半斤；有的是马钱子半斤，枳壳一斤；有的是两物相等。它的服用量也不一致，因为马钱子是方中的主药，它的每次服用量总不会超出中毒量。

枳马金钱散_{家藏方}

处方：马钱子一斤，枳壳一斤，半两钱六十四枚（如无半两钱可用开元钱代替，这是早期用药。如两物都没有时可以自然铜代替）。

制法：将前2物用童便泡49日，每3天一换童便，期满取出以长流水洗净切片晒干为末，同时将钱用火煅醋淬9次为末和入，如用自然铜也同样火煅醋淬9次。

服法：每服五分黄酒送服，盖卧取汗。

适应症：功能续筋接骨，并治一切跌打损伤发损疼痛等症。

【按】本方以3天一换童便的办法是合理的，因为多换童便能多吸收童便中的有效成分，漂后不多用水洗漂也正是为了要多保留有效成分，这是极有意义的炮炙法。半两钱、开元钱在现今情况下无法觅得，故可用自然铜来替代，疗效一样。

金钱散_{奇方纂要}

处方：马钱子八两，枳壳六两。

制法：将马钱子用童便泡1月时换新童便，同时加入枳壳再同泡7日后去童便，取出去尽皮毛（指马钱子）同枳壳焙干研末备用。

用法：有伤处则外敷，功能止血生肌，伤重者再用黄酒冲服五分，骨断者加煅自然铜一钱，土鳖三只为末黄酒送服。

适应症：治刀砍斧伤，跌打损伤，内服外敷，疗效极好。

慈航散_{惠余编}

处方：马钱子一斤，枳壳半斤。

制法：将马钱子用童便泡24日取出切片晒干，将枳壳用童便泡25日取出去穰切片晒干，后将2物用黄土炒成黄黑色

解生灵病于倒悬

同研末备用。

用法：凡刀伤或跌打见血者勿论轻重均以掺敷，以布包好，伤轻者可立刻止血结痂，散红消肿，重者不能顿时止血可仍用此药加封伤口自然血止，若甚重之伤可用药一小茶匙（体壮者可酌加）加麝香一厘研匀，查明后开引药照服亦愈（所用引药与前枳马二仙丹同故不重录）。此散说明与前枳马二仙丹大体相同。

适应症：专治金刃木石伤及一切跌打损伤。

神效浮水散_{秘方汇集}

处方：马钱子一斤，枳壳二斤。

制法：先将马钱子以瓷片刮去粗皮，用童便泡 49 日，枳壳则用童便泡 24 日，如是暑天则只泡 10 余日，泡后去穰，将 2 物用麻布袋装好放流水中冲洗一日后取起用新瓦焙干，分别研成细末收贮，勿使泄气。

用法：用时先将引药泡于酒中，或煎汤和黄酒一匙临卧时调药末（马钱子一份，枳壳二份）服之（所用引药与枳马二仙丹同），伤重者服三钱，不可过量，外加麝香二三厘，轻者则斟酌情形只服一钱或者二钱，且不加麝香，小儿酌减，伤重者以二与一比（即马钱末二份，枳壳末一份）药末和酒或童便炒热敷之，但须用药数两分作三贴，先以一贴乘热包上，冷则另换他贴包之，如此更贴换包，旋丁旋加酒或尿入药炒热，即能止痛消肿。

适应症：专治骨断及碎损者有良效。

跳骨丹 民间秘方

处方：马钱子一斤，枳壳八两，自然铜四两，飞天蜈蚣四两，眼独活二两，北细辛二两，生黄芪八钱，红花二钱，上朱竭四两，骨碎补八两，台乌二两，狗脊四两，潼蒺藜四两，乳香四两，没药四两，土鳖四两，羌活二两，田三七四两，朱砂二两。

制法：将马钱子用童便泡 49 日，次用米泔水泡 7 日，末后用清水洗去尿味，去皮炒干研末，枳壳用童便泡 24 日焙干研末，末后同各药共同研末过筛备用。

用法：如遇骨断骨挫者即以此药投之，如伤重者可另加脆蛇末少许配合用之，服至骨接好时为度，不用脆蛇单用此药亦可。

伤在头部者以升麻、川芎各三钱为引。

伤在两膀和两手者以桂枝、桑寄生各三钱为引。

伤在胸前者以枳壳、桔梗各三钱为引。

伤在臀部者以补骨脂三钱为引。

伤在小腹者以大腹皮三钱为引。

伤在腰间者以杜仲三钱为引。

伤在胸右者以陈皮、木香各三钱为引。

伤在两腿及两足者以木瓜三钱、红牛膝五钱为引。

伤在背上者以独活三钱、麻黄根一钱引。

伤在全身者以红牛膝根八钱为引。

服法：1～8 岁者每次一分，多至分半。20～30 岁者每次 4～5分。40～60 以下者每次 6 分，其余均以 6 分为度，不可多用。用时以水一盅（能饮者以酒水各半尤好）同引药入酒壶内煨浓，然后滤出药水兑药末服之，每晚服药一次，服药后忌食豆类以及各种油荤，更忌房事。服后如皮肤发现黑色者不必顾虑，过些时间自会消失，并需忌风，骨折者必先将骨整复然后服药。

适应症：专治跌打损伤，骨折筋伤等症，疗效极高。

又跳骨丹铜梁民间秘方

处方：马钱子一两，麻黄一两，大海马一对，乳没各一两，茯神一两，松节五钱，伸筋草一两，藕节五两，骨碎补、石头上麻柳根各二钱半，甘草一钱，秦艽五钱，眼独活五钱，血竭五钱，脆蛇一条，一般用五钱。

制法：马钱子炮泡刮去毛，麻黄去节，乳没用新瓦或笋壳上炒焙去油共末，再做成豌豆大丸药备用。

服法：成人每饭前服七分至一钱，日一至二次，内伤用甜酒兑服，外伤用狗脊、酸梅树枝熬水和酒一杯吞服，伤部保持温暖，忌食腊味肉食。服此丹时并忌服食其他药物，孕妇忌服，不用束缚伤处，一般2～3周痊愈，在服药过程中伤部肌肉有跳动现象，有些不典型，勿论跳动与否其骨皆自接，方法简单易配，除脆蛇外也无贵重药品。

【按】此方是1952年土改时由四川铜梁县侣俸乡女同志曾梦兰献出来的，经该乡中心医院试用有效，后来重庆西南医药研究所又将此方用来作专题临床实验，经过1900多个病例的临床实践效果良好，并总结了一份资料由重庆分院送交北京中央科委审核，历时颇久未见答复，原因是这份资料只有观察组经验，缺乏对比组的证实，因此未得回复。此方在未对外方发表前原是保密，现既为中央未通过而临床又确有疗效，故该所（现已改为四川中药研究所，属四川省卫生厅领导）周复生同志特将此方寄给笔者作为参考资料（他们在实践此方时笔者亦曾寄去马钱子参考资料）。这也是一个以马钱子为主的骨伤方剂，故收入本书以丰富本书内容。

骨折自投丹_{合川朱德斋}

处方：马钱子八两，枳壳四两，生地四两，续断四钱酒炒，乳没各四钱，自然铜三钱制，桃仁四钱，红花三钱，丹皮三钱、赤芍四钱，桂枝四钱，甘草二钱，地乌龟21只土炒，地牯牛21只土炒。

制法：马钱子用童便泡49日，3日一换童便，取出后用清水漂洗3次去毛切片，以细黄土炒过，枳壳用童便泡25日，取出用清水漂净去穰切片晒干，除开此2物及地乌龟、地牯牛外其余各药均用酒炒，然后共研细末，或为散剂或为丸剂均可。

服法：每服2~3钱，黄酒送下，服后盖被出汗，忌风。

【按】此方与前方跳骨丹有同一作用，方的组成也有同一意义，是朱氏向不示人的秘方。

适应症：专治一切跌扑闪肭，骨折筋断。

秘传接骨丹_{师授}

处方：制马钱子一两，制枳壳一两，土鳖虫十个，三七一钱，乳没各五钱，血竭二两，制自然铜一钱，闹羊花五钱酒炒。

制法：共研细末。

服法：每服5~8分，黄酒送服，忌风。

适应症：专治跌打损伤。

解生灵病痛于倒悬

奇效接骨丹_{家藏抄本}

处方：制马钱子一两，制枳壳一两，土鳖虫二钱，玉竹二钱，朱砂二钱，三七二钱，自然铜二钱制，肉桂二钱，麝香五分。

制法：共研细末。

服法：每服 5～8 分，黄酒送服。

适应症：专门接骨投损及全身受伤。

柳氏接骨丹_{柳逢春授}

处方：制马钱子五钱，制枳壳一两，土鳖虫二十一个，三七四钱，乳香钱半，闹羊花四分。

制法：共研细末。

服法：临时以黄酒送服五分，忌风。

适应症：专门接骨。

骨伤至宝丹_{陈海云}

处方：制马钱子一两，制枳壳二两，土鳖虫 21 个，三七五钱，制自然铜五钱，闹羊花五分，麝香五分。

制法：共研细末。

服法：每服五分，临睡时黄酒下。

适应症：各种骨折均效。

接骨至灵丹 内江邓湘萍授

处方：马钱子一两，枳壳七钱，乳香七钱半，制自然铜二钱，地鳖虫一两。

制法：将马钱子入童便中泡 3 日后刮去外面粗皮，用米泔水泡数日，取出清水漂净切片以黄土炒脆，枳壳用童便泡 3 日后去穰切片炒干，地鳖虫先以红花食之，后用烧酒醉死，瓦上焙干同其他各药共研细末备用。

用法：每服二钱，用好酒送服。

适应症：专门接骨投损及一切跌打损伤。

伤科白药 广福轩

处方：马钱子一两，枳壳二两炒，三七五钱，青礞石五钱，大海马一对焙干，苏木六钱。此方色并不白，故白药名称欠妥。

制法：将马钱子入童便中泡 24 日取出刮去皮炒至淡黄色，苏木用加皮水浸烘 9 次，然后同各药共研细末备用。

服法：每服五分黄酒送下。

适应症：专治一切跌打损伤，接骨。

【按】据传方人王一仁说，这是浙江伤科世医黄亚雄秘方，屡用屡效。

枳马金钱接骨丹 蒋成春

处方：制马钱末一两，制枳壳一两，古铜钱十枚，真血竭五钱，苏土鳖虫五钱，象牙末三钱，虎胫骨五钱，海马三钱，麝香三分，梅片二分，三七五钱，脆蛇三钱。

制法：各药共研细末备用。

服法：成人每服五至七分，老弱小儿酌减，开水送服。

适应症：统治一切跌打损伤、凝胕闪挫等症，有良好疗效。

接骨丹_{内江兰伯熙}

处方：制马钱子末一斤，制枳壳八两，藏红花五钱，牛膝五钱，桂枝五钱，杜仲五钱，故纸五钱，骨碎补五钱，木瓜五钱，羌活五钱，独活五钱，土鳖虫二两，血竭五钱，细辛五钱，朱砂一两，仙桃草五钱，佛顶珠五钱，大血藤五钱，双肾草五钱，刘寄奴五钱，泽兰五钱，竹蟓二两（形似青蛙，头短尾长，常在竹上生活），麝香五钱。

制法：以上全方足量，微微焙燥为末。

服法：每服 5~6 分，黄酒送下。

拴骨丹_{兰伯熙}

处方：制马钱子末八两，制枳壳四两，当归四钱，川芎四钱，藏红花四钱，广三七二两，海马二两，杜仲四钱，木蝴蝶四钱，木瓜四钱，牛膝四钱，古铜钱一两，土鳖虫一两，脆蛇五钱，血竭一两，儿茶四钱，乳没各四钱，铁蟹一两，麝香四钱。

制法：以上全方足量共末备用。

服法：成人每服 5~7 钱，小儿减半，酒或开水送服，手术整复用。

适应症：治骨折脱臼，跌打损伤。

【按】以上两方为内江兰伯熙医师方，其中药味嫌其庞杂，也有难于寻找的不必要药，如"竹蟭"等；其主要药物也是马钱、枳壳二物，只此二物对骨伤科的作用也就不小了，故不用如此庞杂药味来造成浪费。自此以上各方皆由"枳马二仙丹"衍化出来，类似方剂还很多，可见枳马二仙丹确是一个伤科祖方。

九分散_{验方}

处方：马钱子四两去毛，麻黄四两，乳香四两，没药四两。

制法：先将各药分别研细秤准分量后再混合一起研匀备用。

用法：凡受伤者勿论挫折闪肭均用烧酒调敷患处，如伤重破皮流血者即用药末干掺患处，不拘药末多寡总要将伤处敷严。内再用陈黄酒冲服九分，服药之后如觉胸中作闷、周身发麻者正是药力行动不必惊慌，略过片刻自会消失。若受伤过重服此药后不见动静者可过一个半小时再服九分，如经此再服之后勿论何等重伤皆可起死回生，屡试屡验。唯此方力量过大，万不可超过九分之数，切记切记。

适应症：专治跌打损伤，勿论青肿、错折、破烂皆效，是历时很久的一个有效验方。

禁忌：孕妇及伤久气虚因而自汗、盗汗、遗精者皆忌内服，但可外用。

加味九分散_{蓬莱山樵}

处方：马钱子、麻黄、乳香、没药、土鳖虫、自然铜各等分。此方配合很理想，较原方为更有力量。

制法：共研细末。

用法：

1. 用时以黄酒调敷患处。

2. 如已破皮者则不用酒调，只以药末撒布患处。

3. 如内伤者可服九分黄酒送下。

4. 如被犬伤者可用温水洗净伤处敷以药末，并可内服。

适应症：专治跌打损伤。

彭氏秘传接骨丹 湖南彭鹤龄

处方：方分红黑两种灵药。

①黑色灵药：自然铜不拘多少，火煅醋淬 7 次备用。

②红色灵药：马钱子不拘多少，去毛，用香油炸至紫色时为度，研末备用。

此红黑两种灵药可按照需要量配用。

用法：14~40 岁者每次用红药七分，黑药三分。

40~60 岁者每次用红药七分，黑药四分。

60 岁以上者每次用红药三分，黑药二分。

此药在使用时必须按照年龄将分量核准然后合为一处，再用引药煎汤送服。

此丹不可多服久服，骨接好时即停止服用。可连服"舒筋活血散"，如第一次药骨未接好时可再服第二次，骨接好后即停止服用，引药如下：

当归三钱，白术二钱，川芎五钱，香薷三钱，砂仁二钱，洋参二钱，用水一碗煎至六成时冲接骨丹服。

舒筋活血散_{湖南彭鹤龄}

处方：土鳖虫二钱，乳香二钱，没药二钱，川军二钱，血竭三钱，申姜二钱，红花二钱，制自然铜三钱，制马钱子三钱。

制法：共为细末。

服法：每服一钱半，早晚各一次，服至骨折痊愈时为止。

功能：活血逐瘀，止痛消肿，接骨。

笔者于民国六年（1917）客寄贵州榕江时相识一位90高龄的骨伤医师彭鹤龄，彼即以此方给人医伤接骨达60年久，方极秘密，不易传人。临床时即是以此红黑两种药粉看人年龄老幼、体质强弱、伤势轻重等等情况灵活配用，笔者虚心请教承他破格传授，用于临床颇能应手。唯马钱子先用童便浸泡，后用油炸。

逐体散_{任师夔}

处方：马钱子二两五钱，血竭五钱，北辛一钱，土鳖虫一两，朱砂一两，自然铜一两，三七五钱，刺蒺藜五钱，甘草一钱。

制法：先将马钱子用烧酒煮2小时刮去皮毛，再用麻油炙，河沙炒为末，自然铜煅红醋淬7次，最后将各药共为细末。

服法：成人每服八分，小孩减半，忌油及风，孕妇忌服，服时须用引药。

头部以白芷、羌活各一钱炖烧酒服。

手部以桑枝、桂枝各一钱炖酒服。

解生灵病痛于倒悬

腰部以杜仲、台乌、灵仙各一钱炖酒服。

足部以牛膝、桑枝各一钱炖酒服。

适应症：治跌扑损伤内部及小微血骨挫离者。

接骨粉 胡绍群

处方：马钱子五枚，百合少一点，五加皮多一点。

制法：先将马钱子烧成偷油婆色，刮去皮毛后现黄色，再将后2味共捣细末。

服法：将药分2~4次服完，忌食生冷，孕妇忌服。

引药：红牛膝、桂枝、枳壳、甘草各一钱，泡酒吞服药粉，不必过量免致中毒。

适应症：治扭伤，挫伤有良效。

龙马散 刘文伟

处方：马钱子八两，广地龙三钱，广木香三钱，川芎三钱。

制法：先将马钱子去毛，以甘草四两加水同煮，待水煮干后取出马钱子切片阴干，然后再同其他各药共研细末或泛丸均可。

服法：每次服三分，每日服3次。

适应症：治劳动过度腰腿疼痛，或因跌伤或因寒凉致骨节疼痛，甚至不能行动者。

接骨丹 经验奇效方

处方：制马钱子、土鳖虫焙黄色、乳香、没药、制自然铜、骨碎补、续断各五钱。

制法：共末炼蜜为丸，每丸重一钱。

服法：以引药送服，手部桂枝三钱，足部牛膝三钱，腰部杜仲三钱，煎汤送服丸药一粒。

适应症：治跌打损伤，功能接骨，舒筋，活血，止痛。

接骨神方 尚义县医院

处方：共计二方。

第一方：马钱子一钱油炸去毛，乳香一钱，没药一钱，麻黄一钱，三七五分，琥珀五分，共末。成人每服六钱，分二次服，小儿酌减，牲口每服一两二钱，米汤送服。

第二方：马钱子一分，乳香三钱，没药、麻黄、土鳖虫各一钱，杜仲三分，牛膝三分，共末。成人每服一两二钱，小儿减半，二次分服，米饮送下，牲畜每服二两四钱。

神效正骨丹 陶玉山

处方：炙马钱子六钱，乳香三钱，没药三钱，土鳖虫一两，虎骨四钱，地龙三钱，当归四钱，红花四钱，川军五钱，南星三钱，白芷，自然铜六钱，骨碎补四钱，川续断四钱，延胡索三钱，血竭花四两，羌活四钱，独活四钱，鸡血藤三钱，黄瓜子三钱，水煎服。

用法：上部加川芎三钱，桂枝三钱，中部加杜仲四钱，下部加牛膝四钱。

跌打丸_{陶玉山}

处方：马钱子去毛四两，麻黄四两，桂枝三钱，杜仲三钱，地龙三钱，牛膝三钱，没药三钱，独活三钱，五加皮三钱，木瓜三钱，自然铜三钱，千年健三钱，钻地风三钱。

制法：共为细末成丸，每重一钱。

服法：成人壮者每服 2 丸白开水下，可以连续服至不痛时为止。

适应症：专治跌打损伤。

接骨验方_{陶玉山}

处方：马钱子一两，麻黄五钱，桂枝五钱，土鳖虫五钱，牛膝五钱，杜仲五钱，乳香五钱，没药三钱。

制法：先将马钱子用香油炸透，然后埋入黄土中一日夜取出刮尽黑色，同上药共研为末备用。

服法：每服三钱黄酒下，外将伤处骨头对好，夹板夹住勿动静养。

据陶氏云此方是蔚县白水泉冯氏祖传秘方，流传宣化原阳一带，治愈者甚多。

正骨丸_{罗征明}

处方：制马钱子二两，地五甲一两，红活麻一两。

制法：共末为丸。

服法：粉碎骨折每服八分，一般骨折每服 4～6 分，小儿减半，临卧时水酒各半送服，服后避风。

适应症：能使骨膜快生，对位良好，如有碎骨将神经压迫时服此丸后可使筋伸。

活络丸 罗征明

处方：制马钱子一两，草乌（用绿豆同煮，绿豆开花时去豆用药）一两。

制法：共末为丸。

服法：成人每服五分，小儿酌减。

适应症：对关节炎（半身不遂）有特效。

【按】马钱子是大毒药，因一般人不敢大胆服用致疗效不显，罗征明医师的马钱子制法与一般人的制法小有不同，故用起来疗效比一般高。他的制法是用健康人的尿贮入坛中将马钱子泡好封口，不使泄气，春夏季泡 4 周，秋冬季泡 5 周，然后开坛取出马钱子用清水微微冲洗后刮去皮毛晒干，用沙炒松为末，其法可师。

活络散 杜子明

处方：马钱子不拘多少。

制法：将马钱子用童便泡 27 日（夏季减 7 日，冬季加 7 日）刮去皮毛，用甘草水漂 3 日晒干，再用河沙炒松研末。

服法：强人每服二分，白酒五钱泡 2 小时睡时连酒服之，不能饮者用水亦可，老幼酌减，八岁以下儿童非重伤者不用。如将活络散加入炼蜜做成丸剂即是活络丸，服法同上，药力较散剂为和缓。

适应症：可用于一切伤科方面。

197

伏水丸_{自拟方}

处方：马钱子一两，枳壳一两，上甲六钱，广香四钱，炙川乌一两，朱砂三钱，虎骨一两，佛金 30 张，麝香二分。

制法：马钱子尿泡后去皮用黄土炒，枳壳用醋淬，然后同其他各药研成细末为丸，金箔为衣备用。

服法：成人每服五分，小儿酌减，黄酒送服。

适应症：跌打损伤完功时服，不可早用。

五虎丹_{师授方}

处方：马钱子一两，枳壳八钱，闹羊花三钱，朱砂五钱，木香三分。

制法：马钱、枳壳均以童便泡后用黄土炒过，闹羊花略炒，然后共为细末。

服法：每服八分至一钱姜汤送下。

适应症：专治跌打损伤，筋断骨折。

伸筋正骨丸_{刘家文}

处方：马钱子、枳壳、刺蒺藜、骨碎补、接骨草（又名飞天蜈蚣）、羌活、独活、红花、血竭、北辛、生黄芪、台乌、乳没、狗脊、自然铜、续断、朱砂、土鳖虫、三七。

制法：共为细末，水丸，朱砂为衣。

服法：成人每服八分，幼儿减半。

【按】此方以伸筋命名，为一切损伤骨节筋络及后遗拘束强直等症主方。方中飞天蜈蚣辛温善走，能破诸风寒湿滞

198

及瘀血潴留于经络呈麻木不仁、屈伸不利或俯仰不能自如之症，舒筋活络效力强大，但必须配伍佐使益气行血，祛风除湿，调补肝肾治疗肝肾亏损之药。

【又按】此方是从前方之跳骨丹脱胎下来，尚有如下制法：马钱子先连皮用河沙炒泡，继用童便泡两周，如未炒泡则需春秋季泡49天，冬季64天，夏季28天，逐日更换童便（多换童便可以多吸收童便中的有效成分），泡满期后再以甘草（每马钱一斤配用甘草一两）和清水或米泔水再泡3天，然后取出刮去皮毛，用香油炸至松脆时研末。方中各药除红花、血竭、朱砂研作丸衣外，其余各药均研成细末，连同马钱子末酒水打糊为丸。

用法：开水一盏，酒一杯温服，5岁以上者每服二分，16岁以上者每服6分，30～40者每服一钱，并照下分经用引：

头部用川芎、升麻引。

胸部用枳壳、桂枝引。

上肢用桂枝、桑枝引。

左胁用木香、陈皮引。

右胁用青皮、香附引。

脊背用独活、麻黄根引。

腰部用杜仲、故纸引。

小腹用腹毛、小茴引。

下肢用牛膝、木瓜引。

肾脏用黄柏、故纸引。

睾丸用黄柏引。

如有大便秘结数日不解者则用番泻叶、桃仁、木通引。

以上各引药用酒水各半送服。

适应症：骨折脱臼后遗症如神经疼痛，麻痹强直，软组织硬化，功能失常，跌打损伤及内部受伤等症。

禁忌：生冷，豆类，大油腻荤腥，房事，孕妇均忌服。

散瘀活血汤身验良方

处方：马钱子炮去毛五钱，生半夏五钱，红花五钱，骨碎补三钱，赤芍、红米、葱头各六钱。

制用法：以水煎沸入药，再入酒醋二两，乘热熏洗患处，不拘次数其肿痛即止。

适应症：治一切碰撞跌打，瘀血积聚痛肿。

伤科神授散 赖华林

处方：制马钱子一两，制枳壳二两，土鳖虫二钱，玉竹二钱，朱砂二钱，三七三钱，自然铜三钱，肉桂二钱，麝香五分。

制法：共研细末。

服法：每服 4～6 分，老酒送服避风取汗。

适应症：一切跌打骨折等症。

接骨七仙散 师授方

处方：马钱子五两，枳壳十两，土鳖虫三十只，三七五钱，自然铜五钱，麝香三分，闹羊花四钱。

制法：马钱子童便泡 49 天，枳壳童便泡 24 天，取出水漂后马钱去皮毛，枳壳去穰切片晒干，再同其他各药共研为末。

服法：成人每服 5～7 分，小儿酌减，甜酒送服。

禁忌：忌风及大荤、豆类。

适应症：统治一切跌打损伤等症。

伏水紫金丹_{家藏抄本}

处方：马钱子七枚，土鳖虫三枚，血竭二钱，乳没、红花、木香各二钱，肉桂、续断、申姜、川乌、草乌各一钱，琥珀、朱砂、辰砂、佛金各一钱。

制法：共为细末。

服法：每服一钱，童便送服，同时并用引药冲服。

外感风寒者加麻黄、桂枝、生姜、火葱引。

伤在头部者加升麻、川芎引。

在上肢者加桂枝引。

在胸前者加桔梗、枳壳引。

在腰间者加杜仲引。

在小腹者加腹毛、大茴引。

在肾部者加故纸引。

在下肢者加牛膝、木瓜引。

大便不通者加酒军、桃仁、木通引。

适应症：治一切金刃木石跌打损伤，兼能接骨。

急救散_{赛金丹}

处方：马钱子一两，土鳖虫一两，制乳香一两，闹羊花四钱。

制法：将马钱子用麻油煎至枯黄时取出再用土炒，然后再共研细末。

服法：成人每次五分，小儿减半，早晚黄酒送服，忌风。

解生灵病疴于倒悬

适应症：专治跌打损伤，筋断骨折。

跌打灵膏 <small>傅巨川</small>

处方：番木鳖水泡刮去毛一两二钱，枳壳一两四钱，山甲一两二钱，官桂一两二钱，当归一两二钱，槐枝一两，柳枝一两。

制法：上以麻油一斤浸透，文火煎枯滤去药渣，每油一斤加入黄丹八两，熬成后再加乳没、丁香、儿茶各二钱，研细加入去火毒用。

服法：用酒水各半调药末服。

适应症：一切刀斧伤跌打伤均可用。

再造散 <small>林正熙</small>

处方：马钱子四两，杜仲一两，川芎一两，血竭一两，三七一两半，土鳖虫八钱，海马七钱，自然铜八钱，白芷八钱，脆蛇四钱，北辛三钱。

制法：马钱子用童便泡49日后放长流水中冲洗7日，干后用麝香水煮，末后再同全部药物共研细末。

服法：成人每服一钱，体弱及小儿酌减，黄酒送服，忌风取汗。

适应症：举凡一切跌打损伤骨折均可用。

伤科神授散 <small>丁星武</small>

处方：马钱子四两，枳壳一两，自然铜七钱，安桂二钱，血竭四钱，虎骨五钱，广三七四钱，土鳖虫一钱，朱砂三钱，没药一两，千金子五钱，麝香五分。

制法：马钱子用童便浸 7 日后再用清水漂 3 日去皮沙炒，自然铜火煅醋淬 7 次，制后同各药共研细末。

服法：1～8 岁者每次用一分。

10～18 岁者每次用 2～3 分。

20～40 岁者每次用 4～5 分。不可多服，用黄酒送下。

适应症：一均跌打损伤。

寸　药 阎纯玺

处方：马钱子一两六钱，白占、秦归、肉桂、三七各一两四钱，朱砂一两，冰片三钱，麝香一钱。

制法：马钱子以麻油炸去毛净，或用童便浸 49 天亦可，然后同全部药物研末。

服法：每服一字或二三字，酒调服。

适应症：专治跌打损伤。

接骨再造散 林正熙

处方：制马钱子末一两，杜仲一两，川芎一两，血竭一两，三七两五，土鳖虫八钱，大海马七钱。

制法：共为细末。

服法：成人每服 6 分至 1 钱，小儿酌减，黄酒送服，避风。

适应症：专门接骨投损。

解生灵病痛于倒悬

接骨生骨丹 <small>林正熙</small>

处方：制马钱子末二两五钱，脆蛇七钱，血竭一钱，北辛二钱，潼蒺藜六钱，甘草二钱，土鳖虫一两五钱，古铜钱四钱，飞朱砂三钱。

加减法：充血者加海马，镇痛加三七，有风湿加虎胫骨，老年人加阿胶、鹿胶。

制用法：同前方。

适应症：治跌打骨折，能使新骨再生。

秘授接骨丹 <small>师授方</small>

处方：马钱子四两，巴豆霜十枚，生半夏一两，制乳没各一两，公土鳖虫三十只，飞朱砂五钱，闹羊花五钱，枳壳五两。

制法：马钱子童便泡 10 天后去毛炒黄，土鳖虫瓦上焙干后共研细末。

服法：每服五分，黄酒调服。

适应症：专治一切跌打损伤。

金花内服治伤神效散 <small>太极要义</small>

处方：马钱子三两，生白附子三两，生川乌一两，生半夏四两，生南星一两，生天麻一两，生羌活一两，防风一两，白芷一两。

制法：马钱子去毛煅存性后共为细末。

服法：成人每服一钱五分，老年小儿可服八分，温酒送下，不能饮者以温开水送服。

适应症：专治跌打损伤之未破皮者为力甚大，因其毒性过重故不可多服。

枳马金带散师授方

处方：马钱子十两，枳壳五两，金腰带（即芫花根）五两，广三七一两，香白芷一两。

制法：将马钱子用童便泡 10 天后炒黄，然后再同全部共研细末，再用烧酒半斤，白糖四两同浸 10 天后再研细末。

服法：每服 2～3 分，黄酒送服，早晚各一次，孕妇忌服。

神效透骨丹寿世医鉴

处方：马钱子二两，闹羊花一两，制乳没、真血竭各二钱。

制法：马钱子用酒煮后去毛，闹羊花用酒浸炒 3 次，童便泡 2 次焙干，将全部药先各为末，然后称准合匀，加麝香一钱再研细末。

服法：每服二分，年壮者可服五六分，不必夜饭，睡时方服，并以酒尽量服下，用猪肉汤过口，避风，以有汗出为效。忌房事、酸、咸、茶等物，气血虚弱者 5 日一服，壮实者 3 日一服。

适应症：治跌打损伤深入骨髓，或隐隐痛疼，或天阴则痛，或远年四肢无力者皆可服用，极有疗效。

奇效整骨丹_{曹振宗}

处方：马钱子油炸去毛、土鳖虫、乳没、川牛膝、桂枝、麻黄、杜仲酒炒各二两。

制法：共为细末。

服法：成人每服三钱，小儿减半，热黄酒送服，服后见汗。

加味金钱续命散_{师授}

处方：马钱子十两，制然铜五两，半两钱五十枚，制乳没、当归尾、上血竭各五两。

制法：将马钱子童便泡后土炒去毛，然铜火煅醋淬 9 次，半两钱火煅醋淬 7 次，然后各为细末秤准分量，除半两钱另行贮存外余药则共和极匀备用。

用法：

（1）如遇跌打损伤时可先饮黄酒再服药末，盖被微汗，轻者二三服即愈，重者五六服必愈。亦可用作刀创药，较古方七厘散、铁扇散之效力尤强，并能止血。

（2）若用以接骨者则将此药六钱再配入半两钱末一钱，调和均匀即为"接骨丹"，用时先将断骨接好包扎（勿太紧），先饮黄酒至微醉时为止，避风，伤处见微汗即愈。愈后忌劳力、大怒及房事百日。

（3）老年人筋骨疼痛者用极热黄酒冲服五分即愈。

（4）如只跌伤打伤而骨未断折者则只服前散即愈，切忌不可服接骨丹，服之恐生旁骨。

传丹道医家之秘方

慈航救苦丹 _{利人集}

处方：马钱子四两水煮去毛，制然铜一两，土鳖虫五十只，麝香一钱。

制法：共为细末。

服法：每服一分热黄酒调服。

适应症：治跌打损伤，功能续筋接骨。

接骨至圣丹 _{广济新编}

处方：马钱子一两，麻黄六两。

制法：用水五六碗煮半日，待马钱软化时取出切片于新瓦上焙干为末，蜜丸如粟米大备用。

服法：每服三分空心黄酒，水下不可多，多则遍身麻软难醒，已经试验有效。

适应症：治跌打骨折，凝跌闪挫，瘀血作肿等症。

七厘金 _{青囊秘授}

处方：马钱子十两，土鳖虫一两，生半夏五钱，儿茶一两，三七一两，制乳没各一两，制然铜一两，麝香一钱，冰片三钱。

制法：将马钱子用麻油炸酥去毛，再用赤石脂炒一次以去尽油为度，土别瓦上焙干，然后共为细末。

服法：每服七厘黄酒调服，不可多用，多则补得骨高，服后避风取汗，孕妇忌服。

适应症：治骨损骨折每用药七厘黄酒调服，如车行十里

207

（旧时的独轮鸡公车）其骨接之有声，初跌之时整理如旧，对住用棉花盖之勿令见风，并忌移动。

止痛散_{廖瑞德}

处方：制马钱子、制乳没各五钱，土鳖虫、三七各六钱，儿茶、红花各四钱半，琥珀、朱砂、制然铜各三钱，冰片七分，血竭七分，麝香五分。

制法：共为细末。

服法：成人每服 3～5 分，开水或酒少许送服，孕妇忌服。

适应症：治各种跌打损伤内出血。功能破瘀止痛，安魂定魄。

通经散_{樊春洲}

处方：制马钱子二两，三七、当归各一两，西红花、血竭、乳没、丹皮、山甲、川军各五钱，赤芍、苏木、双花各八钱，桃仁、秦艽、枳壳、桂枝、牛膝各六钱，朱砂、冰片各三钱，元寸二分。

制法：马钱子炮成酱茶色去净毛后同其他各药共研成末，再入朱砂、冰片、元寸合匀。

服法：成人每服八分，小儿及体弱者酌减，用黄酒调服，每日 1～2 次。

适应症：治骨折，脱臼，内在损伤及一切瘀血症状。功能活血，止痛，化瘀，解毒，消肿。

接骨丹_{田景阳}

处方：制马钱子、红花、儿茶各一两，三七三钱，乳没、血竭各四钱，冰片一钱，麝香二分。

制法：共研细末。

服法：每服一钱，日 2 次，黄酒送下。小儿酌减，破皮者撒布伤口，皮未破呈现青紫色者用白酒调敷患处。忌生冷、腥冷及暴怒、房事，此药服足 8 天骨质已增生或伤处已愈合者即停服。

适应症：治骨折及软组织损伤，能化瘀、和血、止疼。

接骨丹_{樊春洲}

处方：制马钱子二两，地龙、土鳖虫各八钱，螃蟹、当归、无名异各一两，硼砂、川军、血竭、乳没、丹皮、三七、西红花各三钱，自然铜六钱。

制法：马钱子沙炒去毛，然铜火煅醋淬 9 次，以不发亮光为度，无名异以醋炒过，共为细末再入朱砂、元寸合匀收贮。

服法：每服八分，日一二次，黄酒送服，小儿及体弱者酌减，孕妇忌服。

适应症：治一切骨折，功能续筋接骨、化瘀、止疼。

接骨丹_{王东卿}

处方：制马钱子、麻黄、乳没、血竭各一斤，自然铜二斤。

制法：共为细末。

服法：每服二钱，日一二次，黄酒冲服，孕妇忌服。

适应症：治一般骨折。功能开郁、活血、接骨。

舒筋丸 田景阳

处方：马钱子不拘多少。

制法：马钱子水泡去毛，切片晾干，油炸成酱色共末为丸，如绿豆大，朱砂为衣。

服法：每服 1～2 分，早晚各一次，老酒送服，孕妇忌服。

适应症：腰痛，闪腰岔气。

外伤膏 李占运

处方：马钱子一两，生栀子、百草霜、红花各五钱，血竭三钱。

制法：马钱子不去毛共为末。

用法：用陈醋一斤于瓷盆中熬成半斤后入药末搅匀，再入荞麦面二两搅成软膏摊于布上敷患处（敷后 24 小时即消），破者忌用。

适应症：跌打损伤瘀血作痛，红肿不消等症。

跌打散 容佐潮

处方：制马钱子十两，生大黄、生栀子、泽兰各一斤，生二乌、归尾、苏木、乳没、五加皮各十二两，红花八两。

制法：共为细末。

用法：以好酒调和煮成软膏摊于油纸或布上，厚约一分，温敷患处，若骨折则用夹板固定，每日换药一次，忌敷伤口。

集古跌打散_{集古良方}

处方：马钱子二两，土鳖虫一百只，麻黄二两，乳没、桂枝、牛膝各二两。

制法：马钱子用菜油炒去毛，麻黄炒，然后共研细末。

服法：伤重者每服三钱，用热黄酒冲服，伤处用黄酒调敷患处，皮破血出者干掺之。

适应症：跌打筋骨折损及皮破血出者。

家藏抄本方

处方：马钱子一两，七星剑四两，三七四两，归尾二两。

制法：共泡酒后以童便冲服，不可服得太多，略有酒意即止。

适应症：跌打损伤通用。

舒筋活血丹_{李郁园}

处方：马钱子八两，木香四两，自然铜一两，地乌龟二只，三七一两，海马二对。

制法：马钱子用童便泡 21 天，自然铜醋淬 7 次，共研细末。

服法：每服一钱，黄酒送下，忌风。

适应症：跌打损伤瘀血凝滞不散及骨折筋伤等症。

传丹道医家之秘方

解生灵病痛于倒悬

接骨六合丹 陈孟由传授

处方：马钱子十两，枳壳七两，乳没各一两五钱，土鳖虫十两，自然铜二两。

制法：马钱子先用童便泡3日去外粗皮，继用米泔水泡3日取出切片油炸以黄土炒去油，然铜用火煅醋淬7次，土鳖先以红花食之，后用烧酒醉死，共研细末。

服法：成人每服二钱，小儿三至五分，黄酒送下。

适应症：专治跌打损伤，功能接骨。

灵宝丹 许庆云

处方：计分二方。

①马钱子八两，杜仲五钱，故纸五钱，牛膝五钱，木瓜五钱，桂枝五钱，石南藤五钱，大茴香、小茴香、泽兰、独活、加皮、青皮、黄芩、秦艽、北辛、苡仁、木香、桔梗、灵仙、黄柏、续断、甘葛、甘草各五钱。

以上24味共煎水去渣，然后将马钱子泡水中连水晒干，如系冬天亦可用微火慢慢熬干备用（马钱子当先用水泡胀去皮）。

②枳壳八两（水泡去穰另放一处），旋覆、当归、生地、木香、槟榔、白芷、赤芍、桑寄生、青藤香、红花、苏木、桃仁、骨碎补、乌药、半边莲各二钱，羌活、防风、荆芥、大黄、赤茯苓、三棱、莪术、红内消各一钱。

以上24味共同煎水泡枳壳于其中，晒干或慢火熬干备用。

配法：以上炼好之马钱、枳壳2物俱用东方陈壁土炒过，然后再同乳香、没药、儿茶、木香、血竭、三七、自然铜、灵脂各五钱研成细末备用。

服法：如遇跌打损伤成人每服五分，小儿每服三分，均用黄酒送服、孕妇忌用、服后避风取汗。

【按】此系从枳马散化裁出来的一个方剂，故用之有效，惟药太杂是其美中不足处。

跌打灵膏_{家藏抄本方}

处方：马钱子四两水泡去毛，枳壳四两，山甲四两，官桂四两，当归四两，槐枝三两，柳枝三两。

制法：上以麻油 15 斤浸透后文火煎枯滤去渣，每油一斤加入黄丹八两，熬成后加乳没、丁香、儿茶各六钱，去火毒后摊用（后加药须研成细末）。

适应症：一切跌打损伤均可贴用。

跌打损伤酒_{商阳进修班}

处方：马钱子不拘多少。

制法：将马钱子先在童便中泡 27 天（夏减 7 天，冬加 7 天）取出刮去皮毛，继在甘草水中漂 3 天（每水一桶中约甘草二两）取出晒干，再用河沙炒泡研细备用。

服法：强壮人每服二分，用白酒五钱泡 20 小时然后服下，服后静卧休息，老弱减半，8 岁以下儿童非重伤不予服，孕妇忌服。功能兴奋病人精神。

【按】此方服法不太方便，泡 24 小时后的服药方法为病家不能等待，故不如干脆按照比例制成马钱子酒还方便得多。

此方亦可用引药熬水冲入酒中同服，头伤用川芎、藁本，身伤青皮、白芥，腰伤杜仲、故纸，手伤用桂枝、桑枝，足伤用牛膝、木瓜，左边伤用桃仁，右边伤木瓜，下身伤用藿香、厚朴。

张乐天骨伤秘方

张乐天中医师在重庆执行骨伤科业务历数十载，治愈的骨伤病人遍全国，也曾游学于重庆名医邹趾痕之门，并致力于骨科制药和炼丹技术，采用36种生药配成12个成方（如金刚接骨丸、金刚活络丸、金刚活血丸、金刚活血酒、金刚灭毒丹、金刚防疫丹、金丹接骨散、六合珍珠丹、接骨乌金膏、拔毒生肌膏、观音救苦膏等），尤以内服的活络丹、接骨丹、活血丹、活血酒及外用的接骨散、接骨膏为独特方。他于1956年时到重庆市第一中医院工作，做出不少成绩，并献出他的秘方，于1962年8月31日因年老病逝，享年84岁，组织上曾给他开追悼会。他平生虽然好佛，但对于他的骨伤秘方仍然极端保守，参加工作后由于党的不断启发方才全部贡献出来。他善于用马钱子，今特把他以马钱子为主的几个秘方介绍出来以供参考或选用。他的马钱子制法与其他骨伤专家的制法小有不同，制成后的马钱子名"马钱霜"，其法如下：

原料选择：以肥硕而雌雄相伴的马钱子用铁丝竿子插入脐点在机心灯（以生鸡蛋壳为灯罩，灯芯草或机尾子为灯芯的小油灯）上逐粒文火细烧，以马钱子内心呈棕红色（蟑螂色，俗名偷油婆色）为度，烧后的马钱子应立存于密闭的铁筒中，碾细通过5号筛筛出是即"马钱霜"。

第一方：金刚接骨胶丸 原名接骨丹

处方：金刚莲三十两，马钱霜三十两，香五加三十两，广三七五两，见血清五两。

制法：共研细末制成胶囊。

服法：用活血酒或白开水送服，常量轻一次2胶丸，极量一次3胶丸，日2次，小孩1～5岁者每日服1胶丸，分作两次用白糖开水吞服，6～10岁者每次服一胶丸，日2次，年老体弱者酌量服用。

适应症：骨折，骨伤，骨破，骨结核，骨溃疡等症均适用之。

第二方：金刚活络丸_{原名活络丹}

处方：金刚莲三十两，马钱霜三两，番红花三钱，广橘络三钱，香五加三十两，广三七三钱，接骨木根二钱。

制法：共研细末入胶囊中。

服法：同上方：常量2胶丸，日2次，极量一次3胶丸，日2次，小孩服法同上。

适应症：骨伤初期失治发生骨髓炎、关节炎、关节变硬以及慢性骨溃疡等症。

第三方：金刚活血丸_{原名活血丹}

处方：牛黄三钱，马钱霜一两，麝香三钱，蟾酥一钱，飞朱砂二十两，白芷五两，樟脑五两，薄荷冰五两，北细辛三两、甘草五十两。

制法：共研细末装入胶囊。

服法：用白开水吞服，轻量3胶丸，日2次，极量5胶丸，日2次，小孩1～5岁者每日服1胶丸，日2次，6～10岁者加倍服用。

适应症：一般骨伤初期发生高热及季轻感冒，并能预防伤后发生破伤风及中暑、中寒等症。

第四方：金刚接骨散_{原名活血散}

处方：金刚莲十两，马钱霜十两，五加粉十二两，白及末五两，三七粉一两，雪里蒿一两。

解生灵病病于倒悬

制法：共研细末。

用法：外敷伤部。

适应症：骨伤，新旧关节肿大以及病理性的骨折，骨髓炎，骨节变形，关节强直等症均适用之。

活络丸 西南铁路医院

处方：马钱子不拘多少。

制法：先将马钱子用河沙炒泡，继用童便泡，童便须淹过药1寸，春秋季各泡4周，夏季泡3周，冬季泡5周，泡后取出刮尽皮毛，再用甘草水漂3日，每10斤药用甘草2斤，水须淹过药1寸，漂后取出晒干再用河沙炒泡研细过筛，末后用炼蜜成丸，每丸重四分。

用法：身体强壮者每次服1丸，体弱者减半，老幼用1/4～1/6丸，早晚饭后各服1次。

注意：此丸若空腹时服容易引起头昏，因其味极苦故服时不可咀嚼，若因丸大难于吞服者可用刀切开吞服，若服后有头昏、身强、语言难出等病状可速服浓白糖水一杯即解。

禁忌：6岁以下小孩及孕妇忌服。

马钱子研末后如不做成丸药即为"活络散"，在服用时可用火酒浸泡两小时后连渣搅匀吞下，每药末四分可泡火酒一两，身体强壮者分4次服完，老幼酌减，有镇痛，活血，增强身体修补之力。

验方木鳖膏 民间验方

处方：马钱子一百四十粒，麻油三斤。

制法：将马钱子入锅煮之，以柳枝频搅，至黑脆时捞起，将铅粉炒黄三十两徐徐投下，俟逐渐成膏时倾入冷水中，置露天处以去火气，一宿后捞起备用。

用法：若损伤骨碎及血积龌龊者可将膏药贴一二时辰揭起，伤口血迹即被膏药揭尽，然后再用细药掺于膏上贴之。

适应症：凡跌打损伤，肿痛疮疡，一切风气疼痛皆可用之。

附细药方：山柰、北辛、甘松、川乌、肉桂、大茴、制乳没、母丁香、自然铜火煅醋淬7次、皂角、干姜、白芷、小茴各五钱，阿魏三钱，樟冰、麝香适量（若骨碎则不用麝），共为细末密贮备用。

（三）风湿骨痛类

通筋透骨丸_{救急金丹}

处方：制马钱子六两，儿茶一两，乳没各一两，炙草乌二钱，甘草一钱。

制法：共末面糊为丸，如梧子大。

服法：每服1~2钱，甜酒送下。

适应症：专治男妇一切筋骨疼痛。

祛风逐湿散_{王洪绪}

处方：制番木鳖末二两，制山甲尾末二两，川附子末一两。

制法：将3物和匀即成。

服法：每服七分，用好酒五更时服下，盖被取汗，服至

解生灵病痛于倒悬

痛处更痛，麻处更麻，头昏沉，四五刻时即完，完则痊愈。如服后不痛者必要日服，以服至知觉为止。马钱子能搜筋骨之风湿及皮里膜外之痰毒，故分量宜重。

三厘抽筋散良朋汇集

处方：马钱子不拘多少。

制法：将马钱用香油炸透，待浮起时取出乘热去皮为末。

服法：每服三分，黄酒送下，汗出即愈。

适应症：专治半身不遂。

【按】方名"三厘"应当改三分方符实际，如嫌服量三厘过小则方名即当更改。

火龙丹师授

处方：马钱子四两，信石五钱，山甲一两，朱砂五钱，龟板一两，虎骨一两，辰砂五钱。

制法：马钱子用升麻、甘草水煮一炷香时去尽毛衣后再入油炸，以浮起为度，乘热碾成细末，稍冷便硬难碾，用大枣二枚去核，信石包于其中，外以盐泥包好炭火煅红，以灰尽为度，用童便浸熄，连煅3次，山甲炒成珠，朱砂炒黄，龟板炙，虎骨酥，辰砂炒黄，制好之后共末米糊为丸，如梧子大。

服法：每服5粒，多则7粒，小儿1粒，具用酒引，如病在上者加桑枝，在下者加桑根，疝气加橘核、小茴，凡病在何处量加用之。

适应症：治母猪风，中湿周身麻木冷痛并中风不语，痰迷口眼喎斜，小儿惊风，百般风痛等症。

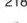

龙马自来丹_{医林改错}

处方：马钱子八两，地龙八条。

制法：将香油先入锅内烧沸，次入马钱子炸之，炸至马钱子微有响爆之声时取出一枚用刀切为两半，看其内呈紫色为度，碾为细末再入地龙末研匀，面糊为丸如绿豆大，每服三四分，临卧时盐水送下；若五六岁小儿则只服二分，红糖水送下。如不为丸粉末亦可，每晚先服黄芪赤风汤（生芪二两，赤芍一钱，防风一钱）次服自来丹，1月之后不服汤药，单服丸药，久而自愈，专治愈后将丸药再服一二年更好，可保除根。

适应症：专治羊痫风，脚气病亦有显效。

振颓丸_{衷中参西录}

处方：马钱子一两，生乳没各一两，大蜈蚣五条不炙，穿山甲一两，当归一两，人参二两 于术二两炒。

制法：先将马钱子水煮两三沸后捞出，用刀刮尽外皮浸热水中，旦暮换水1次，浸泡3昼夜取出，再用香油炸至纯黑色，剖视中心微有黄色时再用沙土同入锅内炒之，再换土炒以油尽为度，山甲蛤粉炒，共研细末炼蜜为丸，如梧子大备用。

服法：每服二钱，开水送下，孕妇忌服。

适应症：专治半身不遂，肢体痿瘦。

飞马丹 田成庚

处方：马钱子四两，金头大蜈蚣四条，砂糖一两，蜂蜜半两。

制法：先用水泡马钱子 2 小时取出刮去外皮，将仁入香油内炸之，炸至刀切开横断面变紫色时为止，晾干碾之即酥为恰到好处，如碾之发硬者须再炒之以酥为度，蜈蚣头足全用，焙干研末，然后再同马钱子和匀，砂糖、蜂蜜则隔水炖化加入前 2 末中为丸，如绿豆大。

用法：初时先试服 3～5 丸，此后则一丸一丸递加至 20 丸为止。轻微中毒现象为头晕、牙关紧急、四肢乏极（有瘫痪感），但此现象仅一刻钟久即行消失。如服至 20 丸有此现象者则以后常量只可服 15 丸，如服至 15 丸有此现象者则以后常量只可服 10 丸或更少些，如少至 15 丸以下 5 丸以上有此现象者则是药未制好，不可服用。每日临卧时服 1 次，或早晚各服 1 次。上半身痛用甘草引，下半身痛用牛膝引，一般用白开水送服，每服 10 日须停 5 日再服，或服 7 天停 7 天亦可。服药之后一般无任何感觉，如四肢有力身体微觉拘急有力欲伸者是正常现象，如服后有头晕、牙紧、疲乏现象者则为中毒之征，即须停药或者减量。

适应症：对沉寒痼冷，腰腿疼痛，四肢麻木，半身不遂，手足拘挛及老病寒喘，咳嗽虚寒等症有显著疗效。

马钱竭花丸 张书堂

处方：马钱子一两，血竭花四钱。

制法：马钱子去皮用仁以香油炸焦黄色（不可过火，以剥出来仁上不带油，色焦黄为度，挂油是嫩吃了有危险，过火即失效）捞出同血竭花共研为末。

服法：共分 60 次白开水送服，早晚各一次，服一料或半料即愈，如服后有头晕感觉者可减量服之，并须避风。

适应症：治风寒湿痹，腰腿冷痛，四肢麻疼等症。

九龙火 吴绍荣

处方：马钱子二两，穿山甲三钱，五铢钱（如无可用自然铜代）二枚，麻黄三钱，辰砂三钱，川乌二钱，碎补三钱，续断三钱，地龙三钱，乳没三钱。

制法：五铢钱或自然铜用火煅醋淬 7 次后共研细末备用。

用法：先用湿巾围于患处，再铺撒谷草灰约五钱于患处，次将药末 2 次撒布草灰上，末后用烧酒淋湿以火点燃烧之，至热极不能忍耐时吹熄（在未铺药前当先铺草纸 4 层于患部）。如遇风寒湿气袭入筋骨者连烧四五次即可痊愈，最忌冷水洗涤。此方亦可内服。

适应症：专治一切风寒湿痹，关节疼痛，半身不遂等症有显效。

追寒散 顾世澄

处方：番木鳖四两，大枫子仁二两，穿山甲一两，川附子二两大者。

制法：木鳖酒泡蒸去皮后用麻油四两炸枯浮者为度，再用陈壁土炒干碾细，用净末二两，大枫子灯芯水煮过研细去油，山甲洗净土炒，附子童便煮过去皮脐切片焙干，均先各自为末然后混合起来，共重五两。

221

解生灵病痛于倒悬

服法：每服七分，空心温酒调服极醉出汗，7服除根。

适应症：专治鹤膝风。

健虎丸杨九枚

处方：马钱子、制二乌、二活各六两四钱，制附子一两二钱，制乳没各二两八钱，全当归、川牛膝、麻黄各五两六钱，桂枝二两。

制法：方中马钱子、附子、川草乌均有大毒，故必须制过方能使用。马钱子须入清水中浸泡，每天换水，以浸透为度（根据炮制经验：夏季泡5天，春秋2季泡7天，冬季泡10天），取出切成薄片，再用清水漂一天后洗净，每料中加绿茶叶一两，水适量同煮透取药去汁，清水淘净晒干后再用麻油炙酥，以色黄为度（不可枯焦必免失效），然后用麻黄三两二钱，文火炒炸为末。乌附亦须依法炮制研末，余药除桂枝煎成浓汁代水外共研成细末，泛丸如绿豆大备用。

用法：每晚临睡时用温开水吞服一钱，服后即应入睡避风，以15天为一个疗程，如病未愈亦无其他反应者可间隔10天后再服第2个疗程，至愈为止。

适应症：适用于一切风寒湿痹之肢节疼痛、屈伸不利而关节局部无红肿者，及一切新旧损伤、血凝气滞之胸胁痛、筋骨痛而无骨质病变者。

禁忌：若痹症发热，关节局部红肿，体质羸弱，阴虚阳亢有潮热，盗汗等虚损症及肝阳上逆有头晕头痛等症者禁用。

附注：马钱子是性寒味苦的大毒药，其镇痛效力胜于乌、附、细辛，故配麻黄、二乌、附子以温经祛风散寒为主，更配以乳没、桂枝之通经活血，羌、独之祛风除湿，当归、牛膝、木瓜养血舒筋，使协同起温寒、疏风、散湿作用，故能使痹症之患得以向愈，如再能按不同病型而配合服用其他药剂则疗效更显。

筋骨疼痛酒身验良方

处方：马钱子五钱，川乌二钱，年健三钱，钻地风三钱，笔杆草、白荆条、山胡瓜根、通草根、红酸蒾各五钱。

制法：共浸入烧酒中，半月后即可饮。

服法：每饮一小酒杯即足，不可过量。

适应症：专治周身筋骨疼痛。

龙马散虞尚仁

处方：马钱子一两，广地龙一两，海马一两，制枳壳五钱，麝香一钱。

制法：马钱子用油炸去毛共末，制入胶囊中备用。

服法：每次成人量3～5分，小儿酌减，每日1～2次，在午后及临睡时用温开水吞服，体格强者用量可酌情增加，但最大量不能超过七分，多则恐防中毒。

适应症：下肢瘫痪，除机械性引起压迫外均适于用，且疗效显著。

飞步丸青囊秘录

处方：马钱子三两，乳香一两，赤芍一两，生二乌各二两，川椒一两，老鹳草一两。

制法：马钱子水煮去毛后共研细末，醋糊为丸，如梧子大。

223

解生灵病痛于倒悬

服法：每服15丸，用牛膝、木瓜煎酒送服，不可过量。

适应症：专治筋骨疼痛，手足酸软。

诸天顶 张善扬

处方：番木鳖四两，二乌各八钱，乳没、炙天虫、羌活、紫降香各八钱，自然铜、炙麻黄、牛膝各六钱，当归、山奈、煨天麻、虎骨、申姜各一两，蟾酥三钱。

制法：共末炼蜜为丸如绿豆大。

服法：每服一钱、陈酒送下，避风，孕妇忌服。

适应症：治一切跌打损伤，筋骨疼痛，左瘫右痪等症。

【按】此是江湖秘方"九顶十三串"中的一个成方。

楚歌顶 张善扬

处方：番木鳖六两，麻黄三斤，归尾八两。

制法：番木鳖去毛研末，麻黄、归尾煎成膏后入木鳖末为丸如绿豆大，雄黄为衣。

服法：每服3~4分，热酒送下。

适应症：治一切痈疽疮疖、瘫痪麻木、半身不遂、血脉不和、外证恶毒、头风、脚气等症，功用尚多，未能尽述，也是"九顶十三串"中的一个成方。

扫风丹 济世金丹

处方：马钱子一两，苍术一两，黄柏一两，冰片一钱。

制法：马钱子及后2物均烧成灰存性，然后将冰片加入研匀。

服法：用时先以蛇床子二两煎水洗净患处，然后撒布药末，早晚各一次，数次即愈。

适应症：一切风湿疼痛。

天罢散 自拟方

处方：马钱子不拘多少。

制法：用桑树（不拘枝、叶、根、茎均可用）熬成浓水浸泡马钱子，至 3 周后再换童便浸 1 周，取出后再用甘草（马钱子一斤约配甘草二三两）煮 1 次，煮后取出晾干（不可日晒），末后再用河沙（沙中当酌量滴入清油少许）文火缓缓炒之，炒至用手一分即成两半为度，如壳断而中心尚绵软不断者则是尚欠火候，可再炒些时，总以炒至一分即断方为合格，然后研成细末。

服法：每服四分，用引药煎汤送服，引药可照黄金顶法。

适应症：治一切风寒湿痹、偏风不仁、关节疼痛、附骨疽、鹤膝风等症。

大救驾 师授秘方

处方：马钱子不拘多少。

制法：将活着的麻柳树挖一适度之孔，将马钱子放入孔中，不必封没洞孔口，听其日晒夜露，约七八月时取出再用童便泡 21 天，然后去皮阴干，沙炒研末。

服法：用时同草乌末（草乌末五钱配马钱末一两），每服三分，临睡时黄酒下，避风。

适应症：一切风寒湿症周身筋骨疼痛均效。

解生灵病痛于倒悬

叶氏经验方 _{叶天士}

处方：番木鳖一两，乳没各三钱，麻黄四钱，甘草三钱。

制法：木鳖水泡胀刮去皮毛，再用陈壁土炒后共末。

服法：每服三分，盖被取汗，避风。

适应症：专治半身不遂。

【按】此方即九分散加甘草。

寿世灵方 _{林志先}

处方：番木鳖一枚，野菊花一两。

制用法：先将菊花煎浓汤服，再以菊花汁磨木鳖搽患处。

适应症：专治流火，有显著疗效。

潜斋医话方 _{王潜斋}

处方：马钱子一枚。

制用法：以粗碗底磨水用鸡毛（现可改用棉签涂刷）遍扫患处，日3次，兼治痔疮。

适应症：治脚气（俗名流火）。

蓼莪轩方 _{张相臣}

处方：马钱子四两。

制法：马钱子先在砂锅中微炒，后用陈壁土炒，再用荞面炒，末后用麻油微炒，刮去皮毛，研成细末，面糊为丸，如绿豆大，朱砂为衣。

服法：服时量人强弱用药，至一钱为止。烧酒送下，临卧服之。

适应症：治半身不遂及风痹痰火。

【按】此方见于民国 24 年（1935）天津张相臣（树筠）先生《蒌荑轩医学丛书第四种经验良方》。据云是由刘瀛波传出，并于方后注明"凡是风寒湿痰窜入经络痹痛不遂者统可服愈，孕妇忌用"。唯服量太重当减少。

疡医大全方 顾练江

处方：番木鳖一两，二乌、土木鳖、羊角尖、甘草各一两。

制法：番木鳖用麻黄五钱煎汤泡一宿去毛切片，土拌炒脆，草乌河水换煮 7 次，土木鳖去壳取净肉切片香油炸脆，羊角尖炙，共末用赤砂糖打糊为丸如绿豆大。

服法：每服一钱，无灰酒下。

适应症：附骨痈疽及寒湿气疼痛。

追风五虎散 陈孟由

处方：番木鳖一两，乳没各一两，麻黄一两六钱，田七二两。

制法：共研细末。

服法：每服一钱，黄酒送下。

适应症：风瘫及跌打损伤皆适用。

227

解生灵病痛于倒悬

复方马钱子酒_{刘歆三}

处方：马钱子四两，二乌各三钱，红花五钱，独一味一两。

制法：马钱去毛后同泡入烧酒二斤中，2周后即可饮用。

服法：每次服2~5CC，每天2次。

适应症：治风湿性关节炎有特效。

虎挣散_{近人}

处方：马钱子一斤，穿山甲二两，川附子二两。

制法：马钱子用清水浸15日，夏季每隔1日换水1次，冬季温水浸之，日换水1次。刮去皮毛，切成一分厚细条投香油锅中煎至油沫尽时再煎数滚，视其透心黄脆时再放入黄土内炒拌之，至土粉有油气时筛去油土再换土粉炒。如是者3次，油净取出，将马钱子研细，山甲以沙土炒松脆研细，附子用水浸3天，1日换水1次，晒干再研细，以上3味再混和研成细末即成。

功能：宣通经络，调和营卫，健脾和胃，消肿止痛，化阴为阳。

主治：附骨痈疽、流痰，无论已溃未溃均可服用。

用法：可根据年龄、病情及体质不同而用药，小儿1~3岁者2~3厘，4~6岁者3~5厘，7~12岁者5厘~1分，大人1~2分。饭前黄酒送服，虚弱者分量酌减。

【按】此即王洪绪《外科全生集》的"祛风逐湿散"，也是笔者早年习用的一个验方，现已收入五院《高级中医外科学讲义》中更以今名。

（四）喉科类

开喉箭_{字门正宗}

处方：制番木鳖三钱，燕窝泥二钱，明雄一钱，硼砂一钱，山豆根一钱，冰片五分。

制法：共研细末。

用法：临时用酒或鸡子白调敷。

适应症：治缠喉风。

喉痹吹药_{秘方汇集}

处方：番木鳖、青木香、山豆根各等分。

制法：共研细末。

用法：临时以吹药器吹入喉头。

适应症：专治喉痹作痛。

唐瑶经验方

处方：番木鳖仁一枚，木香三分。

制法：同磨水调熊胆五分备用。

用法：以鸡毛扫患处取效。

适应症：治缠喉风肿。

广州传染病院方

广州传染病院对于扁桃腺白喉及散布型白喉病人用马钱子炭治疗44例，疗效达95%。

处方：马钱子一两。

制法：将马钱子煅成炭然后研成细末。

服法：临时每服用15CC烧酒冲服，成人每日2～3服，8岁以上者1～2服。

据1956年2月24日《健康报》载广州市传染病院用马钱子煅成炭末口服，治疗白喉538例获得良好疗效。全部病例都是经菌检查证实为阳性，或在物理诊断上发现了咽、鼻部典型伪膜的，症候一般较轻。每天最多服8次（视年龄增减），一般用3～5天，以喉液白喉干菌培着阴性为最后治愈标准。43例因病情恶化而加用白喉抗毒素的都不作治愈论。

治疗结果共有495例在单纯服用马钱子炭末后获得治愈效果。一般在2～4天细菌培养转为阴性，白膜脱落。据分析马钱子煅成炭末后其中的士的宁和马钱子碱被破坏，故临床上未发现中毒现象。研究单位认为，为了防止中毒，在煅制时特别注意浓密黄烟是否挥发殆尽，药物是否全部成为炭块，以保证安全。

【按】用马钱子治疗喉症方法是我们祖先在很久以前就习用的方法，现又经科学再度证明，给马钱子使用者又多一有力凭据。

（五）痈疽肿毒类

五金膏家藏抄本

处方：马钱子一两，土木鳖四两。

制法：马钱子水浸去毛，土木鳖去壳，以清油浸泡，春夏3日、秋7日、冬10日，足后以文武火熬枯去渣再熬，用研细密陀僧六两收之。加金箔49张，柳枝搅匀，用瓷器盛水将膏倾入浸之，愈陈愈佳。

用法：临时摊贴患处。

适应症：发背痈疽，初起能消，已成即溃，甚效。

回生散 灵药秘方

处方：番木鳖四两，穿山甲一两，制乳没各三钱，血竭五钱。

制法：番木鳖用水泡软去皮切片，用香油炸成紫黄色，山甲用香油炸透共研细末。

服法：每服3~5分为止，不可多用。当预告病者服后如有晕麻发战现象者不必惊疑，一时性过即安，服此药时务须忌风。若用炼蜜为丸者可加"六贤散"，以乳没、血竭为衣，服后麻战者可饮热酒或姜汤一盅即止。此药可与六贤散并用，为外证要药。

凡治外证须分6门，先痛而后肿者气伤形也，先肿而后痛者形伤气也，喜怒风热伤气故先痛，气伤形故先肿，阴阳应象此其理也。《素问》论之无过血症、体热气病、体凉精

231

病、阴病顽、阳病痛、痈疽肿毒、疮疖、鱼口、便毒、骑裆诸症皆血热妄行之故，均以回生散主之。如痛极或热甚者则外加六贤散（六贤散可考原书）。引如下：

1. 一切恶毒初起者以本药三分加山甲一钱，僵蚕一钱，葱汤下。

2. 风湿遍身疼痛，四肢走注，指肿拘挛，腰膝足腿酸痛麻木等症以本药三分，上部加桂枝、薄荷、羌活，下肢加牛膝、木瓜，四肢俱痛者加灵仙、二乌各一分共末，每好酒送下尽醉。

3. 偏正头风、麻木不仁等症以本药三分和酒炒闹羊花半分，僵蚕一分，好酒送下取汗。

4. 浑身疥癞皮肤俱烂者以本药三分，加白芷、荆芥各五分，好酒送下尽醉。

5. 中风瘫痪、手足偏枯及麻风皮毛脱落、口眼㖞斜、遍身风瘫不知痛痒者，以本药一两和闹羊花（火酒制）、草乌（炮）各钱半，天麻、僵蚕各三分共研匀，每服五分加麝香少许，好酒送下取醉，大汗为度。

6. 杨梅疮不拘远近以本药三分，加牙皂、银花等分煎汤送下取大汗。外用消风败毒散，不数日即愈。

7. 杨梅癣、牛皮癣、顽癣、疥癣久远不瘥者，以本药配白鲜皮各等分，每服五分。

适应症：肿毒初起用主发散。

痈疽内消丸 赵鹤仙

处方：番木鳖、生草乌、全当归、麻黄、上赤桂、僵蚕、山甲各一两，广木香五钱，麝香三分。

制法：木鳖水煮去毛切片，草乌酒泡去皮，当归酒泡晒干，麻黄去节另研，僵蚕酒炒，山甲炮，各研细末然后再称准分量研匀，用糯米饭共捣为丸。

服法：每服三分，小儿酌减。另外用引经药送服，服药之后主要避风取汗即可内消。

头面者川芎、羌活引。

肩臂者皂刺、桂枝引。

胸乳者枳壳引。

两胁者柴胡引。

腰部者杜仲引。

腿膝者牛膝、木瓜引。

咽颈者桔梗、甘草引。

上入陈酒泡热送下领丸内攻消散。

适应症：痈疽尚未成脓者勿论红肿、白肿、痛或不痛皆可用之，连同解毒膏用。

解毒膏 字门正宗

处方：制乳没、老式轻粉各一两二钱，广丹四钱，真康绿二钱。

制法：共为细末再入松香一斤，蓖麻仁（如是嫩松香即用蓖麻仁二两，如是老松香则用蓖麻六两），生姜汁、葱汁各一两，共捣厚糊即成为膏。以膏在天冷时可以凝固变硬，可用微火烘软，火大则失效，亦可用暖水泡软摊膏贴之。3日1换，至愈为度，几次之后即可止痒收水、敛口而愈。与马钱内消丸配合使用。

适应症：痈疽发背、疔疮、对口，初起者可自消，已成者即穿破，已破者则拔毒生肌，白肿者贴之可以转红，红肿者贴之可以自破，可配合前面内消丸内外兼治。

233

慈云散 郑孟衡

处方：马钱子四两，川乌、土鳖虫、鹿角霜各二两，山甲一两六钱，天麻、草乌、川芎、归尾、升麻、僵蚕、闹羊花各一两，生香附、蜈蚣、斑蝥各四钱。

制法：马钱子水泡胀去毛，麻油炸枯同余药共研细末。

服法：重者每服一钱，轻者每服6~8分，黄酒调服，被盖取汗，不可见风，必须汗干方出帷幕。

适应症：治痈疽大毒、疔肿，初起即消，已成即溃，及跌打损伤接骨回生。

紫元丹 外科证治全书

处方：番木鳖一斤半，用麻黄绿豆煎水浸透，去净皮毛，入麻油内煎成老黄色时取起拌土炒筛去油为末备用。

穿山甲焙、全蝎、当归、僵蚕生、麻黄去根节炒、制乳没、二活、红花、秦艽、牛膝、延胡索、川玉京、香附子、苍术、杜仲、川乌姜汁炒各一两，骨碎补四两去毛炒，蜈蚣十条炙，蟾酥五钱酒化拌药。

制法：共为细末，后以此末同番木鳖末各等分配合，水泛为丸，如莱菔子大。

适应症：治一切阴疽、阴发背、失荣、乳岩、恶核、石疽、贴骨流注、龟背痰核等症。凡初起皮色不变，或微痛或不痛，坚硬漫肿者俱可用此消之。

服法：每服八分，身弱者五六分。临卧时热陈酒送下，出汗避风。如冒风发麻者姜汤、热酒可解，每间一二日再服，凡红肿痈毒及孕妇忌服。

【按】此方对于骨关节结核、瘰疬等一切阴性疮疡确有相当疗效，已经笔者多次使用都有满意收获，唯服量是每次一钱，有时还更多一点，有时也用引经药送服。

（六）阴疮类

一壶天方

处方：马钱子八钱，梅片二钱。

制法：马钱子用麻油浸一宿后火炮，研成细末加入梅片研匀。

用法：临时以麻油调搽患部。

适应症：疮生阴处者以此治之甚效。

哈尔滨经验方

外阴溃疡为妇科常见的一种外阴疾病。哈尔滨市医院妇产科试用中药马钱子治疗得到良好效果，曾在1959年12月5日的健康报上发表《马钱子治疗外阴溃疡的初步观察》的报道。他们的方法是先将马钱子放在清水中浸泡数日后刮下其皮晾干，再用油炸制成粉末（是用皮不是用仁），使用时将粉末加入适量香油混成糊状备用。内用可兼服中九丸更好。

该科所治疗者最小的为16岁，最大的为42岁，在发病时多有发烧及类似感冒样的体征，之后即发现外阴部有溃疡出现，此时局部有明显的疼痛及肿胀，影响走路及工作。

有两例由于使用西药无效后试用中药马钱子进行局部治疗，经过10天左右获得了意外的效果，溃疡逐日缩小而至痊愈。据此，以后即直接采用马钱子油治疗，虽有的溃疡较深但经过 25 天的治疗后仍获痊愈，根据过去治疗经验此类病人如用碘仿、青霉素软膏及局部烧灼等法治疗至少需要一个月以上的时间。此后将此经验推广应用于的门诊病人，先后治疗 9 例，均在短时间内获得良好效果，根据初步经验溃疡面积稍大者，其疗程略有延长，一例因溃疡较深，经 25 日始获痊愈，但其疗程仍较用西药为短。

（七）疟疾类

夺命丹惠直堂

处方：番木鳖二两，雄黄一钱，朱砂一钱。

制法：将马钱子面炒 3 次至黑去尽油，用瓷片刮去毛麻油煎枯，共研细末。

服法：每服一分，临发日清晨温酒送下，服后吃半饱睡一觉即愈。忌铁器，服药后须避风，如不避风则令人发抖，可急嚼生姜或热饮圆肉汤解之。

适应症：不论虚实寒热诸般疟疾，虚实寒热新久一服立愈。

截疟丸身验良方

处方：马钱子、常山叶、麻黄、雄黄各等分。

制法：马钱子火炮去毛后共为细末。

服法：每服一钱，先一时服，茶酒任下。忌油及风，服后手足麻木，眼黑身强者乃药发，不必畏惧，过一时即消失，如是虚人则以独参汤下。（此方服量过大，当斟酌减小）

疟疾膏_{程云樵}

处方：马钱子一枚。

制法：将马钱子水泡胀后去皮为末。

用法：放入脐内以膏贴之，不拘何种膏药皆可，目的是在固定马钱子。

适应症：专治各种疟疾。

（八）瘰疬类

解凝丹_{刘鹤仙}

处方：制马钱子二两，炒僵蚕一两，炙山甲一两，炒海藻一两，炒桔梗五钱，炙甘草五钱，陈枸橘五钱，川贝五钱。

制法：共为细末。

服法：每服5~8分，不可再多，用夏枯草煎汤送下。每于临睡时服之，服药之后必须避风，如感冒风寒周身即有发麻感觉，但片刻即止，不必顾虑。

适应症：治疗瘰疬（勿论生于颈项或胸腋等处者皆可使用），在结核未破之先或有潮热、咳嗽、羸瘦等症状而不能施行拔核手术者可用此方内服。

金钱脱核丹_{刘鹤仙}

处方：番木鳖五钱，明矾二两，白信一两五钱，腰黄二钱五分，制滴乳石一钱二分，生草乌一钱五分。

解生灵病痛于倒悬

制法：先将明矾熔化，次将信石敲成小块投入矾内煎枯离火候冷，再加腰黄、乳石、草乌（去皮）、马钱子共研细末，用面糊制成药线收好备用。

用法：在病当中刺一小孔，深约一分左右（不宜太深），每日早晚纳入药线两次，纳约 3 日即可停药。用膏药将病孔封闭，约经 5 日其核即可自行脱落，再用甘草水洗净患处上生肌散收功，可保永不再发。

适应症：治瘰疬已成久僵不消者须此丹拔核，唯如在人迎穴处（该处为颈动脉）有结核时不宜使用，防其破坏动脉流血不止。

生肌散方是由煅石膏一两，飞甘石五钱，轻粉二钱五分，青黛二钱五分，老梅片三分配成。

消疬软膏 寿世锦囊

处方：生马钱子一两，生半夏一两，生山甲一两，生甘遂一两，天丁一两，朱血竭一两，雄黄一两，麝香一钱。

制法：先用麻油一斤将马钱子等 5 味浸入油中 10 日，然后文火熬煎，至药枯去渣加入黄丹二两，火候到时膏已浓稠，即离火将血竭、雄黄投入搅和，待稍冷再入麝香调匀固藏。

用法：用时将膏调软布上摊成比结核稍大面积之膏摊贴，稍厚些，大小随结核而定，每周换膏一次。

适应症：消散瘰疬结核，防止结核窜生，促使结核枯萎，令坚硬者化软而干缩，溃破者使脓液减少，去腐生肌、收复平口，有杀菌解毒、消炎散结之功。

瘰疬膏 张东川有得集

处方：马钱子四两，麻油一斤，制乳没、血竭、螵蛸各一钱。

制法：将马钱子入油内煎枯取出，再将油熬至滴水成珠时入黄丹六两，用东南方槐条、桑枝各 3 根捆成一把搅匀，取下倾入冷水盆中洗 50 次，取出埋入地下 7 天以去火毒，然后取出待用。

用法：摊贴患部。

适应症：专治一切瘰疬，不论已溃未溃日久不愈者贴之均效，每 7 天一换，并贴一切恶疮、狼虫狗咬。

消疬蛋 外证通用方

处方：马钱子 40 枚，鸭蛋 20 枚。

制法：马钱子水泡胀后去毛。

服法：每天用鸭蛋一枚将蛋开一小孔塞入马钱子 2 枚于内，饭上蒸熟，每饭后食一二枚，蛋完即好，吃蛋时当弃去马钱子只吃蛋。

适应症：专治瘰疬。

鼠疮方 辽宁验方集

处方：番木鳖十二个，链巴鱼肝或油适量。

制法：木鳖炙黄研末。

用法：临时用鱼油一齐捣敷患处。

适应症：专治鼠疮。有良好效果。

239

解生灵病痛于倒悬

瘰疬膏仙方合集

处方：番木鳖一两，生姜一两五钱，黄丹二两，密陀僧两五，大蒜两五。

制法：上用麻油十二两，将马钱子、生姜（去皮）、大蒜三味煎枯，至黑色时将丹加入油内再熬至滴水成珠时去火，取出以纸摊待用。

用法：将摊成之膏贴于患部。

适应症：凡瘰疬溃烂腐肉已尽而新肉不生者及以此膏贴之则腐肉自落，新肉自生。

（九）痔瘘类

枯痔散简便灵应验方

处方：马钱子一枚，枯矾一钱。

制法：马钱子去毛后同枯矾研末。

用法：每晚用末五分以自己津涂痔上，痔核即自肿而黑枯，由黑枯而脱下，但在临床时当先洗 1 次。洗药为明矾五两，五倍子一两，土木鳖去壳 3 枚，共为细末煎水洗，约 1 分钟时方上枯痔散。

适应症：专枯痔核。

小灵丹疡医大全

处方：马钱子不拘多少。

制法：将马钱子用油煎枯存性，取起研末，面糊为丸，如莱菔子大备用。

服法：每晚临睡时用清茶调服一分六厘，盖被取汗，切忌不可说话。其油用熊胆为末，加冰片少许和匀留搓外痔，梅疮、鼠瘘3日即好。搓外痔时当先以荆芥、防风、瓦松煎汤熏洗涂药，如系内痔则只服第二方自愈，并治中风口眼㖞斜。所谓二方即海州李公方。

适应症：治痔瘘血痔如箭、肠风下血，以李公方为主药，重者方用此药。

附：海州李公方

橡斗子壳四两，黄芪蜜炙、枳壳面炒、黄连酒炒、地榆去下半段各二两，共末以老米糊丸如绿豆大，每日清晨用槐花米三钱煎汤送下，半月痊愈，至重者可用小灵丹。

奇效痔疮丸_{外证通用方}

处方：马钱子一两，麻黄六两。

制法：将2味用水五六碗煮半日，待木鳖软化时取出切片于新瓦上焙干为末，蜜丸如粟米大。

服法：每服三分，空心黄酒送下，不可多，多则瘫软难醒，已经试验有效。

适应症：痔疮诸药不效者用此内消。

痔疮镇痛散_{普济应验良方}

处方：马钱子一枚，片脑五分，麝香三分。

制法：将马钱火炮去皮，同冰片、麝香研末，或以粗碗底磨马钱子汁搽之。

用法：将药末用清油调敷。

适应症：治男女久痔不愈、翻花疼痛难忍者有效。

解生灵病痛于倒悬

痔瘘退管方_{师授方}

处方：番木鳖一两，穿山甲七片，僵蚕七枚，蝉蜕七个。

制法：番木鳖用好酒煮，山甲土炒共研细末备用。

服法：每以一分酒服，3 日住痛。

适应症：专退瘘管。

【按】此即青龙丸之加蝉蜕者故效果良好。

内痔效方_{—壶天}

处方：马钱子一枚，坎气一节。

制法：马钱子用面包火煨后去面，坎气瓦上焙黄焦后共研细末。坎气即婴儿脐带。

用法：临时水调敷于肛上瘘即翻出。

适应症：专治内痔不出（即翻肛散）。

搽痔方_{集古良方}

处方：番木鳖一枚。

制用法：临时用井水磨搽痔上，数次即消。

适应症：专消痔疮炎肿。

（十）疯犬伤类

仁寿编方

处方：马钱子三枚。

制法：将马钱子去尽毛切片，以好猪精肉四两逢中剖开，将马钱子放肉中用线扎合，煮熟之后去马钱子只吃肉汤。

服法：连服 3 剂则毒气尽消，孕妇忌用。

适应症：专治疯犬咬伤。

制猰多方统编方 王亲仁

处方：马钱子三枚，滑石三两，小茴一两，朱砂三分，甘草一两，灯草五钱。

制法：上将全药煎汤代茶。

服法：日服数次。

适应症：治被疯犬咬伤，投以打药则小便时痛不可忍。此方服之功能阴消，屡试皆效，7 日之内依法制服万无一失。

医方集解方 汪讱庵

处方：番木鳖半个碎切，斑蝥七只，糯米一撮。

制法：斑蝥去头足翅，若过一日者则加一只，同糯米慢火炒脆后去斑蝥取米共末。

服法：用好酒调服，服后取下恶物（可用器盛小便验之），多日凶者头上必有红发三根可拔去之，若病势仍留腹内有狗声者（这种现象笔者还未见过，是否真有此现象不得而知），可再加一枚，斑蝥 21 只，如前制法与服，后以黄连甘草汤解之，孕妇忌用。

适应症：专治疯犬咬伤。

验方新编方 鲍云韶

处方：马钱子十枚，点铜锡剉碎，雄黄二钱，甘草二钱，长灯芯一根。

制法：用长流水煎之。

服法：每日 2 次服完。

适应症：专治疯犬咬伤。

王亲仁又方

处方：番木鳖一枚，斑蝥二十一只，糯米一撮。

制法：木鳖切碎，斑蝥去头足翅与糯米炒后去斑蝥同木鳖研末。

服法：以好酒一杯调服，孕妇忌用。

适应症：专治疯犬咬伤。

周济安方_{重庆中进校}

处方：马钱子十枚，鲜石斛五两，黑竹根五两，烧酒四十两。

制法：马钱子火炮去毛切细，共煎烧酒分作 40 次服，亦可减低分量用。

服法：看病情轻重服用，壮者每天服用 3 次，重者可服五六次，已中毒者服后则有泻下作用，未中毒者服后即无反应。

适应症：专治狂犬咬伤不论其病已发或未发均可服用，绝不误事，孕妇忌服。

黄明安方

处方：马钱子三两，明雄黄三钱，麝香一分。

制法：先将马钱子用沙炒炮刮去皮毛，再用鹅油酥透存性，然后同雄黄、麝香为末，次用地柏枝一两，白莲花一两，黑竹根一两，共泡火酒服用上药。

服法：第二日服用一次，每次二分，从受伤后一周服起，连服一二十天，服药之后有如下现象：

1. 服药后发现呕吐、四肢无力，是服药过量的反应，可服油汤解药。若见伤口发红发痒，患者自觉恶风者可增加分量。

2. 伤口发痒、患者恶风等往往为狂犬病将发作的征兆。

3. 本方在狂犬咬伤后即服此避免狂犬病发作，有预防作用，若病已发作时其效果就不见得大了。

糯米散_{家传方}

处方：马钱子半枚，斑蝥七枚，糯米一撮。

制法：马钱子去毛切碎，斑蝥去头足翅，每过一日则加1只，3物慢火炒至略焦，以米出赤烟为度，去斑蝥，木鳖不用，将糯米碾为细末。

服法：用时以麻油少许调冷水服之，以二便下恶物为度，若日久势危者可再用马钱子一枚，斑蝥二十一枚，如前制法取末研服，后以黄连甘草汤解之，百日内不可闻锣声，终身不可吃羊、犬肉及经芝麻地，犯之再发则不救。

奇效扫疯丹_{师授方}

处方：马钱子三枚，猪精肉二两。

制法：先将马钱子去净皮毛，次将猪精肉焙焦，共末然后同饭捣和成丸 10 枚。

服法：每次服用 1 粒以白开水送下，如被疯犬抢引或者撕衣，当时自不知觉，不管其症未发已发服此药后其身体必有胀木之感，是即疯犬中毒之征，若无胀木感觉者则为别症。

适应症：专治疯犬咬伤。

疯犬丸 方便一书

处方：马钱子四两，血竭一两二钱。

制法：马钱子去毛后共末为丸。

服法：每服七分，用大力子三钱、木通三钱为引送服。

适应症：专治疯犬咬伤。

验方新编方

处方：马钱子不拘多少。

制法：马钱子切片后放瓦上炙存性为末。

用法：用时掺于疮口，二三日即收功，如溃烂日久者半月痊愈。

适应症：家犬咬伤，并治疯犬伤。

简便灵应验方六方

第一方：马钱子不拘多少。

制法：将马钱子捣至极烂备用。

用法：临时先将伤处毒血用冷水洗净，然后敷上前药。

适应症：家犬咬伤。

第二方：马钱子、杏仁各等分。

制法：共捣极烂。

用法：临时以水缸脚下泥敷之。

适应症：疯犬咬伤。

第三方：马钱子三枚，沙参三钱，枳壳二只，茯苓二钱，滑石三钱，海金沙三钱，羌活二钱，独活二钱，桔梗三钱，川芎三钱，丑牛二钱，车前子二钱，甘草二钱。

制法：用黄泥澄水煎药备用。

服法：临时空心服之，忌食牛犬肉，余皆不忌，百日外不妨，孕妇忌服。

适应症：治疯犬伤。

第四方：马钱子一两，儿茶、乳没各四钱，麻黄五钱，滑石五钱，甘草四钱。

制法：共研细末。

服法：临时以黄酒冲服，每次二钱，服后避风安睡一时。

适应症：治疯犬伤。

第五方：马钱子三钱，朱砂莲四钱。

制法：马钱子火炮切片，同朱砂莲共泡烧酒一斤。

服法：每次只能服一羹匙，一次即愈。

适应症：疯犬咬伤后成疯者有显效，即疯狂病发咬吃手指者亦效。

第六方：马钱子一两，土狗七只，明雄五钱，巴豆五钱，朱砂五钱，辰砂五钱，麝香一分。

制法：马钱子火炮去毛后共研细末，以酒糊为丸，如豌豆大。

服法：成人每服5丸，小儿3丸，井水送服。

适应症：治疯犬咬伤成疯者有显效。

秘方汇集方

处方：马钱子十枚，点锡三钱，雄黄三钱，甘草三钱，灯芯一钱。

制法：以长流水煎药备用。

服法：每次服一小盅，日服2次。

适应症：治疯犬咬伤极验，唯半年内须忌酒色、猪肉、鱼腥、盐醋、葱蒜及一切发物，犯之不治。

青囊秘录方

处方：马钱子三枚，冰片五分，麝香三分，蜈蚣三条，斑蝥七只，红娘七只。

制法：马钱子火炮去皮，蜈蚣去头尾麻油酥炒，斑蝥、红娘去翅足糯米炒，共末和饭作丸，如绿豆大。

服法：以羊藿花根、牛膝根各三钱煎水温服，孕妇米泔水服。如初咬毒轻者只服一丸，如受毒已重及病已发作大肆癫狂者急用二三丸照引服下。服后忌风及锣鼓声，勿论毒之轻重服后必泻，泻则毒从大便出，倘毒尽而泻不止者用稀粥调水冷服即止。止后宜多食绿豆粥以消内热而去余毒，并忌食牛犬鳅鳝等物，若有伤痕再用马钱子一枚，雄黄一钱研末和药一丸涂之，屡用皆效不可忽视。

适应症：专治疯犬咬伤。

汉药神效方

248

处方：马钱子一钱。

制法：将马钱子用水一碗泡浸，约一时后即可服用。

服法：每次服饮浸酒少许，1日服完。

适应症：治狂犬病。

第二方

处方：马钱子五分，甘草一钱半。

制法：共为细末。

服法：每次服2～3分，开水送下，日3次，以见奇症为效，亦名马钱散。

适应症：治狂犬咬伤。

第三方

处方：马钱子一枚。

制法：磨水用。

服法：临时服所磨之水，服后即看头顶上如有红发即宜拔去。往昔常用此物杀狗，据云狗若中此毒时吃豆腐即解。

安邱卫生科方

处方：马钱子一枚（成年人量）。

制法：将马钱子用香油炸至漂浮时取起，待冷研碎用好酒二两浸之。

服法：按人酒量服至尽醉为度，勤喝开水使微出汗，百物不忌，宜多运动，服后呕吐再服一次。

适应症：治狂犬咬伤。

张传国方

处方：马钱子一两，飞明雄四两，飞朱砂二两。

制法：将马钱子用童便泡 7 日后取出用麻油煎炒，炒至干脆时为度，然后共研细末。

服法：成人每次三钱，用甘草、生姜煎水睡前送服，轻者服用 1 次（每隔 7 天服 1 次）。

适应症：治狂犬病。

（十一） 秃疮类

猴马散 经验广集

处方：马钱子、猴姜各等分。

制法：上同入香油锅中煎枯去渣留油。

用法：用时涂搽患部（先用米泔水洗）。

适应症：专治秃疮，效力显著。

戊油膏 外科启玄

处方：番木鳖不拘多少。

制法：将木鳖用油煎枯后去木鳖加轻粉一钱，枯矾三分搅匀。

用法：临时涂于患部，数次即愈。

适应症：治多年不愈秃疮，甚效。

（十二）胃肠病类

健胃散 _{衷中参西录}

处方：马钱子一两，炒白术二两。

制法：共研细末。

服法：每服五分，饭后开水送服，亦可制为一分重（干透时一分重）丸剂用，每次服丸5粒，旬余自见功效。

适应症：专门健胃，补助消化。

【按】此方原载张锡纯《医学衷中参西录》，并有如下说明："西人以马钱子为健胃之药，中医界闻之莫不讶为异说，不知胃之所以能化食者固因其含有酸汁，又因其常蠕动也。马钱子虽然有毒若制至无毒服之可使全身掣动以治肢体麻痹，若服少量但令胃肠蠕动有力则胃中之食必然速消，此非但凭理想实有所见而云然也。沧州南门外朱媪，年过六旬患痫风数十年，服中药无效，遂改服西药麻痹脑筋之溴剂等药以强制不发，殊久服之后胃气被伤，食量顿减，身体羸弱。后有人投以王清任龙马自来丹方，其方原以马钱子为主药，如法制好服之数日食量顿增，旬余身体渐壮，痫病虽未及除根而已大轻减矣，因此知马钱子健胃之功效实迥异乎他药也。但龙马自来丹是以马钱子伍地龙，而地龙是为治痫风设，若用以健胃则宜去地龙而易以白术，其健胃之功效始著，故拟出上方以健胃"。

张氏又说："马钱子具有大毒，必制自无毒时方可服用，《医林改错》龙马自来丹后所载制马钱子法似未将毒去净，而《外科证治全生集》所载制马钱子法又嫌太过使药无力，予斟酌二者之间拟一制法。"此法较合理，法将马钱子用刀刮尽长毛之处（即其皮不光滑之处）水煮二三开捞出，再将外皮刮尽入开水内浸之，每日换水两次，浸足3日捞出晾干，再用芝麻油煎枯，其外面皆黑剖视中心微黄为火候已到，捞出用清水洗去余油，再和沙土入锅内炒干研末备用，此等药剂初次宜试服，如方中用二分者可先试服一分，若服后安然无事者可使用二分（重庆吴越医师曾以此方制成健脑片出售，销售量极大），必须如此方不致误事。

番木鳖制散万国药方

处方：番木鳖一分，碳酸氢钠三分，大黄末三分。
制法：共研极匀。
服法：每服 5~15 林土。
适应症：治消化不良。

又一配方是以番木鳖一分，大黄制散六分配成，作用也是一样地好。

番木鳖酒万国药方

处方：番木鳖一分，稀酒精十分。
制法：将木鳖加入酒精中浸1周时即可服用。
服法：每次服 0.01~0.05CC，一日量 0.15CC。
适应症：健胃，助消化。

神农丸近人

处方：制马钱子一斤，甘草二两。

制法：共研细末，用糯米糊为丸如绿豆大。

服法：每早晚各服 3 粒。

适应症：专治胃癌。

【按】此方从《良朋汇集》独圣散易名而成（只是制法不同，分量小有改变）。

（十三）呼吸系疾病类

定喘蛋 家传方

处方：马钱子一枚，成人则用三枚。

制法：马钱子水泡去毛，香油炸过研末。

服法：以鸡蛋一枚一端开孔放药入内，蒸熟后连蛋食之。

适应症：专治成人盐齁，小儿奶齁。

三奇散 家藏抄本

处方：制马钱子三枚，信石一两，牵牛子三钱。

制法：共末或蜜丸均可。

服法：成人每服一分，小儿酌减。

适应症：专治一切哮喘。

（十四）汤火伤类 民间验方

处方一：马钱子八两，生军二两，白蜡、乳没各二钱，共末。

用法：用时调茶油搽之。

解生灵病病于倒悬

适应症：治汤火伤。

处方二：制马钱子二钱，麻黄二钱。

制法：共末。

用法：用时以桐油调搽，亦可干掺。

适应症：治汤火伤。

（十五）杂病类

锄坚丸_{良朋汇集}

处方：番木鳖二枚，红枣四枚。

制法：木鳖去毛研末，红枣去核共捣如泥，匀作四丸，另以鸡子二枚将头打破放入药丸，埋入土内，勿使六畜误食中毒。

服法：临时将蛋给小儿食之，轻者三四枚，重者五六枚即愈。

适应症：专治小儿痞疾。

复方马钱子散_{山东中医}

处方：马钱子一两，宣木瓜一两，汉防己一两，炒杜仲五钱，制乳没各五钱。

制法：共末或制丸均可。

服法：每日早饭前服一钱，晚饭后服二钱，服药前先饮白酒一二杯再用白开水送下。

加减法：如服上药一料不见效（即象皮腿不见消）者，每一料药可加炮山甲三钱，皂角刺四钱。

适应症：专治象皮腿症。

山东平邑县 72 岁的老中医宋学文，在党的中医政策鼓舞下献出了他行医 40 多年的专治丝虫病晚期下肢象皮肿的验方。此方经平邑县中医研究所取名为"复方马钱散"。宋学文在 40 多年前就开始对丝虫病晚期下肢象皮肿进行治疗和研究，多年来经他治愈的约有六七十人。

在中共平邑县大力支持下，我县最近用复方马钱子散对 8 例丝虫病晚期象皮肿进行治疗，经 1 月的试验效果良好。8 例中象皮肿最长的 30 年，最短的 3 年，有的单侧下肢象皮肿，有的双侧下肢象皮肿，经治疗后普遍见效，消皮肿最多达 5 厘米以上，最慢的在 1 厘米以上，病史越短效果越显著。其中一病人单侧下肢象皮肿已 3 年，经服药 20 天就几乎正常，大部病人服药 10 天左右腿开始由粗渐渐变细变软，皮肉由粗硬渐渐变光滑，晚上有时有热感，并见汗，原来粗硬得摸不到膝盖，现已清楚地摸得到，同时患肢恢复知觉。（摘自 1959 年 5 月山东中医）

熏臭虫方 集古良方

处方歌：用香白芷能除臭，苍术咀来潮脑香。番木鳖为真妙药，碾成四味共一方。火酒和丸蚕豆大，烧成一颗透满房。三朝愈壳皆虫化，免人寤寐似癫狂。

收剑饮 集湖海秘录

处方：番木鳖四两，川黄连四钱。
制法：木鳖去毛切片后用水二碗同黄连煎至一碗时备用。
用法：临时将舌入水中，良久舌即收上。

适应症：治舌长数寸不收怪症。

伏水五行丹_{飞鸿集}

处方：马钱子半个，轻粉五分，银朱五分，冰片、麝香各少许。

制法：共研细末。

用法：用时在左目者将药吹入右鼻，在右目者将药吹入左鼻。

适应症：治痘疮入目。

小儿疳疾方

处方：马钱子一个，小者二个。

制法：将马钱子用火烧过去壳研末，以鸡蛋一枚调匀然后蒸熟食之。

服法：1～2岁小孩每次可吃鸡蛋半个，2～3岁小孩每次可吃鸡蛋一个，3岁以上者仍吃一个，每疗程10～20天不等。

适应症：专治小儿疳疾。

杨梅点药_{海上良方}

处方：马钱子五分煅存性，杏仁霜五分。

制法：共为细末。

用法：临时以猪胆汁调成糊状涂于患部。

适应症：专治杨梅毒疮。

256

传丹道医家之秘方

中耳炎方 <small>近人验方</small>

处方：马钱子一枚。

制法：用清水将马钱子磨汁，再加冰片少许。

用法：临时将汁点入耳内，干后频换，至愈为止。

适应症：专治中耳发炎。

三、讨　　论

1. 中医很早就用马钱子来治疗跌打损伤、关节疼痛、穿骨流注、瘰疬痰核、狂犬咬伤、喉风喉痹、消化不良等病症，笔者也经常使用，经证实确有一定效果，尤其是对跌打损伤及关节疼痛更有显著效果，其疗效为许多方药所不及。

2. 马钱子的毒性最大，很容易因中毒而产生强直、惊厥、昏倒，故不宜使用过量或持续使用过久。一般其生药用量以每次 0.05~0.15 克为宜，超过此量往往会发生中毒，甚或死亡，故本品在临床使用时必须加以重视。

3. 中医使用马钱子每多以本病药物为主，然后配以适量马钱子令其刺激神经，借资引导。如青龙丸、虎挣散之于中风瘫痪、半身不遂、关节疼痛、穿骨流注，枳马散、跳骨丹、九分散……等之于跌打损伤、筋断骨折等都是祖国医学若干年来与疾病做斗争获得的经验成果，我们必须在这一基础上再不断地提高。

4. 李时珍《本草纲目》说："马钱子生回回国，彼人言治 120 种病，每病各有汤引。"《串雅补》的"黄金顶"用法分内、外、妇、儿等科，所标应用引药达 136 条之多，与回回国人的马钱子用法如出一辙，也可说回回国人的马钱子用法就是黄金顶的前身。方士"玄门四大丹"中的毒龙丹就是马钱子的制剂，在临床使用时也确能在多方面发挥出它的威力来。

5.《贺氏疗学》说："番木鳖一物患瘫痪者服之每有抽搐之患"，此是指中毒量言，盖毒药之令人抽搐者即能治疗抽搐，如乌头平脑亦能阻脑，莨菪、闹羊花无病者服过量可以致癫，而癫者服之则每可愈癫，阿片也同样，少用则激脑，多用则阻脑，这些现象都是以分量多寡和佐使配合为转移的后果。

6. 马钱子经口服常量后每有如下一些现象："初觉四肢沉重，渐觉软弱顽木，有时则微有颤动，服过量时则发战抖，跳动不能自主，甚至胸喉紧窄如受束缚，咽下困难，局部筋肉抽搐，腹部烧热，头目晕眩，瞳孔缩小，皮肤有针刺感，吞咽呼吸均觉窒碍不舒。"但跌打损伤或筋骨痛风等病态，如有了这些反应时，往往愈后都非常良好，可以缩短不少疗程，这正符合《难经》"药不瞑眩厥疾不瘳"的原则。

7. 本文所收入的骨伤方剂达 70 余条之多，这些方剂都有特殊疗效，非常宝贵。有的是前人秘传，有的是今人验、秘方。这些方剂过去都非常秘密，被视为千金不易的传家至宝。这些方剂中有不少是笔者花费大代价物色来的，现在都毫不保留地公开出来供大家参考、采用。其他各方对于风湿瘫痪、半身不遂、关节疼痛、穿骨流注、瘰疬痰核、痔疮瘘管、喉风喉痹、消化不良等症也各有其不同程度的效果。这些宝贵遗产我们应很好地把它继承下来把它运用到临床上去，使这些丰富多彩、有疗效、有价值的东西都从原有的基础上再提高一步，起到药尽其用的作用。

8. 马钱子的炮制方法多种多样，各有千秋。哈尔滨市卫生局药检所对这一问题虽曾做过研究工作，惜测定方式不够全面。在我国西南地区，炮制方法大都习用童便泡浸，笔者的习用方也不例外，该所未把童便浸泡方法纳入研究范畴实属美中不足。西南地区的习用方法绝大多数都是在童便浸足日期后，再在长流水中漂洗若干日，然后晒干、沙炒、研末备用。这种长流水漂洗程序我认为对于马钱子的疗效成分损耗太大，无形中降低了药的疗效，造成不应得的损失，故笔者的习用方法是在童便浸足时略以清水做二三次的漂洗，去其浓厚尿味后即用沙炒碾末，这样一来马钱子的有效成分就不会由漂冲太久而丧失。也有人在童便浸足时再连童便入锅缓煮一日，然后再用清水稍微漂洗的，这一方法也很合用。

四、小　结

1. 马钱子对跌打损伤、关节疼痛、穿骨流注、瘰疬烂疡、喉风喉痹、消化不良、狂犬咬伤等病确有一定效果，尤其对于跌打损伤、筋骨疼痛方面更有显效。

2. 马钱子毒性最大，极易引起中毒而产生强直、惊厥、昏倒、痉挛等反应，故在临床时不能使用过量或持续过久。

3. 马钱子的炮炙方法各地不同，有用沙炒、油炸、烧灼、尿泡、甘草水泡、煮、米泔水泡后沙炒、同绿豆水煮、生姜水煮等不同方法，炮炙马钱子的目的是为了降低它的毒性，但必须注意火候老嫩，不论油炒、沙炒，都必须严格掌握好火候，不能使火太大或时间过长，致使伤害其有效成分，失去疗效。笔者炮炙方法最初是先用尿泡，次用油炸，然后再用沙炒去油，后来在实践中体会到油炸、沙炒效力都一样，为了节约用油及减少操作程序而放弃油炸，单用沙炒，其火候以马钱子有爆炸声，表面鼓起呈土黄色，取出一粒以指压之即破，里面呈棕黄色（沙温约240℃～250℃）时为适度，如火力太大或时间过长，马钱子里面成为黑色（炭化）时，则失去疗效，需要河沙多少则以能掩没马钱子为率。

4. 中医用马钱子的传统习惯每以本病药物为主，然后再配以适量马钱子，令其刺激神经，兼资引导以加强疗效。例如《串雅补》的"黄金顶"所用引药竟达 137 条之多，李时珍也说"马钱子生回回国，彼人言治 120 种病，每病各有汤引"，笔者也经常使用引药治疗多种疾病（如"毒龙丹"），都收到不同程度的效果。

5. 马钱子除普遍用于伤科外，另对于关节炎（包括风湿性关节炎、类风湿性关节炎、梅毒性关节炎、骨关节炎）、坐骨神经痛、重症肌无力、神经衰弱及癌肿、阳痿等症亦有显效。

6. 成人每服 3～5 分（0.9 克～1.5 克），如加有其他赋形药时则当酌量增加服量，总以马钱子为标准。

7. 服马钱子有一共同规律，就是服药后必须避风，否则会引起战栗、发抖，使人难受，甚而昏倒，但这种现象不久即自会消失，设或持久不消则可口噙上等肉桂或喝生姜水即解。

8. 服药后的反应：

（1）重反应：服药半小时或一小时后开始感觉头昏，身不自主，站立不稳，或牙关紧闭，说话不清，全身发硬，随即全身发烧，出大汗，并呈角弓反张状，每半至 5 分钟抽动一次，此际任何声、光刺激皆可促使发生再次抽动，最后停止。日后除稍感头昏或心里不适、小便增多等轻微症状外余皆恢复正常，这是服药过多的反应。

（2）轻反应：服药后除头稍昏晕，局部偶尔抽搐或微汗外皆无明显反应，第二天完全与常人一样，这是服药适量的反应。

9．服药时应当注意事项：

（1）服药后即卧床休息（故必须以睡时服药，重病必须日服2～3次者，且必须服后即睡），不应随便走动，免致发生意外。

（2）服药的当天最好停服他药。

（3）如病人有重感冒时最好暂不服药，轻感冒可用白开水调服。

（4）如角弓反张过于严重者肌注鲁米纳0.1～0.2mg即可缓解。

（5）用药量不可过大，否则易出危险。

（6）如病人在抽搐中发生呕吐，应做好窒息死亡的抢救准备。这种例子在笔者几十年的临床中只有过一次，是由病者体质过弱，和误把3次药作为一次服下所引起。

（7）服药用酒比用白开水好，用热酒或热汤水比用冷的好。

（8）服药期间症状初可减轻，随之又可加重，这种情况应向病者预先说明。

（9）服药期间营养应稍为好些以助治疗。

（10）根据患者病情轻重及体质好坏和年龄的不同，一般需要由一月至四五个月的时间才能治愈，要有耐心，不可性急求速（是指关节炎言）。

（11）服药中应忌性交及食生冷辛辣，否则易于复发。

（12）服药期中如发现大小便秘、口腔糜烂等时则可暂停服药，改服中药清毒，待上述症状消失后再继续服用。这种现象只是偶尔一见。

10．服马钱子的禁忌症：急慢性肝炎，急慢性肾炎，严重衰弱病人，严重心血管系病人，高烧病人，严重外科病人，易呕吐者，月经病，妊娠者。

红蒌山馆养生谈

一、五禽气功

（一）概　说

五禽气功，是模仿猿、鹿、虎、熊、鹤5种动物生动活泼的姿态来练习的一种气功。这种气功，有预防疾病和强健身体的作用。练习五禽气功，对于身体健康的人，能预防疾病的发生，坚实肌肉，增强体质；对于身体有病或者不健康的人，能消除疾病，恢复健康，增加身体抵抗能力。据传授此功的曾嵩生老先生谈，在他的经历中，除了深刻地感到此功能防病健身外，还能治疗患饮停心下、神经衰弱、肺结核、消化不良、四肢骨节疼痛、疝气、遗精、脱肛、肾结石等多种慢性疾病。

五禽气功，练习起来也比较容易。它的练习方法主要是运动吐纳和拍打，以运动吐纳来促进气血流通，以拍打来坚实肌肉。无论少年、青年、壮年和老年人都可以练习。练习此功，只会有益，不会有损。

（二）注意事项

每练习一次五禽气功，需时约半小时至50分钟。为了不妨碍工作和学习，可以选择在早、午、晚休息时间练习。若中午有午眠习惯的人，可省去一次，只在早晚练习。在练功过程中，必须注意下列几点：

1. 五禽气功以吐纳为主，所以首先要重视呼吸。呼吸的方法，是把口闭着，舌抵"天堂"（上颚），用鼻孔先吸气，后呼气。一呼一吸为一息。气的出入，宜细长缓慢，要自己听不见气的出入声。呼吸要自然，胸膈上提，使肺活量扩大，同时腹部和膈肌，要随进气而上提。吸气到气满胸间八九分时，即不再进气。吸气完后，约停半秒钟再缓慢呼出；胸部、腹部、膈肌，则随气的呼出而复原。呼毕，约半秒钟，又开始作第二口气的呼吸。如此连续做，至规定次数为止。

2. 在呼吸时，心中应想气归"丹田"（穴道名，在脐下一寸三分处）。这是一种"以意导气"的办法，可以帮助练功的长进。

3. 在练功过程中，不要鼓气，不用功，不说话，必须一心一意，一气做到规定的次数为止。如初练此功，体力不强，不能一直做完所规定的次数，中间可用略略散步来代替休息。

4. 在练功之前，须解开领扣，放松裤带，系在肚脐眼下，使血脉通畅。

5. 练功宜在饭前进行。如饭前不便，也可改在饭后，但必须在饭毕后半小时方能练功。

6. 五禽气功是以运动吐纳来健身的，因此练功场所须选择空气流通的地方。

（三）五禽气功的练习

猿　功

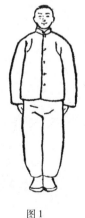

猿功为五禽气功的第一步功夫，共呼吸15口气。练习方法是先作预备姿势——身体直立，两手垂直，两脚并拢，脚尖与身体成直线，头微低，心意贯注丹田（脐下一寸三分处）。如图1。预备姿势做好后，随即开始练功。

图1

解生灵病痛于倒悬

1. 练习方法

（1）开始运动。手腕伸直，使两手中指指尖相接触，手心向上，置于小腹之下，头微屈，眼视丹田与中指接触处，行呼吸一次。此为第一口气。如图2。

（2）立正姿势不变，两手上移，移至丹田，但手不挨脐。神意贯注两手与丹田，行呼吸一次，是为第二气。如图3。

（3）两手下移至小腹下，如图2所示，两手随即前举向上，仍成正面之半圆线，两眼随指尖交接处而上视，两肘伸直，手心向下，均为吸气。如图4。

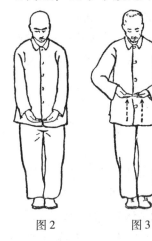

图2　　　　　图3

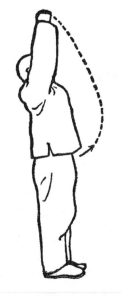

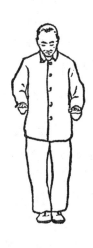

图4　　　　　　　图5

传丹道医家之秘方

（4）两手直向面门放下至小腹为度，眼光亦随之注视丹田。两手随即上提，分置腰际，指尖向前，掌根向后，中指与脐眼平行，均为呼气，是为第三口气。如图5。

（5）不变图5姿势，行呼吸3次，呼吸完毕，两脚向左右张开约一步半，两腿伸直。同时手亦左右直伸，手背向上，与肩平行，如"大"字形。如图6。

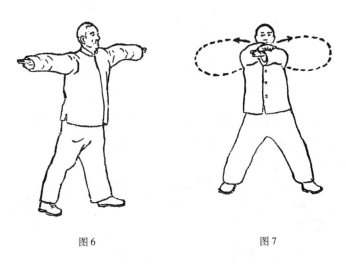

图6　　　　　　　　　　图7

（6）两手平行向前移，交叉下复，神意贯注两手，此为吸气时间。如图7。

（7）吸气完毕，两手背随即翻下，上体微向前倾，成20°至30°角，随即呼气。手握成拳，但不要用力，立即向肋际缩回。拳达肋际时，分置肋际左右——注意拳不可挨肋。气即呼毕。如图8、9。

解生灵病痛于倒悬

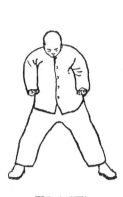

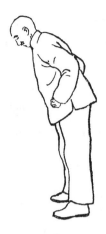

图8（正面）　　　　　　　图9（侧面）

（8）不变图8姿势，行呼吸7次。7口气毕，即伸直上体，收回两脚，成立正姿势。两拳从肋际上提至下颌合并，随即吸气。如图10。

（9）两拳分开，从腋下循肋绕至背后，手指随即向下直插，手心向后，指尖向下，同时呼气。这是手臂与手肘的运动。如图11。

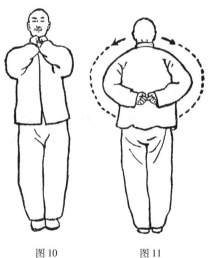

图10　　　　　　　图11

（10）两手分置左右腿旁，气亦呼尽，是为第十五口气。其姿势与图1同。

猿功练习至此，即告一段落，如此反复做10多次，即算完成一次猿功。假使初做时，体力不支，不能做到10多次，可减少做六七次，以后再逐渐增加。

2. 猿功拍打法

练习猿功到半月时间，练习的人就会感到丹田微有膨胀现热，谷道下气，胸膈逆气等现象，因此必须拍打，使气血畅通。

其拍法是由教的人（旁人亦可）向练习人的腹部拍打。拍时以脐眼直下二指处为起点，先向左呈新月状上弯移动拍5下即停止，继以停止处为起点，回转拍5下至脐眼直下二指处即停止。复从此处向右呈新月状上弯拍5下，继又拍还原处。如此来回拍4次，共拍40下，即算完成一次拍打。唯拍时须注意的，向左上、右上方拍打，不可触及浮肋。

拍打人的手和练习人的皮肤距离约一尺远近。如图12。拍时举手则练习人吸气，手着皮肤时则呼气。如图13。拍打的轻重，视练习人的功力而定。如拍打时，练习人感到小腹内部有震痛，则应停止，俟多练习，小腹坚实后再拍。但如

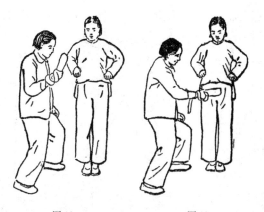

图12   图13

解生灵病痛于倒悬

拍时仅感到皮肤微痛，则可继续拍打无碍。

　　猿功的拍打，开始时用指拍，次用掌拍，再用拳拍，最后则用铁沙包拍打。

鹿　功

鹿功为五禽气功的第二步功夫，共呼吸 19 口气。

1. 练习方法

　　（1）两脚左右分张，与两肩一样宽。脚尖微微向内，背脊伸直，小腹微微挺出，头部稍向前俯。两手中指尖相接触，手心向上，置于脐际，但不挨脐，神意注视丹田，行呼吸一次。如图 14。

　　（2）两手上移至乳际，但不挨乳，神意注意丹田，行呼吸一次。如图 15。

　　（3）将置于乳际的两手变成合掌形，随即向前向上伸直，头亦随之后仰，注视手掌，同时吸气。如图 16。

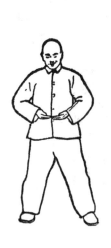
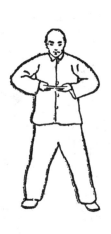
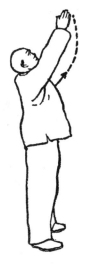

图 14　　　　　　　　图 15　　　　　　　　图 16

（4）将顶上前方的合掌直线放下至胸部，随即呼气，神意随之而下注意丹田。此时即将合掌分开，各分置于肩胛际，掌心向前，呼气即毕。是为第三口气。如图17。

（5）不变图17姿势，行呼吸5次后，两手即由两肩左右伸出，使成平行线，手心向下，似大字形。如图18。

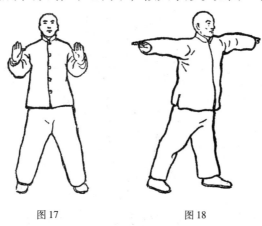

图17　　　　　　　　　图18

（6）两手由左右平移至前方，相交而下复，同时吸气，此时神意则注视两手。如图19。

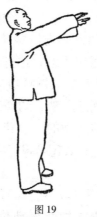

图19

269

（7）两手握拳，平分左右，复成大字形，接连分向背

offoff**红蓼山馆医集**

后腰眼中间，拳仍不放开，但是一拳在上，一拳在下，拳背挨着背脊，脚即并拢，呼气仍尽。如图20。

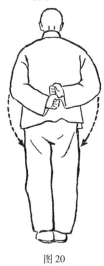

图20

（8）不变图20姿势，行呼吸9次，是为10～18口气。

（9）两拳分开，手肘上提，拳仍在背，即行吸气，随即张开拳头，手心向后，指尖向下，循背肋向下直插。然后两手放回两腿旁原处，呼气乃尽。是为第19口气。

鹿功不能单独运动，应先做猿功7遍，拍打猿功部位，再做猿功一遍，乃做鹿功7遍，拍打鹿功部位。拍后，又做鹿功一遍，再做猿功7遍，又做猿功拍打，拍后，复做猿功2遍，始告完毕。总计练这段功，约需时六七十分钟。但为了节省时间，可将鹿功前所做的7遍猿功，缩减为一遍，减少拍打一次。这样练法，收效还是很好的。

2. **鹿功拍打法**

练习鹿功半月或一月以后，即可用手掌或铁沙袋拍打。其拍法是，以脐眼直上二指处为起点，先向左平行移动拍5下，继又回拍5下至起点。复从起点向右平行拍5下，随又

270

回拍5下至原处，如此来回共拍40下即停止。

拍时须注意的是，上不可触及胸口，下不可触及脐眼，两旁不可触及肋骨。至于拍的器具，最初系用手掌，以后可用铁沙袋。

虎　功

虎功为第三步功夫，共呼吸20口气。练习的方法，较一二步功夫为难。

1. 练习方法

（1）身体正立，左脚跟抵右脚跟成丁字形，两手的十指相交叉，手心向上，置于左胯旁，但不挨近胯骨。上体左扭，行呼吸一次。如图21。

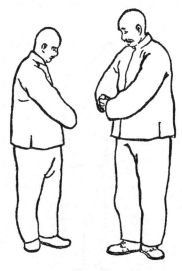

图21　　　　图22

（2）将相叉之手，向上移至左乳侧，行呼吸一次。以上两口气的操作，均须注神意于两手交叉处。如图22。

（3）以相叉的两手翻转向下，并做拱手状，立即上升，

271

神意亦注于手之交叉处而上视。此为吸气时间。如图23。

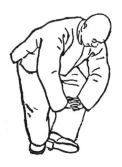

图23

（4）两手仍以交叉状，自头上左方向下落至左膝际，又平移至右膝际，两膝同时弯曲，左脚小趾连脚跟轻轻着地，大趾的一面则虚悬，神意随手注视，同时呼气，是为第三口气。如图24。

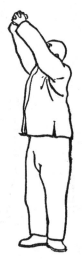

图24

（5）两手仍以交叉状，自左膝移回右膝际，为吸气时间，随即撒手。左手伸直向后方画半圆圈伸向前方，肱与耳接，掌心向前，指尖向上。右手曲肘，置于肋际，掌心向下。右脚用力，支持全身，为呼吸气时间。至于神意，在前一阶段则随手的动作而转移，至这里时，则注视丹田，是为第四口气。如此反复练习，呼吸5次，连前共为9口气。如图25。

（6）左肘直向前方，掌心向外，指尖向上，掌比肩略高，然后尽力平移到后方，身体亦随之扭转。此为吸气时间。如图26、27。

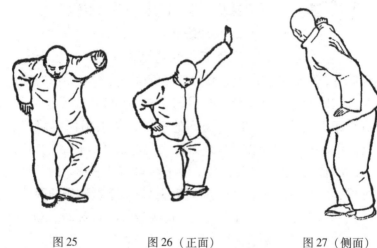

图25　　　　　图26（正面）　　　　　图27（侧面）

（7）左右手同时握拳，右手拳心向上，左手拳心向下，向前移动，右拳置右肋际。此为呼气时间，神意先是随手转移，至此仍注视丹田，是为第十口气。如此连续反复再练9次，是为第11～19口气。如图28。

（8）左拳下按四五寸，立即缩回。当缩拳时，身体立直，即将两拳移置胸前，与两肘成平行线，此为吸气时间。然后两拳顺乳部斜行，循肋部绕到背后，气亦随之而呼，手指渐开，向下直插，与图11、图1略同。其不同的，仅脚为丁字形。共成20口气。每次练习，左右均须练到，先左或右，练习人也

273

解生灵病痛于倒悬

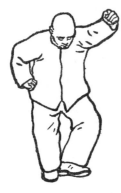

图28

可自行选择，但不要单练一边。

鹿功练纯熟后，即可练习虎功。练虎功时，可停止鹿功。其练习次序：先做猿功7遍，即拍打猿功部位，拍打后再做猿功一遍，便开始练习虎功左右各2遍，即拍打虎功部位，然后又各做虎功左右各一遍，又续做猿功7遍，又拍打猿功部位，再做猿功一遍，即算完成一次练功。

2. 翻沙袋法

凡练五禽气功至虎功时，气已上行，达于肋部，而肋部空虚，不胜拍打，所以须先练习翻沙袋法，使肋部肌肉紧密，以免拍打时震伤肝肺。其练法是由练习的人卧在床上（平板亦可），头部的一端，勿须用横板阻拦，以便两手平伸。翻沙袋时，练习的人先将沙袋（用55寸长，5寸宽的布袋或麻袋一条，盛铁沙子约10市斤——力大的可酌加重，力小的，可减少）置小腹部，以双手握沙袋的两端，拳心向后，徐徐上举，移向头上，此为吸气。如图29、30。

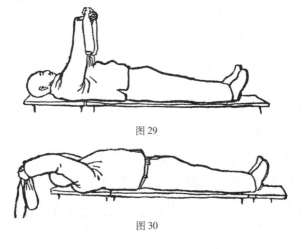

图29

图30

吸气毕，复以两手将沙袋举还小腹处放下，此为呼气。稍稍休息后，又如前再翻，仍行呼吸。呼吸时，目神心意均须注视丹田。翻沙袋的次数，越多越好，但如力气不够，不能多翻的，则不可勉强翻举。初练这一功夫的人，如力不能自行翻举，可请教授的人（旁人亦可）略为辅助，待自能翻举时，才自行翻举。

3. 虎功拍打法

虎功拍打与猿功、鹿功的拍打法稍有差异。猿功、鹿功是在练习完毕后拍打，而虎功则是在练习的时候拍打。当练到虎功 4 口气时，便从练习人面前腋下起，直线向上拍打，拍到肩部时，便直线向下沿背部打至腋下，如此来回拍到第 9 口气时即停止。待练习人继续练到 11 口气时，则又如前法拍打，拍至第 19 口即停止。拍时不论练习人动作和呼吸的快慢，皆可任意急击。唯须注意的，即练虎功左边时，则拍左边，练右边时，则拍右边。初用掌拍，继用拳拍，最后则用铁沙袋拍打。

虎功练习完毕后，俟铁沙袋击打满，仍须巩固一段时间，再加练四方形木锤上钉平头钉击打。其击打部位，仍与虎功沙袋击打的各部位相同。久久锻炼，就能使各部皮肤筋骨达最坚实的程度。

熊　功

1. 练习方法

（1）熊功为五禽气功第四步功夫，共呼吸 19 口气。第一、二口气的姿势，与图 21、22 的练习方法完全相同，可参看该图。从吸第三口气起，则以交叉的两手心翻转，伸向前方，做合掌状，同时呼吸。如此反复行呼吸 5 次，共 8 口气。如图 31。

解生灵病痛于倒悬

　　（2）将合掌的两手，缓慢地下移至小腹部，同时吸气。合掌分开时，同时呼气。右手上伸，肱肘伸直，掌心向内，用力向背后拗，左手曲置肘肋际，手掌向前，手指伸直向下，俟气呼毕，即为第九口气。如图32。此时仍如前状呼吸9次。

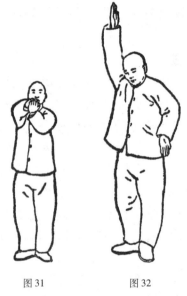

图31　　　　　　　　图32

　　（3）两手握成拳头，同时吸气，即将上下两拳移至胸部，拳与两肘平行，同时呼气。以下动作，与猿功收尾姿势相同。是为第十九口气。

　　练习熊功之前，应先做猿功7遍，拍打猿功部位，又做猿功一遍，再做熊功左右各4遍。做到第三遍时，便开始熊功拍打，拍打与练功同时进行。拍后复做熊功左右各一遍，又做猿功7遍，拍打猿功部位，又做猿功一遍。活动完毕，散步数分钟，即算完成一次熊功。

　　练习熊功时，可以不练鹿功、虎功。但根据曾嵩生老先生的经验，认为做熊功之前和猿功之后，不要放弃练习虎功。在做猿功第一次拍打后，就接做虎功左右各一遍，才做熊功，这种练法，时间虽然增多十余分钟，但收效却很大。

2. 熊功拍打法

熊功是自第四口气时开始拍打，从一边腰眼沿背后横行打至另一边腰眼，来回地打，打到第八口气时即停止。继又自第十口气起，从胸口沿肋骨七八分处移动成斜线向下打至腰眼，再从腰眼打至胸口，打至第十八口气时即停止。

熊功拍打时，应注意的是胸口左右各二指宽处，切不可打，以免损伤心脏。还有沿肋骨打时，不可触及肋骨，以免震伤肝肺。初用掌打，次用拳打，最后可用铁沙袋打。

鹤　功

鹤功为五禽气功最末一步功夫，共呼吸 25 口气。

1. 练习方法

（1）两脚张开二尺左右，两膝略屈，作骑马式，背脊伸直，胸部前挺，臀部微向后耸，两手的十指交叉，手心向上，置于脐际，目神心意注视丹田，行呼吸一次。如图 33。

（2）将交叉的双手，上移至胸部，行呼吸一次，此为第二口气。如图 34。

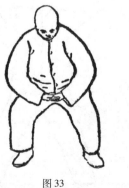
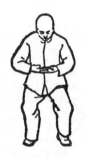

图33　　　　　　　图34

（3）将交叉的两手，转向外面，向外上方直伸。伸时则吸气，伸完时则呼气，神意注视在手。如图35。如此反复行呼吸5次。

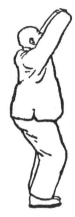

图35

（4）两手散开，同时吸气；随即握拳收回，同时呼气。拳头向上，与两肩相平，头微低，神意贯注丹田，是为第9口气。如图36。

此时如前法呼吸9次，即为第10～18口气。

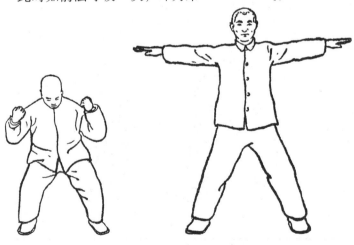

图36　　　　　　　　　图37

（5）两腿伸直，两手各向左右直伸，拳头散开，手心向下，如大字形，行呼吸一次，是为第十九口气如图37。

此时如前法呼吸5次，是为20～24口气。

（6）手足同时收回，手握成拳，置于胸际。以下动作，与猿功收尾姿势同。是为第二十五口气。

凡习鹤功，应先做猿功一遍，紧接即做鹤功一遍。如此循环练习，做至身体感到略有疲倦时为止。俟至将收功时，即行拍打，先进行鹤功的拍打，次进行猿功的拍打。拍后仍须再做一遍才收功。因为五禽气功是以猿功开始，猿功结束的。所以练鹤功时，可停止鹿、虎、熊3功不做。

2. 鹤功拍打法

鹤功拍打，是自第4～8口气，从尾闾骨开始循背脊骨向上移动打至项部而停止。到练至10口气时，则从天突穴分左右，以两乳部为中心，围绕地打，并到锁骨等部位，打至18口气即停止。自19～24口气，则拍打"将台"。拍打的情形，是一面练，一面打，与虎功、熊功的打法是一样的。

鹤功的拍打，除用掌、拳、铁沙包等外，还要练习圆木球棍抵胸口，以增加胸口对外界刺激的抗力。练习方法是做一个直径2市寸的木球，正中凿一约半市寸的圆孔，逗上长约2市尺的圆棍做球柄，木球与棍端邻接处系一小绳。练到鹤功9口气时，即将小绳挂在颈上，圆球放置胸部，球柄一端接触地面，以胸口抵住圆球。如图38。待9口气呼吸完毕，即行取下。

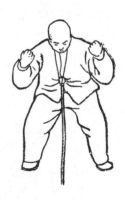

图38

279

解生灵病痾于倒悬

3. 鹤功发展练习

（1）顶功

顶功是在做鹤功时进行锻炼的一种功夫。这一功夫须待鹤功练习成熟时，才能开始练习。练顶功时，应停止拍打鹤功部位。练习方法是选择一个有墙壁而又不碍操作的地点，面对墙壁站立，以两手伸直抵达墙壁作为练习者和墙壁的距离。然后即练习鹤功，做到鹤功第九口气时，便屈膝使头与上身前扑，用头顶轻碰墙壁，不可用力。

练习顶功，不仅要头碰墙壁，同时练到鹤功3遍之后，还须自行拍打头部及颈项部位。拍打时，先用拳平拍，轻拍，以后逐渐加重，待头部对拳拍已无甚感觉，就改用铁沙袋拍打。

据曾嵩生老先生谈，五禽气功练至鹤功，身体已经健壮，精神也已充沛，一般可以不练顶功。而练顶功，若稍有疏忽，即易发生受伤事故。这里介绍顶功练法，目的仅在提供参考。

（2）底盘功

底盘功是继顶功的一个功夫，目的在于锻炼睾丸。练习方法是做到鹤功9口气时，将两脚的大趾和次趾用力触及地面，使力量贯注下部。

到了夜间睡觉，则屈膝侧卧，以一手兜，用手指轻捻睾丸，使其转运。这样长时间地做去，即可收到坚实睾丸的效果。

练习底盘功，同样要拍打。拍打的部位，是阴囊两旁及会阴，先用手指拍，次用掌拍，不必用拳拍。

（3）梢节功

梢节功是锻炼四肢末梢——手掌、手指、脚掌、脚趾的一种功夫，必须把底盘功练习成熟后，才练习此功。其练习方法与底盘功相同，仍是做到鹤功9口气时，将两脚的大趾和次趾接触地面，使力贯注下部。与底盘功同。唯拍打部位

不是睾丸两旁，而是手臂、手肘、手掌、手背、手指与两腿髂骨、腿肚、脚背、脚趾等处。除脚掌心与手掌心外，凡四肢均须拍打。

肢体恢复活动

每次练功完毕，都必须做一次肢体活动，以活泼身躯。其做法为两脚向左右各踏半步，脚尖向前，两膝向下微屈，成骑马式。先用左手拍右肩部，右手拍左肋部，随便交换拍打。如图39。拍时两手须尽量向左右伸直，然后收回。每次拍打以 10～30 次为限，以后只能增加拍数，不能减少拍数。

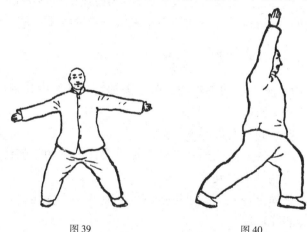

图39　　　　　　　　　图40

正面肢体活动做完，即改做侧面。其练法是先将上身移向右侧，右腿仍保持下屈，左脚则向后伸直，做成前弓后箭的姿势（术语名弓箭步）。这时左手即由前向上、向后、向下绕成一圆圈甩动；甩至 30～50 次时，再将左手由后向上、向前、向下绕成大圆圈甩动，仍以 30～50 次为限。随即改变方向，将身转向左方，变成左脚弓右脚箭的姿势，仍如前法以右手甩圈。如图40。甩完之后，再做数分钟的散步，即告完结。

解生灵病痼于倒悬

附：练习五禽气功的各种器具图

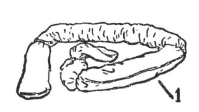
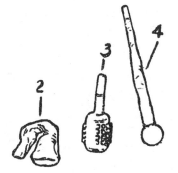

1．练习翻砂袋法时的沙袋；2．拍打用的铁沙袋；3．拍打时用的木锤；4．练习鹤功中用来抵胸口的圆木球棍。

注：拍打的作用

练习五禽气功的各步功夫，都需拍打，其作用共有6点：

1．坚实肌肉。

2．增强筋骨对外界的抗力。

3．促进气血的畅通和循环，加强身体组织的新陈代谢。

4．使血管不致硬化。

5．坚固全身穴道，可以抵御外界刺激，不受伤害。

6．润泽皮肤。

（四）五禽气功的功效

前面曾经谈到五禽气功有健身防病的功效。各步功夫锻炼的部位不同，功效也就各不相同。现在就锻炼上的5步功夫分别叙述于下：

猿功的功效：猿功是五禽气功的第一步功夫，是最重要最基本的功夫。它的功效，能遍及全身各器官，其中受益最多的则是"丹田"部分。"丹田"是人体上较薄弱的部位，练习猿功，可以使它坚强起来。丹田坚实，不仅可以给鹿、虎、熊、鹤等功打下良好的基础，同时对强身治病也有很大作用。据曾嵩生老先生谈，在他的经历中，有很多慢性病都在练猿功期间就痊愈了。

这里应该指出的是，若患慢性疾病的人，在初练猿功时，体力如不能支持，可找一助手辅助练习，待身体转强后，再单独进行。

鹿功的功效：练习鹿功，对胸脐间和腰椎骨有坚实作用。唯在进行此功的前一段时期，不习惯劳动的人腰椎骨左右要发生酸痛现象，不过，只要继续坚持做下去，一两个星期之后，酸痛现象也会自然消除，腰椎骨也会健壮起来。

练习鹿功要用猿功作为基础。如单做鹿功而不兼做猿功，收效就不大。如二者齐做，不仅鹿功收效大，同时对猿功已经收到的功效，更能巩固和增强。

虎功的功效：练习这一步功夫，因为要加翻铁沙袋，所以虎功能增进臂力和强健筋骨。

用五禽气功治病，以猿功治愈为多，鹿功治愈的也不少。练到虎功阶段，只有极少的顽固病症才未痊愈。但经过这一阶段练习，不愈的就更少了。

熊功的功效：熊功所练的部位是两个腰眼和软肋（浮肋）及腰围一带。受益最显著的，除这几个部位之外，两手两腿也能得到锻炼。

鹤功的功效：在练鹤功时，除了拍打鹤功的部位外，还要练顶功、底盘功、梢节功。因此，鹤功对人体的功效上及头顶，下及手足，全身皆能受益。

总之，五禽气功是以呼吸导引健壮身体内部器官，以拍打来坚实身体外部的皮肉筋骨，其功效可以遍及于全身的每一个部分。

解生灵病痛于倒悬

（五）学习五禽气功的典型例证

曾嵩生老先生教授此功 20 多年，从学者以数百计。他们多是为治病而来，病好即去，很少有专为健身前来学习的。因此在这 20 多年中，治愈了的慢性病患者为数不少。现在仅就他所治愈的病员中的一部分，作为典型例证，介绍于下。

病员王某某，20 年前患吐血病，练习五禽气功月余，吐血便停止了。当时他认为病已痊愈，不再练习。殊不知停功不久，病又复发，重练此功半年左右，病即痊愈。

病员刘某某，因将十二指肠割去一节，即感觉四肢无力，精神困倦，面色苍白。来练习此功半年，便恢复了健康。

病员杨某某，患疝气病兼坠桃，时已数年，常用疝气带兜着下部方能行动。累经医治无效，才练习五禽气功。做功半年左右，即可不用疝气带，后又练习数月，便能行步如常。

病员陈某某，现为曾嵩生老先生接班弟子。因患失眠症，服安眠药由 1 片增到 8 片，仍不能得到良好睡眠，才来学习此功。练到 1 年光景，就能安睡，身体亦随之好转。后又继续练习，身体的抵抗力增强，各穴道重器不伤，风湿不侵，多年不药，年周花甲，健壮如 40 许人。

病员王某某，年 72 岁，两膝不能弯曲，练习此功两月，两膝即能微屈，有显著进步。

病员徐某某，徐某某、张某某，患消化不良症，不思饮食。练习此功半年，食欲大增，和常人一样。

病员赵某某，身体高大肥胖，肚腹突出，膝间经常疼痛，血压收缩压高达 180 毫米汞柱。左手因在抗日战争中受伤，不能上举过肩。1952 年开始练习五禽气功，至 1954 年 8 月，练至虎功阶段，血压收缩压即降至 130 毫米汞柱，肚腹缩小约 5 寸左右，左手已能上举，脚膝不痛，步行亦较前轻快，现仍在继续锻炼。

病员张某某，高中学生，年龄16岁，患消化不良症，大便溏泻，早晚腹胀，经医院透视，诊为肋膜积水。1954年秋来学习此功，月余即愈。

病员霍某某，初患右腰痛、遗精、阴囊冷等症；1958年时又有腹疼、消化不良等现象。经医院透视，诊为右肾结石。他因不愿动手术，改服中药仍然无效，才来练习此功。刚刚练习3月余，即收到显著效果。

病员沈某某，60岁，患胃下垂症多年，因不愿动手术，改服中药无效，1955年才来练习五禽气功。习功年余，病即痊愈。

病员刘某某，37岁，患肠胃病，于1957夏季开始练习此功，在练到猿功拍打阶段，拍打脐下左边，发现腹内有水响声。其后连续拍打，水响声渐消失，肠胃病也就痊愈了。

病员童某某，50多岁，患脱肛症，由曾老先生学生余德华教练五禽气功，历时8月，脱肛即愈。

病员张某某，川剧演员，倒嗓失音，由曾老先生业师王礼庭教他练习此功。习功1年多时间，嗓音完全恢复，且较前更为响亮。

病员古某某，患肺结核病，经医院经断，认为是不治之症。古就请王礼庭老先生教他练习五禽气功，约1年多，即恢复健康。此人现年已70多岁，还在重庆居住。

余某某，现在重庆水泥厂工作，是曾老先生学生。幼时患先天性疝气症，阴囊下坠，小腹疼痛，行步艰难，医治无效，乃练习五禽气功，习功5年，诸病即愈。后仍不断练习，现虽然年过50，但是精神毫不衰颓。

以上15个病例，是曾老先生所述诸病例中较为重要典型者，用以证实此功确有健身疗病的功效。

解生灵病痛于倒悬

二、谈静坐

（一）概　说

气功锻炼可以健身延年，也可以疗病却疾，这在我国的古典著作中早就有了不少记载，且也在民间广泛地流传着，但所记载的多是一些简短片段很少有系统说明，而民间流传者又多是师徒个别授受，讳莫如深，未得到它的合理发展。这也就引起了不少人的怀疑，说它不合科学，说它无医学原理根据，因此使这对人民健康有帮助的气功一直未受到重视，阻碍了它的发展。

气功有"动"、"静"之分，动功（如五禽图、八段锦、十二段锦、易筋经等）是要站着做的，可以活动肢节，增强体力，也可说是等于内功拳的范畴，不过这种内功拳是站着不移的运动，而不是如拳术家之游走不定的"拳路"运动。什么是内功拳呢？就是在运动时必须附带运气，把呼吸调节与运动相结合，但必须知道这呼吸既不是胸式呼吸，也不是腹式呼吸，而是一种"丹田呼吸"，在术语上把丹田呼吸叫做"意守丹田"或"气沉丹田"。丹田的位置是脐下一寸三分处，但在古籍的记载和私人的传授却颇不一致，根据道书《性命圭旨》的记载是在"脐轮之后，肾堂之前，黄庭之下，关元之上"（关元是在脊柱17椎下，去脊中旁开二寸处），又道书《黄庭经》的记载是"上有黄庭，下有关元，后有幽阙，前有命门"（脐也叫做前命门），实际上是在脐下内部一寸三分处，也有其他道书记载说丹田的中心适当冲脉（八脉之一，上起头顶百会穴，下达会阴道）与带脉（也是八脉之一，乃腰一周之脉）的交叉点，因其形如田字又是炼丹之地故名丹田。丹田在解剖学上是不存在的，即我个人当初对于丹田一事也抱着怀疑态度，以为这是薄薄一层肌肉的地方，纵把它解剖开来，也见有盘旋曲折的肠子，并不见有丹田的存在，因此不把它重视起来，后来在实践气功时才体会到它的重要，因为练气功而不用"意守丹田"和"气沉丹田"是绝不会有成功希望的，故丹田是气功练习中的重要部分。"意沉丹田"是气功练习中的一个主要环节，练习动功运用丹田呼吸可以健强神经和运动许多不随意肌，同时也包括内脏在内。如果练习动功而不练习丹田呼吸那你的收获肯定不会很大，这是说练习动功要重视丹田，而静功的"意守丹田"则比动功尤为重要，这是对脐下的"下丹田"说法。中国的道家对于丹田却有上、中、下3个不同处所，在脐下一寸三分处的是"下丹田"，在胸窝处的是"中丹田"，在眉间印堂的是"上丹田"。但也有说"下丹田是在会阴处"，"中丹田"在膻中，也有说脐下一寸三分处是"中丹田"，腰部是"后丹田"的。中国道家的练功有的是守"下丹田"，有的是守"中丹田"（黄庭），有的是守"上丹田"，各有各的体会，各有各的含义，我们不能过分要求一致的。

　　属于"静"方面的气功就是"静坐"，静坐是中国几千年流传下来的文化遗产，是一种极有意义而极可靠的治病强身医疗预防体育。惜乎被宗教家给他披上玄学外衣后，这种有利人民的气功使用角度就一天一天地狭窄起来，而成为了宗教家和逃避现实者的私有物。事实证明静坐法对于治病强身确有疗效，与宗教毫无关系。宗教家不过是利用它来取得人们的信仰，至于虔信宗教的人能够"聚精会神"地来练习气功其效果也只是在"聚精会神"而不在宗教，因此必须指出"静坐"并不是属于宗教家的东西，而是被宗教家利用以祛病延年。

关于静坐方面的书籍多不可数，但都是非释家即道家的作品，掺入了不少的玄学理论。随便翻开一本任何有关气功书籍，就可看到一连串的婴儿、姹女、黄婆、金公、木母、龙虎、坎离、金乌、玉兔、三花聚顶、五气朝元、抽铅添汞、取坎填离等一系列难解名词，使人感到头痛，假使你是门外人，不要说知其所以然，就是知其然也不可能，因此就不值得人们重视了。《抱朴子》是一部有名的道家著作，其中谈到有关武术方面的问题，他说："跳丸、弄剑、踊锋、投狭、履绠、挝盘、缘案、跟掛万级之峻峭、游泳吕梁之不测、手扛千钧、足蹑惊飚、暴虎槛豹、揽飞捷矢，都不过是小小之伎"，而在养生方面则说道："行气导引虽状是小小之伎却可延年迟死"。《抱朴子》之所以把那些体育活动行气导引称为"小伎"、"小术"，其目的是在抬高他的"金丹"地位，说只有服食金丹才能长生不死，可注意的是那些被称为"小伎"、"小术"的东西，他却承认为可以"延年迟死"。

所谓"行气导引"虽被道家渲染得十分神秘，但也有真实之处，如像《抱朴子》说："杜疾闲邪有吞吐之术"，这"吞吐之术"和"行气导引"根本上就是一回事，且很显明地说明了"吞吐之术"是可以强身治病的。道家认为动物中食草者善走而愚，食肉者多力而悍，食谷者智而不寿，食气者神明不死，极力渲染吞吐术的功用。而《抱朴子》则加以驳斥，他指出这是"行气者一家之偏说不可孤用"，但他又说，当时"吴有道士石春，每行气为人治病，辄不食以须病者之愈"，吴景帝认为这是妄诞，把他关了一年以观察究竟，结果是气力如故，行动如常，这话当然带有严重神秘色彩。道家中有"精满不思淫，气满不思食，神满不思睡"的说法，石春绝食为人治病这不就是气功到了"气满"的表现吗？因此也可说这是事实而不是说谎。"行气导引"和"吞吐之术"究竟是怎样一回事呢？拿现在来说这不就是"气功"吗？现在全中国有 70 多个气功疗养组织（是 1960 年的大概统计），治愈了不少的神经衰弱、胃溃疡、胃下垂、十二指肠病和肺结核等慢性病，这些丰硕成果赢得了不少人的惊奇。"吞吐之术"被宗教家蒙蔽的真实内容到今天才逐渐透露出它的本来面貌，这一方面说明了我国保健医学遗产的丰富，另一方面也说明我们忽视了许多祖先的文化成果。

过去关于静坐书籍常见的是"因是子静坐法"，"因是子"是蒋维乔（号竹庄）先生的别号，他在 20 多岁时就患了严重的肺结核病，有人教他练习静坐来做治疗，他首先练习的是道家静坐功夫，是以日本冈田式静坐法为基础，后来他皈依了佛家，佛家则以道家为"外道"因此他又改习了佛家的静坐法，以《天台小止观》为依归，因此他的"因是子静坐续编"遂由道家法变为佛家法，一直到他两年前（1958）去世时仍练习的是止观法门。这两本静坐法都是明白易懂的好书，且也出版得很早，此外刘灵华居士由日本书翻译出来关于静坐修养的几种书如《冈田式静坐法》、《藤田式静坐法》、《静坐三年》、《灵乐天修养法》等也是通俗易懂的绝好参考资料。这些书在当时的中国社会上曾起过不小作用，有许多读者利用这些书来自修治好了各种不同的慢性病。近几年来出版的好几种气功书如秦重三的《气功疗法和保证》，上海气功疗养院的《气功疗法讲义》，胡耀贞的《气功》，唐山气功疗养院的《内养功疗法》，刘贵珍的《气功疗法实践》，陈涛的《气功科学常识》，谈清霖的《气功疗法讲话》，蒋维乔的《静坐卫生实验谈》、《静坐呼吸养生法》，周潜川的《气功药饵疗法与救治偏差手术》等有关气功的专书更是百尺竿头再进一步的气功优良作品。另外，并且在全国的各

289

医药刊物上也不断地发表了不少的气功疗法文章。气功疗法不但在中国遍地开了花、结了果，而且还广泛地流传到许多兄弟国家去。这一系列的气功作品不但在内容上一扫过去的神秘化说法，使它处处合乎科学原理，而且在实践方面也力求便于练习，在文学方面更是尽量通俗，使广大读者都能明了气功疗法为什么会有治病和强身的道理。

在祖国古典文学中虽然有不少有关静坐气功一类的记载，可是这些记载有的是太古奥，有的则是太简略，且缺乏系统性，使人越看越糊涂，越糊涂就觉得越神秘，使这有关人身体健康的静坐法是少人问津，这对气功来说是多么的不幸。"静"在《庄子》上有句话说"静能养病"，这句话我认为是千真万确的。我认为"静"要从本人内心和肉体两方面来分析，环境上的"静"用不着解释，在锣鼓喧天闹闹嚷嚷的场合中无论如何是不适合练功的，从前的修养家要在深山古洞中去习静就是这个道理。内心和肉体上的"静"是说身体不健康的人不能再去消耗体力或者进行房事，故练功的人首先要寡欲，在未成功前不能解禁，成功之后才能解禁。解禁之后在继续练功时仍然要继续节欲，解一次禁须隔几天之后才能继续练习，这种规律便是保持肉体上的"禁"。内心的禁是摒除一切思虑，平时可以忙得一塌糊涂，但至少在练功时非把一切丢开不可。这"一切丢开"便是宗教家乘机而入的最大隙口，道家教人要练成清静思想，佛家要教人养成色空观念，如果你建立了这样的信念"我现在要使身体健康，以便对社会主义建设做出更大的贡献，在练功时我必须暂时把一切都抛开，如不抛开便不会把气功锻炼成功，气功不成，身体便不会有好的进步，对党对人民便不会做出更多的贡献来"也一样有效。关于其他的一些重要问题也要事先做好安排，免得中途打扰前功尽弃，有人会说"静"的环境是一个不简单的问题，需要极大的物质条件，谈何容易做好安排。习静坐练气功的人向来都是选定每天的子、午、卯、酉4个时辰为练功时间，共作4次。如果为了治疗疾病次数还得要加多，这当然是比较难于办到的事，但必择定妥当环境，如果只是为了要练好身体，那么在一日之中你一定得设法留出几段固定时间来练。

健康身体的练习法颇适合于一般先天不足或后天失调的衰弱人，在初期练功时最好是有一月以上的空闲时间，在这一月以上的时间中，能够每天多练几次更好，在两月以后，可固定为每天早晚两次，如能再自由增加一些时间那就更理想了。

练拳术要讲手、眼、身、法、步的5个字，练气功则只要身、法二个字。把手、眼、步都归纳到身字中来，因身字包括内容很广，它把整个自我都包括在内。坐下来时必须牢牢记住一个观念——"守意"，守意有"正守意"和"反守意"两种。正守意是"我现在静坐，我静坐一次，我的健康便增进一分"，反守意是"我现在静坐，我静坐一次我的疾病便消除一分，最后恢复我的健康"，凭你的需要在两种中择定一种把它坚定起来不要变动。在开始静坐前有必须遵守的3件事，第一件事是要禁欲；第二件事是要找医生检查是否有肠寄生虫病、疥癣、齿患等病，如有则必须先把它治好，然后方才兴功，必须这样才不会在半途中的黑松林现出李逵来；第三件是戒绝烟酒等不良嗜好，力求达到身静、意静的环境。

气功为什么能治病和防病

气功既是中国古人用来养生益寿的方法，也是用来防治疾病的方法，我们要了解它为什么能治病就需得先了解它为什么能防病。《黄帝内经》中首先提出的一段防病原理说："虚邪贼风，避之有时，恬澹虚无，真气从之，精神内守，病安从来"，"虚邪贼风"是指造成各种疾病的因素，预防疾病必须随气候季节的变化及时避免各种可能形成疾病的因素的影响。形成疾病的因素计有如下3种：

（1）外因：风、寒、暑、湿、燥、火的六气是指自然界对人体的各种影响，如果不适应季节气候的变化人就可能产生疾病，如像伤风感冒就是人体的真气抵抗不了"风"邪而得病，其他各种不同的寒、暑、湿、燥、火等邪气如果人体的正气不能战胜它们时，就会产生各种不同形式的疾病。

（2）内因：是指精神上受到刺激，致喜、怒、哀、思、悲、恐、惊等七情情绪波动太大所致的疾病。

（3）不内外因：包括伤食、劳倦、房劳过度以及器械损伤等造成的疾病。

明确了造成疾病的原因就可以找到预防疾病的方法，上面所举《内经》的一段话就说除了回避"虚邪贼风"以外还得要培养真气。换句话说也就是说要增强人体内部的抗病能力就得要用"恬澹虚无，精神内守"的方法来保持和增强身体内的真气。古人强调预防疾病的重要性，认为应该是"治未病"，没有病的时候就要经常注意掌握这一原则，等到病了才去治疗则为时已嫌太晚，练气功就是要做到"恬澹虚无，精神内守"的一个有力方法。根据各人的不同情况，运用各种不同形式的方法来达到高度安静的境界（就是巴甫洛夫学说保护性抑制状态），这时练功者由于大脑皮质所固有的调节内部各种机能的作用得到高度发挥，使人体对于外界致病因素的抗力大大加强（也就是《内经》上所说的"真气从之"），因此可以经常保持健康。对于有病的人来说，主动地集中内部力量能全面增强与疾病做斗争的力量，另外在局部运用各种不同的练功方法重点作用于有病部分，这样就可以治好某些慢性疾病了。根据巴甫洛夫学说，大脑皮质除了具有调节内脏的功能外，还有修复内脏的功能。因此通过练功使大脑的皮质增强以后，内脏的某些疾病就可以得到治疗。另外通过各种方法使内脏活动加强，血液循环改善，神经系统活动逐渐平衡等，都是气功治疗疾病过程中可以用科学方法说明的具体变化，这些变化对治疗疾病来说都有着重要意义。中国古人对于疾病的看法是完全有科学根据的，过去曾有不少人认为古人讲"精神、讲真气"是唯心、是迷信，拿近代生理学大师巴甫洛夫高级神经活动学说来做印证，基本上和我们 2000 年以前的这些理论相符合，这说明我们祖先在医学上的创造是多么正确、多么丰富。如果我们能用近代科学方法来加以整理研究，继承发扬，将会促使全世界的医学水平大大提高（转摘上海市气功疗养所《气功疗法讲义》的一部分）。

静坐在过去有不少人对于它都是有怀疑的，认为它是和尚、道士们逃避现实的无聊行为，而这些练静功的和尚、道士们也毫不置辩地以"各人练功各人好"的态度来做回答。"英雄老去唯习静，富贵归来好逃禅"的两句话更充分表现出气功练习者是谁。1949 年后在党的中医政策下，这一过去被人扬弃的气功疗法也同时得到了新生，并且在全国各地开了花。近几年来由气功疗法治好了的慢性病人已达数千名之多，这对社会主义建设事业上有很大作用。它的治病原理安在？有许多关心气功疗法的人都急欲想得到一个正确答案。因此除在上面作部分解释外，再在此作一补充。

气功疗法的重点是通过锻炼"呼吸"和"意志"，使身体内部机能恢复正常，因而使其某些疾病得到痊愈。"呼吸"的锻炼可以使内脏活动加强从而加强消化功能，"呼吸"对植物神经系统的影响最近已由上海第一医学院生理教研组连续六昼夜的实验证明，在呼气时中枢兴奋机能广泛扩散到交感神经系统，吸气时中枢兴奋机能广泛扩散到副交感神经系统，因此调整呼吸可以影响植物神经机能，可以治疗植物性神经系统紊乱的疾病（如高血压、溃疡病等）。"意志"的锻炼可以使大脑皮质经常处于一种特殊的保护性抑制状态，因此可以帮助病人发挥本身大脑皮质调整和修复内脏的功能。根据病人的不同情况灵活运用古代流传下来的各种锻炼"呼吸"和锻炼"意识"的方法，使病人内部力量集中起来调整机体平衡。练"呼吸"就是练气，练"意识"就是练意，气和意的锻炼应该密切地结合起来不可分离，开始时大都是从练呼吸入手，以后主要的是练意（就是先调息后收心），如果只知练气而不知练意就可能形成一种不可控制的状态，专练意而不知练气也难于收效。古人早就有了"心息相依"的昭示，如果真能达到"心息相依"的境地，那不但能治病而且还可延年，这已有不少事实证明，不是虚构。

二、静坐

（一）工具

静坐的工具最好用蒲团，要是没有蒲团也可利用枕头在床上坐，床以硬板者为佳，尤其是行卧式练习时更需要板床，七高八低的弹簧床不适合静坐，要是这些条件都不够，也可把垫子放在地板上坐，诸事安排好了便可下手兴之。

（二）姿势

坐的形式有双盘、单盘、自然盘3种形式，以双盘膝为最标准，即所谓"五心朝天"（五心是两足心、两掌心和头顶心）的坐法。盘足坐在佛家则称之为"趺跏坐"，就是先将左足小腿加于右足大腿上面，然后再将右足小腿搬上来加在左足大腿上面，这时两足掌就朝上，两腿就交叉而完成双盘膝的姿势，头颈和上身端直以能坐稳舒适为宜。这种双盘膝的好处是两膝盖必定紧贴在蒲团或坐垫上，这样坐的姿势不容易向左右或前后倾斜，可是这种"双盘膝"姿势并不是任何一人都可办到的，尤其是中年以上人更不容易学习。此时，可退而求其次改用"单盘膝"，把左足小腿压在右大腿上面，右小腿则放在左大腿下面，这虽然比"双盘膝"容易得多可是有一缺点，就是左膝盖不能紧贴到蒲团，入坐稍久后身体就会很自然地向左边倾斜。要是年老人或者有病人连"单盘膝"也做不到时那就再退而求诸次改用"自然盘膝"法，就是将两小腿交叉而坐，两足掌各压在两大腿下。如果再办不到或者两足有病的人连自然盘也不可能时，那就干脆用"椅凳端坐式"也无不可，就是用高低适合的椅子垫上软垫如一般人的坐法坐在椅子上，头颈上身与盘膝相同，唯两腿须分开双垂，两腿踏在地面，两手掌心各贴于两大腿上面（放在腹下亦可），这样就不会再有困难了。

（三）方法

选好坐的方式后就可正式入静，这时全身都要放松，一切顺其自然，但须注意胸不要挺，背不要驼，肩不要耸，脊梁要竖得相当直，头部微微俯下，眼睛轻轻闭合，舌尖舔住天堂（上颚），双手相叠，掌心向天轻轻搁在两大腿上。如在平坐时也可将两掌心朝下放在两大腿的膝盖上，这些姿势看起来是很简单，且也"一切顺乎自然"，可是在初坐起来时有些感觉吃力而且并不自然，但无论如何都要坐得一如出乎自然才行。许多人的脊梁在坐定时都是不挺直的，在他固然是以此为自然，所以最好是先试坐几天，每天做半至一小时的枯坐，如果坐得有些疲倦，可把身体做几次前后左右的摇摆，并且微微扭动几下肩部，稍稍移动一下腿足，然后才正式静坐，静坐时眼要微合而不闭拢，这在道家的术语则叫做"垂帘"，就是说把上眼皮坠下来好像门前垂挂的竹帘子样，内能看到外而外却不能看到内就合条件了。垂下的帘子是未接触地面的，是留有缝隙的，静坐时的上眼皮也要像这竹帘，帘垂下而不接触下眼皮。如果你的睡眠不足坐下去就打瞌睡的话，那你就率性睡足后再来静坐，不要勉强支持徒费时间。

坐定后第一步便是"集中精神"，换句话说就是"统一思想"，把思想完全集中在丹田，这在气功上的术语是"意守丹田"或"气沉丹田"。初学者对这步功夫极感棘手，因为人们的妄念一起一伏如像钟摆没有一分一秒的停止，有的人整天关在房里寸步不动，从外表上看来是很静了，可是他的内心却整天都在转念头，如十五只吊桶打水样七上八下地片刻不宁，反不如整天跳跃寸步不停的人心静，外表虽动而内心却得到"静"，所以古人把意比成马，把心比成猿，说明了心意的不易调伏。静坐的最终目的是要把整个内心达到"无念无想"的境界，谈何容易，非人人都可达到，因此我们祖先从千百年的实践中创造出"守窍"和"数息"的两套方法来帮助我们"集中意志"、"统一精神"。

"守窍"是把思想集中一处，如系马有桩不致散乱。这思想集中的地方就叫做"窍"，宗教家所守的"窍"并不一致，有的是守眉间印堂，有的是守脾系黄庭，有的是守阴跻连带丹田，各有各的师承，各有各的体会，我们练气功的则以守脐下一寸三分的丹田为最合条件。

"数息"：人的一呼一吸就叫做一息，数息就是默数这种一出一入的息。空气本来只能入肺而不能入腹，但现在我们权且不谈这个，我们只当它是入了腹，而且还要很认真地认为它是由鼻经喉、经胸、经脐成一直线徐徐地压入了丹田，入丹田后再经脐、经胸、经喉、经鼻而把气呼出到体外，如此从 1 数到 10，然后又周而复始使精神自然集中。这在宗教家的术语则叫做"心息相依"，使心和息打成一片思想才得集中，并且同时还要"意守丹田"。

　　练气功强调"意守丹田"是为了"思想集中"，但意守丹田思想集中仅是一种手段，更主要的是引导心阳下达小腹以蒸发下焦，换句话说就是中医所说的"心火下降"，"心肾相交"（道家术语则叫做"水火相交"，"水火既济"），练功一久小腹天然地会温暖发热（是道家"丹田火炽，两肾汤煎，脑后风生，耳内凤鸣"四大证验之一）就是心火下降的证验。如果只是为了"思想集中"那么何处不可意守何必限于丹田？古人有"……练得小腹温温热，便是长生不老诀"的一首歌便指的是心火下降丹田生热这一景象，这里我再作进一步的说明，使学者可以更得一些便利。

　　练呼吸有用口呼鼻吸的，有用口吸鼻呼的，有用鼻吸鼻呼的，各有各的不同方法。我们则是采用呼之以口、吸之以鼻的呼吸法，开始时上下齿松松扣着，舌尖轻轻顶住天堂，呼时小腹鼓起，这时你就会意识到一股"气"逐渐下降到小腹脐下，这在术语上就叫做"气贯丹田"，这就是气功疗病的重要药物不可随便忽视。呼气完后再慢慢用鼻吸气，这时小腹随吸气而收入；并且同时还要提肛，这样动作是为了把腹部的放松和收缩性加大以增强气息在体内的运行，发挥有力的刺激和反射作用。因为呼气时膈肌上升，吸气时膈肌下降，这样一来膈肌的一升一降范围就可以增加到约四五寸的距离，这种力量加强不仅加大了肺部气体交换的容量，而且又加强了肠胃的蠕动，加强毛细血管、动脉血和静脉血的循环交替，同时因为"提肛"也使肛门和大肠上提，加强了腹腔的压缩力量。这种把肚皮一鼓一缩的呼吸方法与膈肌的一升一降配合得十分妥当，使腹腔内的各器官都受到一松一紧的刺激和按摩作用，血液的流通就比平常旺盛，新陈代谢也得到改善，于是食量因此大增，营养增多，对于保健和治疗都发挥了巨大的作用。

在练功开始时将两眼正中处（道家所称的玄关）视为一线，然后轻闭两耳（以意封闭，也就是听而不闻）；同时将思想集中移至视窍（玄关）与闭眼后的内视线合一，然后下达丹田，以意想着它，以意听着它，这就是所谓"四门紧闭"（四门是指眼、耳、口、鼻，再加上心、意就是六门）。静心练气，又叫做"拴意马"，"锁心猿"，也就是意蓄丹田，此时即开始入静。当意达丹田时你可立即将肚脐丹田部分极为轻缓地吸回去，直至吸来不能再吸时再意想上觉得已与后腰相贴，然后才慢慢地放出来（就是呼）。即道家所说的"吸之绵绵，呼之徐徐"）。这种一吸一呼是有意的，如同座钟样，钟上的摆在开始时你可用手去摆动它一下把它引动起来，既经走动之后也就不必去管它了，动就动，不动就守着它，自己不能加之以意，就这样地守着丹田力求达到"真息"境界。"真息"是人生性命的根本，也是养生长寿的要诀，要练成"真息"首先是要用"静心、缄口、调息"的方法，使"调息"与"调心"密切地结合起来。"动"和"静"要做到十分的和谐，在呼吸时首先要用"数息"的方法使心境达到高度的宁静，然后用"随息"方法顺呼吸的细长而自然出入，直到感觉呼吸似乎停止的样子，这叫做"止息"，于是再"凝神内观"检查呼吸出入的息相是否真正达到了"悠、缓、细、匀、静、绵、深、长"的8项要求。"观息"之后再还心于丹田，片时入窍安息，再进一步便达到"净息"的境地，此时外息的呼吸活动好像停止，但实际上内心又用丹田在呼吸（犹胎儿在母体内的呼吸），故古人称之为"胎息"，也就是"真息"。真息做到后心神丝毫没有胡思乱想，心脏转入静默，动静吻合，心息调融，也就实现了"真息神觉立命"阶段的内呼吸。

呼吸有深有浅，在初引功时不妨浅些，等到一个半月后才可渐渐加深，但是要注意的就是能吸多少就吸多少，不要太勉强，免得弄出病来阻碍进步。吸入的气有的是让它在丹田中停留一段时间才呼出，有的是进入丹田后让它在丹田中"鼓荡"（运转）一段时间再行呼出。据经验，"鼓荡"要比停留好得多，因为"鼓荡"日子稍久时就仿佛丹田中凝结有一颗明珠似的会周身熠熠发光，光芒向体外四射，再久之后更觉这颗明珠会周身走动，上透泥丸宫，下达涌泉穴无处不到，而且是无处不生光。这种走动起初是不由自主的，只感觉到是一股热流在流行，道家便把这种现象称为"神迹"。从生理方面来讲人是一刻不能停止呼吸的，人如闭气到三四分钟时就忍不住而需要张开口来深深地吸入一口长气，人为什么要透气呢？就是人必须要不断地吸入适量的氧气才能生活，不透气就有窒息而死的危险，氧气从何来，它对人体起的什么作用？这也是我们练气功者必须明了的事。它是从空气中吸进来的，在人体的新陈代谢中是不可缺少的重要东西，要是没有氧气新陈代谢就会停止，死亡也就来临。我们进行气功锻炼正是加强氧的供应。

前面已经谈到过在初吸气时不要一下了把气吸得太足，否则会受伤。练功的人常常有入魔、走火、岔气等的偏差发生，就是过于勉强促成的不良后果。在一呼一吸之际还要体会到悠、缓、细、匀4个字的意义，就是说气息出入必须达到极轻、极细、极缓、极匀的境地，不但别人听不出声息来，就是自己的耳朵也听不出有丝毫的声息，要细细体会"徐徐"两字的意义。人的胸中在胃的上面和肺的下面有一层膈膜把它们隔离起来，这膈膜旧时叫做"横膈膜"，现时则叫"膈肌"。初练气功的人往往会觉得胸中有气闷不舒的现象，这是没有把"膈肌"推动的缘故。推动"膈肌"的方法是在吸进新鲜空气时肺底舒张，下腹膨大，"膈肌"下降，呼出碳气时下腹收缩使膈肌上升，这一上一下的"膈肌"运动后胸部会自然空松，所以就一点也不会气闷了。

"静"是练习气功的主要环节。这一环节办不到，那就一切都完了。初学静坐的常常说："我在没有练习静坐时妄念倒还少些，一入坐后就上下几千年，纵横数万里的一切事事物物都一齐拥上心来，这不知是什么缘故？"这实在是一种错误，因为人们的心一天到晚经常都在向外驰求，分散了注意力故不觉得心头的妄念多，一旦静坐把思想集中起来，才觉察到妄念忽起忽灭不可收拾，这是每一学习静坐者，在初入时的必经阶段。古人有"不怕念起，只怕觉迟，念起是病，不续是药"的4句指示是最好的一个座右铭，就是说妄念起你尽管让它起，刚一起时你就马上把它驱逐出去，这"驱逐"便是药，驱逐去后不让它再继续发生也是药，此外还有"散乱"和"昏沉"的两个不良障碍。"散乱"是没有法子安定情绪；"昏沉"是在入坐时爱打瞌睡，这是每一静坐实践者在初行功时的必有事。练习较久后"妄念"虽然减少了，但是又容易"昏沉"，这是每一学习静坐者的通病，并不奇怪。"散乱"的毛病是把一切念头完全放下，使脑海中空空洞洞什么东西也没有，并且要十分镇静，就是有一颗炸弹落在头上来了也不要理它，把全副精神专一集中在"丹田"地

传丹道医家之秘方

方，久而久之就自会徐徐安定起来。治"昏沉"的毛病是把念头提起来专一注意在鼻端，如佛家静坐的"视鼻端白"，古人说："调息一法，贯彻三教，大之可以入道，小用亦可养生，静功之最上乘法也，古迦文圣教以视鼻端白，数出入息为止观初门"，把精神振作起来就不容易"昏沉"了。"昏沉"现象的产生多在夜间的静坐时，清晨静坐这种现象则比较少见，原因是有了白天整天的劳动，故夜里入坐时容易"昏沉"，早晨静坐因为经过夜间的睡眠后恢复了白天的体力，故而入坐时便少昏沉了。又一说法就是前面已经说过的"神满不思睡"，就是说精神练到饱满时也就自然不会"昏沉"了。

上面把静坐的条件和呼吸的方法都做出了较详细的介绍，如果能按照方法做，是保证可以成功的。现在再进一步来说"意"的运用。"意"是属于"导引"的范畴，故而说法就特别多，许多气功的派别都是在这"意"字上出花样。牟松庭氏把它叫做"神经活动"，我认为是很合理的。佛家五蕴皆空中的"色蕴"包括有眼、耳、鼻、舌、身的感觉都是神经活动，神经活动当然不止这些，练气功的要在客观和主观两方面来努力停止一切感觉和思想，把神经活动完全封闭起来，耳不闻、目不视、鼻不嗅、舌不味、身不触（佛家称为紧闭六门），什么都不想，把一切思想都摒除得干干净净，这便是主观努力。这种主观努力是不能与逃避现实的宗教主义混为一说的，其次你必须要安排好"静"的环境，就是前面已经说过的不要有嘈杂声音，不要有光影闪烁，不要有各种臭味，不要有蚊蝇乱飞，虫虱乱动。如果有这些障碍时你可点一炉可以安静神经的"香"来克服它，这不算是迷信，对于可能引起一切麻烦的一切问题，都需预先做好安排，这便是客观的条件。客观和主观要结合，硬性地要你在主观上做到不闻、

301

解生灵病病于倒悬

不视……是不可能的，神经活动完全封闭并不是绝对的，事实上也是办不到的，只有尽力来争取。因为我们已经给气开了一个出口"导引"，一面封闭，一面导引，把它导向一个方向，使封闭和导引结合起来，使所有的神经活动都总休息。如果不给它一个出口导引其活动那你就会睡去，那还叫什么练气功。

在练功时你的注意力完全在丹田中，这叫做"意聚丹田"。可是还有缺点，你还得在呼吸时计数，还得要意识到吸气自鼻孔入经丹田，还得要注意你的坐势是否正确等，但这时你的神经活动已经导引到相当狭窄的范围了。你以后渐渐熟练之后便可把神经活动导引到另一个单元去，丹田的起伏你可不必去理它，呼吸的出入也可以不必去注意，这时可以改为"意聚中丹田"或者"上丹田"（两眉间的印堂穴）或者"阴跷穴"（会阴）或者涌泉穴或者"泥丸宫"。意聚一处在气功的术语上叫做"守"，守定一处便相当长地守下去，不必忽此忽彼随便更动地方，这在道家的术语则叫做"移炉换鼎"。

本来你的"气"和"意"（呼吸导引）已经结合为一了，意到即气到，这时只顾到气的运行成为一个单元便更加圆通活泼。功夫到达炉火纯青时，一经坐定，意想今日的功力要直透全身毛窍，那时便会觉得仿佛你的周身都透明发光，意想今日的功力要上透泥丸，那你便觉得仿佛你的头顶光芒四射（道家的术语叫做"三花聚顶，五气朝元"）。功夫到了这一步时，如感到身体有些不舒服时，那你只要做一遍功便能立刻全身通爽，其他如像什么伤风感冒之类的小小毛病当然不在话下，可以一挥便去。但必须记得在初练功时要努力摒除思虑（杂念），次则努力集中思想（道家的术语叫做"集中精神"）于呼吸导引，最后是达到无思无想，完全超脱的境界。

　　在初练时假如能早晚各练一次，每次有半小时或一小时，到半个月时你的腹肌必会觉得有些隐隐作痛。这可不必顾虑，是一种通常现象，要是你觉得有些不舒服，或头眩、耳鸣、胸闷、心跳等现象时那一定是有了"冒进"，把气吸得太深或者太用力，那你需得及时纠正，不要让它继续发展下去。每一呼吸过程都要意随气行，换句话说就是"心息相依"，要是中途有了外力搅扰，意一动便和气分离时这一息就算作废，必须从新来过，务必达到"心息相依"的境地才合乎要求。在正规练习的一个月内外时，你一定会收到奇怪的效果，就是在练功时总有一天会忽然感到身体上的某一部分发热。发热的时间并不长，瞬间即消失，这种热感大都在腿部或者丹田中，而这一刹那的突然，总是在呼气（丹田收缩）时开始，以后你就会呼一口气，便像电一样地热一阵，再后这种热便会蔓延到全身，又过一个时期则在你坐下来呼吸几口气时，你便会感到全身都在发热，在以后你便通身都出汗了，有了这样的情况时就说明了你的功已经获得了初步的成就，这成就还得要继续扩大，这是你练气功已经入了门的表现，以后只求在百尺竿头更进一步了。

　　功夫已经做到了热力迸发地步，要是你有胃病的话那不消说毫无问题你已经把胃病克服了，要是你有神经衰弱的失眠症也不消说你一定也获得了很好的安眠，要是你有血压高、头痛症的也不消说你的头痛也渐渐在消失了……总之，凡有上列各病的都必然会得到好转，假若你没有其他的疾病只是身体衰弱的话，那这时必然你的饭量增加，神精焕发，步履轻快，思想乐观了。功夫一深在练功时偶有发生痉挛一样的现象，是你功夫已有进步的象征可不用惊疑，灵子术的研究者还专心一意地追求这种现象的发生，此外在练功过程中每每有生殖器勃起的现象，在心如止水，性似寒淡的境界中为什么会有这种现象的发生呢？这说明是你全身的神经都强健起来了的证据；这时你必须用主观的努力来克服它，把它由尾闾、夹脊、玉枕运到脑部的泥丸宫去，这在道家则叫做"还精补脑"，然后再由泥丸经印堂、玄膺、黄庭运到丹田中去，这在道家则叫做"取坎填离"，又叫做"小周天"。不可在这阶段中进行房事，遭受损失，道家又把这种阴茎勃起称为"活子时"，他们还专一追求达到这一目的。

"调息"是气功锻炼中最紧要的一环故而要求特别严格，要做到呼吸没有声音，且不结不粗，出入绵绵不断，若存若亡的"息息"（真息）。息有声曰风，息频促曰喘，息往来不细曰气，息绵绵不断曰息，守风则息散，守喘则息结，守气则息劳，守息则息定，所以风、喘、气3息都不合呼吸要求，"悠、匀、细、缓、静、绵、深、长"的8个阶段只有"真息"才能达到无声、不粗、不涩、不滑的标准，必须做到这一点才能到达神态安稳，心情愉快的境地。白云斋练师，把调息功夫分成"数息"、"调息"、"踵息"、"胎息"、"混元息"5个阶段，妙则妙矣，只是不是一般人可以办得到的高深功夫。

袁了凡先生是明朝时的理学大师，他曾皈依云谷禅师修习静坐20余年，深得天台遗旨，他说"人之一心自有生以来终日驰骤，逐物忘归、动固纷纷、静亦扰扰、稍加收摄，便觉朗然，昔陈烈苦无记性，静坐百余日遂一览无遗，此特浮初敛清气稍澄耳"。他除皈依云谷禅师外又同妙峰法师交好，妙峰也是天台教徒，对他的帮助很大，后来这两位禅师都物化了，他深恐此学失传，故在天台遗旨的基础上再参考天台遗教而写成了一本《静坐要诀》，包括有辨志、豫行、修证、调息、遗欲、广爱等6个内容，是一本学习静坐的良好参考资料，现从调息篇中抽引一段出来，使人们知道他对于功法的要求是何等的细微，"一知息入，二知息出，此对待数也，学者既调息绵绵专心在息，息若入时知从鼻端入至脐，息若出时知脐出自鼻，由此而知粗细为风，为气，为喘则粗，为息则细，若觉粗时即调之令细，入息气通常易粗，出息微迟常易细，又知轻重，入息时轻，出息时重，入在身内则身轻，出则身无风气故觉重，又知涩滑，入常滑而出常涩何也，息从外来气利故滑，从内吹出障秽塞诸毛孔故涩，又知冷暖，入冷而出暖，又知出入息则有一切重苦烦恼，生死往来轮转不息，心知惊畏，譬诸阁者守门，人之从门出入者皆知其人，兼知善恶，善则听之，恶则禁之，当此之时即觉此息无常，命依于息，一息不来即便无命，知息无常即不生爱，知息非我即不生见，悟无常即不生慢，此则从初方便已能破诸结所以特胜于数息也，三知息长短者，此对欲界定入息长，出息短，心既静住于内，息随心入，故入息则知长，心不缘外故出知短，又觉息长则心细，觉息短则心粗，盖心细则息细，息细则入从鼻至脐微缓而长，出息从脐至鼻亦出，心粗则息粗，息粗则出入皆疾矣，又息短则觉心细，息长则觉心粗，何也。心既转静则出息从脐至胸即尽，入息从鼻至咽即尽，是心静而觉短也，心粗则脐至鼻，从鼻至脐道里长远，是心粗而觉长也，又短中觉长则细，长中觉短则粗，如息从鼻即尽，行处虽短而时节大，久久方知至脐，此则行处短而时节长也，粗者从鼻至脐道里极长而时节都短，欻然之间即出自鼻，此则路长而时短也。"从这短短一段记载中可以看出袁氏对于静坐的体会是何等细微，何等深入，我们今天练习静坐的后辈是应向他学习的。

学习天台止观的可以利用止观方式来治疗各种药石无灵的顽固病，这也是佛教徒者早就做出了成绩的。用"止"治病是将心意凝集于脐下丹田，止心于此，牢守勿失，经时即久即可利用它来治疗各种疾病。其理由是人的心意集中于丹田则血液也就随之集中于丹田，凝集的力量越充足则运行的力量也就越强大，运行力强大则血液的阻滞就天然可以祛除，血液没有阻滞则百病的根本已拔除，何病之有？他如察知病在何处即将心意凝集于病处止而勿失，同时作"病患必除"的默想亦可治病。又如随时集中心意于脚底涌泉穴也能治病，其理由是一切病患都由气血上逆造成，今止心于脚底涌泉则气血下降，身心自然调和，因此百病俱瘥，诸邪远去。用"观"治病的是以观想运心以吹呼嘻呵嘘呬6种气治病的一种方法，假如你的肾脏有病，你可在静坐开始时观想肾脏，口中微念吹字以治之，每次7遍、10遍、20遍随意，次数多些当然是比次数少些收获要大。如你的脾胃有病时你就观想脾胃地方，口中微念呼字以治。如你脏腑有壅滞的病那就观想脏腑地方，口中微念嘻字以治之，如你的心脏有病你就观想心脏，口中微念呵字以治之，如你的肝脏有病时就观想肝脏，口中微念嘘字以治之，如你的肺脏有病时你就观想肺脏，口中微念呬字以治之，此6种气治病或因病择用其一，或无病兼用其6都无不可，但是定要注意念字的声音要极小，以自己的耳内听不出有声音来才合条件。这6字气诀在很多中医书中都有记载，而以《奉亲养老书》及《寿世保元》两种书上的记载为最详，如能再从这两种书上参考一下更好。

又有在呼吸出入时以心观想运用12种息以治病的一种心理疗法也很有效，所谓12种息就是一上息，二下息，三满息，四焦息，五增长息，六灭坏息，七暖息，八冷息，九申息，十持息，十一和息，十二补息。这12种息都是从观想上产生出来的。假如你身体上患滞重病你就在呼吸时心想此息轻而上升，是为上息；如你的身体患虚弱病时你就在呼吸时心想此气虚而下降，是为下息；如你的身体患枯瘠病时你可在呼吸时心想此息充满全身，是为满息；如你的身体患臃肿病时你可在呼吸时心想此息焦灼其体，是为焦息；如你的身体患羸瘦病时你就可在呼吸时心想此息可以增长血气，是为增长息；如你身体患肥满病时你可在呼吸时心想此息可以灭坏机体，是为灭坏息；如你身体患冷时你可在呼吸时心想此息出入时身中火炽，是为暖息；如你身体患热时你可在呼吸时心想此息出入时身中水冷，是为冷息；如你的内脏有壅塞不通时你可在呼吸时心想此息之力能冲过之，是为冲息；如你的肢体有战栗不宁时你就可在呼吸时心想此息之力能镇定之，是为持息；如你身心不调和时你可在呼吸时心想此息出入绵绵可以调和之，是为和息；如你的气血衰败时你就在呼吸时心想此息善于调养可以滋补之，是为补息。这 12 种息治病是利用一种假想观念，以心的力量渐渐影响及于身体，久久行之这种假想就渐渐成了事实，因此对病可以发生疗效，也可说是一种精神疗病法。

以上的止观治病和 12 种息治病都是从《天台小止观》及《因是子静坐法续编》得来，如能再从这两本书中去参考一下那就更全面了。